The Rheumatic Autoimmune Diseases Volume

Interpretation
of Clinical Pathway
and Therapeutic Drugs

2022年版

临床路径治疗药物释义

INTERPRETATION OF CLINICAL PATHWAY AND THERAPEUTIC DRUGS

风湿免疫性疾病分册

《临床路径治疗药物释义》专家组 编

 中国协和医科大学出版社

北 京

图书在版编目（CIP）数据

临床路径治疗药物释义·风湿免疫性疾病分册/《临床路径治疗药物释义》专家组
编. —北京：中国协和医科大学出版社，2022.6
ISBN 978-7-5679-1963-1

Ⅰ.①临…　Ⅱ.①临…　Ⅲ.①风湿性疾病-免疫性疾病-用药法　Ⅳ.①R452

中国版本图书馆 CIP 数据核字（2022）第 060954 号

临床路径治疗药物释义·风湿免疫性疾病分册

编　　　者：《临床路径治疗药物释义》专家组
责 任 编 辑：许进力　王朝霞
丛书总策划：张晶晶　冯佳佳
本 书 策 划：边林娜　张晶晶

出版发行：**中国协和医科大学出版社**
（北京市东城区东单三条 9 号　邮编 100730　电话 010-65260431）
网　　址：www.pumcp.com
经　　销：新华书店总店北京发行所
印　　刷：北京天恒嘉业印刷有限公司

开　　本：787mm×1092mm　　1/16
印　　张：25.5
字　　数：680 千字
版　　次：2022 年 6 月第 1 版
印　　次：2022 年 6 月第 1 次印刷
定　　价：152.00 元

ISBN 978-7-5679-1963-1

风湿免疫性疾病临床路径及相关释义编审专家名单

（按姓氏笔画排序）

丁　进	空军军医大学西京医院
王　迁	中国医学科学院北京协和医院
王国春	中日友好医院
古洁若	中山大学附属第三医院
石宇红	桂林医学院附属医院
田新平	中国医学科学院北京协和医院
史　群	中国医学科学院北京协和医院
代思明	哈尔滨医科大学附属第一医院
朱　平	空军军医大学西京医院
刘　毅	四川大学华西医院
刘升云	郑州大学第一附属医院
刘爱民	中国医学科学院北京协和医院
苏　茵	北京大学人民医院
李　春	北京大学人民医院
李　菁	中国医学科学院北京协和医院
李　婷	上海长征医院
李晓峰	广西医科大学第二附属医院
李梦涛	中国医学科学院北京协和医院
李嗣钊	中日友好医院
杨程德	上海交通大学医学院附属瑞金医院
张　文	中国医学科学院北京协和医院
张志毅	哈尔滨医科大学附属第一医院
张缪佳	江苏省人民医院
陈　伟	中国医学科学院北京协和医院
林　进	浙江大学医学院附属第一医院
郑文洁	中国医学科学院北京协和医院
郑朝晖	空军军医大学西京医院
孟　洁	首都医科大学附属北京友谊医院
赵　岩	中国医学科学院北京协和医院
赵丽珂	北京医院
侯　勇	中国医学科学院北京协和医院
秦安京	首都医科大学附属复兴医院
徐　东	中国医学科学院北京协和医院

徐立勤　浙江大学医学院附属第一医院
徐沪济　上海长征医院
黄慈波　北京医院
梅轶芳　哈尔滨医科大学附属第一医院
韩宝泉　首都医科大学附属北京友谊医院
程永静　北京医院
曾　婷　上海交通大学医学院附属瑞金医院
曾小峰　中国医学科学院北京协和医院
谢　雅　中山大学附属第三医院
谭淳予　四川大学华西医院

《临床路径治疗药物释义》编审专家名单

编写指导专家

金有豫　首都医科大学
孙忠实　中国人民解放军总医院第六医学中心
李大魁　中国医学科学院北京协和医院
王汝龙　首都医科大学附属北京友谊医院
孙春华　北京医院
贡联兵　中国人民解放军第 305 医院
李玉珍　北京大学人民医院
王育琴　首都医科大学宣武医院
汤致强　中国医学科学院肿瘤医院
郭代红　中国人民解放军总医院
胡　欣　北京医院
史录文　北京大学医学部
翟所迪　北京大学第三医院
赵志刚　首都医科大学附属北京天坛医院
梅　丹　中国医学科学院北京协和医院
崔一民　北京大学第一医院

编　委（按姓氏笔画排序）

丁玉峰　华中科技大学同济医学院附属同济医院
卜书红　南方医科大学南方医院
马满玲　哈尔滨医科大学附属第一医院
王伟兰　中国人民解放军总医院
王咏梅　首都医科大学附属北京佑安医院
王晓玲　首都医科大学附属北京儿童医院
方建国　华中科技大学同济医学院附属同济医院
史亦丽　中国医学科学院北京协和医院
吕迁洲　复旦大学附属中山医院
朱　珠　中国医学科学院北京协和医院
朱　曼　中国人民解放军总医院
刘丽宏　中日友好医院
刘丽萍　中国人民解放军总医院第五医学中心
刘皋林　上海交通大学附属第一人民医院
孙路路　首都医科大学附属北京世纪坛医院

杜　光　华中科技大学同济医学院附属同济医院
杜广清　首都医科大学附属北京康复医院
李　静　煤炭总医院
李国辉　中国医学科学院肿瘤医院
李雪宁　复旦大学附属中山医院
杨会霞　清华大学第二附属医院
杨莉萍　北京医院
吴建龙　深圳市第二人民医院
沈　素　首都医科大学附属北京友谊医院
张　渊　上海交通大学附属第六人民医院
张相林　中日友好医院
张艳华　北京大学肿瘤医院
陆奇志　广西壮族自治区江滨医院
陆瑶华　上海交通大学附属第六人民医院
陈瑞玲　首都医科大学附属北京天坛医院
林　阳　首都医科大学附属北京安贞医院
周　颖　北京大学第一医院
屈　建　安徽省立医院
侯　宁　山东省立医院
侯连兵　南方医科大学南方医院
徐小薇　中国医学科学院北京协和医院
郭海飞　北京大学第六医院
陶　玲　中山大学附属第三医院
蔡　芸　中国人民解放军总医院

《临床路径治疗药物释义·风湿免疫性疾病分册》参编专家名单

（按姓氏笔画排序）

丁　进	丁玉峰	卜书红	马满玲	王　迁	王伟兰	王汝龙	王国春
王咏梅	王育琴	王晓玲	方建国	古洁若	石宇红	田新平	史　群
史亦丽	史录文	代思明	吕迁洲	朱　平	朱　珠	朱　曼	刘　毅
刘升云	刘丽宏	刘丽萍	刘皋林	刘爱民	汤致强	孙忠实	孙春华
孙路路	贡联兵	苏　茵	杜　光	杜广清	李　春	李　菁	李　婷
李　静	李大魁	李玉珍	李国辉	李晓峰	李梦涛	李雪宁	李嗣钊
杨会霞	杨莉萍	杨程德	吴建龙	沈　素	张　伟	张　渊	张志毅
张相林	张艳华	张缪佳	陆奇志	陆瑶华	陈　伟	陈瑞玲	范倩倩
林　阳	林　进	金有豫	周　颖	郑文洁	郑朝晖	屈　建	孟　洁
赵　岩	赵志刚	赵丽珂	胡　欣	侯　宁	侯　勇	侯连兵	秦安京
徐　东	徐小薇	徐立勤	徐沪济	郭代红	郭海飞	陶　玲	黄慈波
梅　丹	梅轶芳	崔一民	韩宝泉	程永静	曾　婷	曾小峰	谢　雅
蔡　芸	谭淳予	翟所迪					

序 言

　　风湿免疫性疾病是一类严重危害人体健康的疾病，我国风湿免疫学科起步晚，但发展速度较快，各地区，各级别医院之间发展不平衡，各级医院诊疗水平、药物配置等方面参差不齐。所以风湿免疫学科诊疗的规范化管理尤为重要。风湿免疫学科临床路径的管理是一种新型的范化管理模式，操作简便，指导性强，便于各级医院临床工作的标准化、系统化，避免不必要的检查与药物应用，提高医疗质量及患者满意度，缩短了平均住院天数，降低了平均住院费用。因此，实施临床路径管理是医疗质量管理的重要工作。

　　药物治疗是一种最常见的、最普遍的治疗方式。药物治疗的使用大约有两个目的：对抗疾病和维持健康。为更好的配合临床医师对风湿免疫性疾病的用药治疗，中国协和医科大学出版社组织国内临床药学、药理学等领域的专家编写《临床路径治疗药物释义·风湿免疫性疾病分册》一书，就临床路径及相关释义中涉及到的药物分类及其常用药进行了详尽的介绍说明，以提高用药的有效性和安全性。由于风湿病种类繁多，病因复杂，临床患者病情复杂，个体化等差异等，用药需要综合考虑患者的情况。

　　《临床路径治疗药物释义·风湿免疫性疾病分册》是临床医师、药理学等专家共同智慧的结晶。真诚的希望本书能够为风湿免疫性疾病临床路径的实施与管理提供详实地用药指导，实现风湿免疫学科用药的规范化，提高药物治疗效果。

中华医学会风湿病学分会　主任委员
中国医师协会风湿免疫科医师分会　会长
国家十三五重点研发计划项目　首席科学家
北京协和医院风湿免疫科　主任

前　言

　　临床路径是由医院管理人员、医师、护师、药师、医技师等多学科专家共同参与，针对特定病种或病例组合的诊疗流程，整合检查、检验、诊断、治疗和护理等多种诊疗措施而制定的标准化、表格化的诊疗规范。开展临床路径工作是实现医疗保健优化、系统化、标准化和全程质量管理的重要途径。

　　为更好地贯彻国务院办公厅医药卫生体制改革的有关精神，帮助各级医疗机构开展临床路径管理，保证临床路径工作顺利开展，受国家卫生和计划生育委员会委托，中国医学科学院承担了组织编写《临床路径释义》的工作。在此基础上，中国协和医科大学出版社组织国内临床药学、药理学等领域的专家共同编写了《临床路径治疗药物释义》，就临床路径及相关释义中涉及药物的部分进行了补充释义和拓展阅读。

　　参加本书编写的专家大多数亲身经历了医院临床路径试点工作。他们根据临床路径各病种的具体特点，设计了便于临床医师在诊疗过程中查阅的药品表单，对药物信息进行了系统、简明阐述。全书涵盖了药品的政策和学术来源，并在临床路径及相关释义中，对"治疗方案选择""选择用药方案""术前、术中、术后"用药、"医师表单医嘱用药"等项下涉及相关药物的信息进行了归纳整理。

　　随着医药科技的不断进步，临床路径将根据循证医学的原则动态修正；与此同时，不同地域的不同医疗机构也应根据自身情况，合理制定适合本地区、本院实际情况的临床路径。因时间和条件限制，书中的不足之处在所难免，欢迎同行诸君批评指正。

编　者

2022 年 2 月

目 录

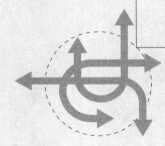

第一篇

风湿免疫性疾病
临床路径及相关释义

Interpretation
of Clinical Pathway

第一章

系统性红斑狼疮（无内脏及器官受累）临床路径释义

一、系统性红斑狼疮（无内脏及器官受累）编码

1. 原编码：

疾病名称及编码：系统性红斑狼疮（无内脏及器官受累）（ICD-10：M32.900）

2. 修改编码：

疾病名称及编码：系统性红斑狼疮（无内脏及器官受累）（ICD-10：M32.9）

二、临床路径检索方法

M32.9

三、国家医疗保障疾病诊断相关分组（CHS-DRG）

MDCI 肌肉、骨骼疾病及功能障碍

IT2 慢性炎症性肌肉骨骼结缔组织疾患

四、系统性红斑狼疮（无内脏及器官受累）临床路径标准住院流程

（一）适用对象

第一诊断为系统性红斑狼疮（无内脏及器官受累）（ICD-10：M32.900）。

> 释义
>
> ■ 系统性红斑狼疮（systemic lupus erythematosus，SLE）是自身免疫引起的，以免疫性炎症为突出表现的弥漫性结缔组织病。血清中出现以抗核抗体为代表的多种自身抗体和多系统累及是 SLE 的两个主要临床特征。本路径适用于无严重脏器受累（如狼疮性肾炎、神经精神性狼疮、严重的溶血性贫血或血小板减少性紫癜、狼疮性肺炎/肺泡出血、狼疮相关的肺动脉高压、狼疮胃肠道受累、继发性抗磷脂综合征等）的轻型 SLE，主要表现为皮疹、关节炎/肌炎、浆膜炎、白细胞减少等。

（二）诊断依据

根据《系统性红斑狼疮诊断与治疗指南》（中华医学会风湿学分会，2010 年），《临床诊疗指南风湿病分册第二版》（中华医学会编著，2010 年）。应用美国风湿病学会 1997 年修订的系统性红斑狼疮诊断标准。

1. 颊部红斑：固定红斑，扁平或高起，在两颧突出部位。

2. 盘状红斑：片状高起于皮肤的红斑，黏附有角质脱屑和毛囊栓；陈旧病变可发生萎缩性瘢痕。

3. 光过敏：对日光有明显的反应，引起皮疹，从病史中得知或医师观察到。

4. 口腔溃疡：经医师观察到的口腔或鼻咽部溃疡，一般为无痛性。

5. 关节炎：非侵蚀性关节炎，累及 2 个或更多的外周关节，有压痛、肿胀或积液。

6. 浆膜炎：胸膜炎或心包炎。

7. 肾脏病变：尿蛋白定量（24小时）＞0.5g或+++，或管型（红细胞、血红蛋白、颗粒或混合管型）。

8. 神经病变：癫痫发作或精神病，除外药物或已知的代谢紊乱。

9. 血液学疾病：溶血性贫血，或白细胞减少，或淋巴细胞减少或血小板减少。

10. 免疫学异常：抗ds-DNA抗体阳性，或抗Sm抗体阳性，或抗磷脂抗体阳性（包括抗心磷脂抗体、狼疮抗凝物、至少持续6个月的梅毒血清试验假阳性，三者中具备1项阳性）。

11. 抗核抗体在任何时候和未用药物诱发"药物性狼疮"的情况下，抗核抗体滴度异常。

该分类标准的11项中，符合4项或4项以上者，在除外感染、肿瘤和其他结缔组织病后，可诊断系统性红斑狼疮。

> **释义**
>
> ■ 目前临床仍普遍采用美国风湿病学会1997年推荐的SLE分类标准，其敏感度83%，特异度96%。11项中对SLE诊断有高度提示意义的包括：颊部蝶形红斑、肾脏病变、神经病变及免疫学异常（即存在SLE的特异性自身抗体）。2012年美国风湿病学会更新了SLE分类标准，敏感度提升至97%，特异度为84%，旨在提高对SLE早期诊断的价值。该标准包括11条临床标准和6条免疫学标准，符合4条以上指标（至少有1项临床标准和1项免疫学标准）即可分类诊断SLE；另外，肾脏病理证实为狼疮性肾炎并伴ANA或抗ds-DNA抗体阳性的可直接诊断SLE。国际上已认同2012年标准，在临床上如不能符合1997年标准，可采用2012年标准进一步明确SLE的分类诊断。

（三）治疗方案的选择

根据《系统性红斑狼疮诊断与治疗指南》（中华医学会风湿学分会，2010年），《临床诊疗指南风湿病分册第二版》（中华医学会编著，2010年）。

1. 非甾体抗炎药。

2. 糖皮质激素。

3. 抗疟药。

4. 免疫抑制剂。

5. 中草药、中成药。

6. 丙种球蛋白输注。

7. 血浆置换和/或免疫吸附。

> **释义**
>
> ■ SLE的临床异质性非常突出，本路径中虽未纳入脏器受累的重型SLE，但皮疹、关节炎/肌炎、浆膜炎、白细胞减少等表现的严重程度和难治程度不同，仍会导致治疗选择的不同。需要指出的是，无内脏及器官受累的轻型SLE，在治疗策略上可优先采取"升阶梯""无激素或少激素"的方案，如SLE关节炎的患者，可先给予非甾体抗炎药，疗效不佳可依次加用羟氯喹、甲氨蝶呤、再到更强的免疫抑制剂，糖皮质激素也可从小剂量、短疗程起步，必要时再考虑丙种球蛋白，血浆置换/免疫吸附的特殊治疗。

（四）标准住院日 7~15 天

> **释义**
>
> ■ SLE 入院后完善相关实验室检查，必要的会诊，判断病情制订治疗方案 3~7 天，药物（如糖皮质激素、免疫抑制剂等）使用在第 5~12 天实施，观察治疗反应和患者耐受情况。如需使用糖皮质激素冲击、丙种球蛋白或血浆置换/免疫吸附的特殊治疗，可延长住院日 3 天。总住院时间不超过 15 天均符合路径要求。

（五）进入路径标准

1. 第一诊断必须符合 ICD-10：M32.900 系统性红斑狼疮诊断标准。
2. 当患者同时具有其他疾病诊断，但在住院期间不需要特殊处理也不影响第一诊断的临床路径流程实施时，可以进入路径。

> **释义**
>
> ■ 进入本路径的标准必须是符合指南中明确诊断的 SLE 患者，但本路径不适用于伴有脏器受累的重型 SLE，如狼疮性肾炎、神经精神性狼疮、严重的溶血性贫血或血小板减少性紫癜、狼疮性肺炎/肺泡出血、狼疮相关的肺动脉高压、狼疮胃肠道受累、继发性抗磷脂综合征等；也不适用于 SLE 合并发热待查、严重感染、妊娠等需要进一步明确诊断或特殊处理的复杂病情。

（六）住院期间的检查项目

1. 必需的检查项目：
(1) 血常规、尿常规、大便常规。
(2) 肝功能、肾功能、电解质、血糖、血脂、凝血功能、D-二聚体（D-dimer）、感染性疾病筛查（乙型肝炎、丙型肝炎、梅毒、艾滋病等）。
(3) 红细胞沉降率、CRP、免疫球蛋白、补体、ANA、ds-DNA、ENA 谱、抗磷脂抗体、RA 相关抗体检查、Coombs 试验、ANCA。
(4) 胸部影像、心电图、腹部超声（肝、胆、胰、脾、肾）、超声心动图、骨密度检查。
2. 根据患者病情，有条件可选择：肌酶、结核相关检查、感染相关检查、过敏相关检查、HBV-DNA、HCV-RNA、PCT、^{13}C 呼气试验、消化内镜检查、肿瘤标志物、关节影像检查、头颅影像检查、肌电图、眼底检查等。

> **释义**
>
> ■ 必需的检查项目是 SLE 分类诊断（如血常规、尿常规、补体、ANA、抗 ds-DNA 及 ENA 抗体谱、抗磷脂抗体、Coombs 试验）与鉴别诊断（如 RA 相关抗体检查、ANCA）的相关项目，评估 SLE 是否有重要脏器受累（如血常规、尿常规、胸部影像、超声心动图）及病情活动性的相关指标（如补体、抗 ds-DNA 抗体、红细胞沉降率、CRP、免疫球蛋白），同时评估 SLE 患者是否有潜在的其他疾病（如乙型肝炎、

丙型肝炎、梅毒、艾滋病）以及是否存在药物使用禁忌的必要检查（如大便常规、肝功能、肾功能、电解质、血糖、血脂、凝血功能、心电图、腹部超声、骨密度检查）。临床医师应认真分析检查结果，以便及时发现异常情况并采取对应处置。

■ 有条件可进一步评估 SLE 的病情：如肌酶、肌电图可评估是否存在肌炎，必要时头颅影像及脑脊液检查可评估是否神经精神性狼疮的可能，关节影像检查可评估有无缺血性骨坏死。

■ PCT 检查则是评估患者是否存在急性感染，结核相关检查、感染相关检查是以备在不明确是否存在感染的情况下进行，以及时诊断感染，给予抗感染治疗，避免感染加重。

■ HBV-DNA、HCV-RNA 定量检查是对于初筛中发现既往感染 HBV、HCV 的患者，进一步评价其病毒复制情况，为使用免疫抑制剂治疗提供参考。[13]C 呼气试验，消化内镜的检查则是为了解患者胃肠道是否存在溃疡等疾患或潜在风险，从而在加用糖皮质激素或非甾体抗炎药治疗时及时给予胃黏膜保护。

■ SLE 易合并过敏及肿瘤，必要时行过敏相关检查、肿瘤标志检查。

（七）治疗方案与药物选择

1. 非甾体抗炎药。
2. 糖皮质激素类药物：用药剂量及时间视病情而定。
3. 抗疟药：氯喹/羟氯喹，适用于无禁忌证的所有患者。
4. 免疫抑制剂：甲氨蝶呤/来氟米特/沙利度胺/硫唑嘌呤/雷公藤多苷/环磷酰胺/霉酚酸酯/他克莫司/环孢素 A，选用何种药物及用药时间视病情而定。
5. 丙种球蛋白输注，或血浆置换和/或免疫吸附：视病情而定。
6. 钙剂、维生素 D、双膦酸盐防治骨质疏松治疗。
7. 胃黏膜保护剂、保肝药：视病情而定。
8. 预防和缓解激素及免疫抑制剂不良反应的药物。

释义

■ 非甾体抗炎药（NSAIDs）可用于控制轻型 SLE 的关节炎和轻中度发热。

■ 糖皮质激素类药物兼有强大的抗炎和免疫抑制作用，是治疗 SLE 的主要用药之一。由于不同的激素剂量的药理作用有所侧重，病情不同、患者对激素的敏感性不同，临床用药要个体化。本路径针对无内脏及器官受累的轻型 SLE，应遵循"无激素或少激素"的方案，泼尼松一般在 0.5mg/（kg·d）以下，病情稳定后缓慢减量至维持剂量泼尼松<5mg/d。

■ 抗疟药作为 SLE 的基础用药，适用于无禁忌证的所有患者。可控制轻型 SLE 的皮疹和光敏感，且在病情稳定后减少复发。

■ 免疫抑制剂在轻型 SLE 的治疗中应遵循"上阶梯"的方案，针对皮疹、关节炎/肌炎、浆膜炎，在上述治疗疗效欠佳或糖皮质激素减量过程中复发时，可加用免疫抑制剂。一般从甲氨蝶呤或来氟米特或雷公藤多苷开始，进一步加强可给予他克莫司或环孢素 A，再加强可升级为硫唑嘌呤或霉酚酸酯，乃至短期应用环磷酰胺。沙利度胺可用于难治性 SLE 的皮疹，雷公藤多苷还可用于联合治疗方案。

■ 丙种球蛋白输注，或血浆置换和/或免疫吸附主要用于危重型 SLE，对轻型 SLE 合并严重感染或有特殊并发症时才会考虑。

■ 防治骨质疏松在轻型 SLE 中也应关注，一般先补充钙剂，如应用中等剂量以上的糖皮质激素或患者已有骨质疏松则同时予维生素 D、双膦酸盐。

■ 胃黏膜保护剂在应用非甾体抗炎药或糖皮质激素时可考虑预防消化道出血，主要针对有消化性溃疡病史或有相关症状的患者。保肝药在有肝功能异常时才考虑应用。

■ 应熟悉并注意糖皮质激素及免疫抑制剂的不良反应，可给予相应预防和治疗的药物。

（八）出院标准

1. 临床症状好转。
2. 没有需要继续住院处理的并发症。

> 释义
>
> ■ SLE 患者出院时首先是临床症状缓解或明显减轻（如无发热、关节肿痛或皮疹好转），且应用糖皮质激素和免疫抑制剂等药物，无特殊不适和并发症发生，无其他需要继续住院治疗的并发症。出院前应复查 SLE 病情评估的项目，如血常规、尿常规、肝肾功能、补体、红细胞沉降率、CRP、免疫球蛋白、抗 ds-DNA。

（九）变异及原因分析

1. 治疗过程中出现并发症。
2. 伴有其他疾病，需要相关诊断治疗。

> 释义
>
> ■ 临床路径的变异是指入选临床路径的 SLE 患者未能按路径流程完成医疗行为或未达到预期的医疗质量控制目标。这包含四方面情况：①按路径流程完成治疗，但出现非预期并发症，可能需要后续进一步处理。如本路径治疗后患者出现严重并发症，如急性消化道出血或严重肺部感染，必须进行必要的治疗。②按路径流程完成治疗，但新出现脏器受累转变为重型 SLE，需要进一步强化原发病治疗。如本路径治疗后患者出现狼疮性肾炎，必须进行强化治疗。③按路径流程完成治疗，但超出了路径规定的时限。实际住院日超出标准住院日要求，或未能在规定的时间内达到患者的病情缓解。④其他不能按路径流程完成治疗，患者需要中途退出路径。对这些患者，主管医师均应进行变异原因的分析，并在临床路径的表单中予以说明。

五、系统性红斑狼疮（无内脏及器官受累）临床路径给药方案

	首选	二线	三线	其他
SLE 皮疹	抗疟药	甲氨蝶呤 来氟米特 雷公藤多苷	他克莫司 环孢素 硫唑嘌呤 霉酚酸酯	短期应用环磷酰胺，联合中等剂量到大剂量的糖皮质激素
SLE 关节炎	非甾体抗炎药联合抗疟药	甲氨蝶呤 来氟米特 雷公藤多苷	他克莫司 环孢素	小剂量至中等剂量的糖皮质激素
SLE 肌炎	甲氨蝶呤 来氟米特 雷公藤多苷	他克莫司 环孢素	硫唑嘌呤 霉酚酸酯	短期应用环磷酰胺，联合中等剂量到大剂量的糖皮质激素
SLE 浆膜炎	中等剂量至大剂量的糖皮质激素，联合抗疟药	甲氨蝶呤 来氟米特 雷公藤多苷	他克莫司 环孢素 硫唑嘌呤 霉酚酸酯	短期应用环磷酰胺
SLE 口腔溃疡	中小剂量的糖皮质激素，联合抗疟药	-	-	沙利度胺可用于难治性口腔溃疡
SLE 白细胞减少	抗疟药	-	-	粒细胞减少乃至粒细胞缺乏时，考虑中等剂量至大剂量的糖皮质激素

【用药选择】

1. SLE 皮疹的治疗可首先考虑抗疟药；如控制不佳，可逐步升级，从甲氨蝶呤或来氟米特或雷公藤多苷（适用于绝经期女性和老年男性）开始，进一步加强可予他克莫司或环孢素，再加强可升级为硫唑嘌呤或霉酚酸酯，乃至短期应用环磷酰胺。沙利度胺可用于难治性 SLE 的皮疹；必要时加用中等剂量至大剂量的糖皮质激素，皮疹控制后则要逐渐减量至维持剂量，直至停用。

2. SLE 关节炎的治疗可首先考虑非甾体抗炎药，同时可联合抗疟药；如控制不佳，可加予甲氨蝶呤或来氟米特，绝经后的 SLE 患者可给予雷公藤多苷，必要时加用小至中等剂量的糖皮质激素。

3. SLE 肌炎的治疗可首先考虑甲氨蝶呤或来氟米特或雷公藤多苷开始，进一步加强可给予他克莫司或环孢素，再加强可升级为硫唑嘌呤或霉酚酸酯，乃至短期应用环磷酰胺。必要时联合中等剂量至大剂量的糖皮质激素，肌炎控制后则要逐渐减量至维持剂量，直至停用。

4. SLE 浆膜炎的治疗可首先考虑中等剂量至大剂量的糖皮质激素，同时联合抗疟药；如控制不佳或糖皮质激素减量过程中有复发征象时，应逐步加强免疫抑制剂，可从甲氨蝶呤或来氟米特或雷公藤多苷开始，进一步加强可予他克莫司或环孢素，再加强可升级为硫唑嘌呤或霉酚酸酯，乃至短期应用环磷酰胺。

5. SLE 口腔溃疡的治疗可首先考虑抗疟药；必要时可加用中小剂量的糖皮质激素。沙利度胺可用于难治性口腔溃疡。

6. SLE 白细胞减少，一般可给予抗疟药，或观察不给予特殊治疗。如出现粒细胞减少乃至粒细胞缺乏，可加用中等剂量至大剂量的糖皮质激素，白细胞正常后则要逐渐减量至维持剂量，直至停用。

【药学提示】

1. 使用糖皮质激素及免疫制剂治疗的患者，应关注患者血糖、血压等信息，根据情况给予必要的治疗。需要长期糖皮质激素的还要注意补充维生素 D 和钙剂。

2. 患者需要长期使用免疫抑制治疗时，使用前应除外急性感染、结核感染、病毒性肝炎等疾病，依此决定治疗原发病时是否必要给予相应的抗感染治疗。

3. 患者使用免疫抑制剂治疗前（除使用糖皮质激素外），需检查血常规、肝肾功能等，如有严重异常，应慎重使用。

【注意事项】

1. 患者因长期使用糖皮质激素，应监测血糖、血压等事件，并注意防止骨质疏松、白内障、青光眼等激素带来的不良反应。血压升高、血糖升高时，应积极对症治疗。骨质疏松则应在开始加用激素治疗时同时予以预防骨质疏松的治疗。激素应在尽可能的情况下减量，以防止白内障、青光眼等发生，如有相应临床症状，建议患者眼科会诊治疗。同时应警惕患者继发胃溃疡的发生，必要时给予质子泵抑制剂。

2. 患者使用羟氯喹应注意可能引起的眼黄斑变性，应定期眼底检查。

3. 患者使用甲氨蝶呤、来氟米特、环孢素、他克莫司、硫唑嘌呤、吗替麦考酚酯、环磷酰胺等免疫抑制剂时，要定期检查血常规、肝肾功能、尿常规等，监测药物对血液系统、肝功能是否造成损害，以便早期调整治疗。注意甲氨蝶呤引起的胃肠道反应，注意监测来氟米特、环孢素、他克莫司可能引起的血压升高，注意硫唑嘌呤引起的粒细胞减少或缺乏，注意环磷酰胺可能引起的出血性膀胱炎。出现上述情况，可停用或换用其他药物治疗，并于相应专科诊治。

4. 患者使用免疫抑制药物治疗期间应避免接种活疫苗及减活疫苗。

六、系统性红斑狼疮（无内脏及器官受累）患者营养治疗规范

1. 治疗期间，饮食宜清淡，忌食刺激性食物，如辣椒、咖喱、芥末、蒜等。减少高糖、高油、高盐分的食物。

2. 坚持营养平衡饮食，每日不少于 13 种食物，包含谷薯类、蔬菜水果类、肉蛋奶及豆制品类以及适量的油脂类。保持优质蛋白质食物占总蛋白质 50% 以上。

3. 戒烟。

4. 补充优质蛋白质，优选瘦肉、奶类、蛋类、大豆类制品。

七、推荐表单

（一）医师表单

系统性红斑狼疮（无内脏及器官受累）临床路径医师表单

适用对象：第一诊断为系统性红斑狼疮（无内脏及器官受累）（ICD-10：M32.900）

患者姓名：		性别：	年龄：	门诊号：	住院号：
住院日期：　　年　月　日		出院日期：　　年　月　日			标准住院日：7~15 天

时间	住院第 1 天	住院第 2~5 天
主要诊疗工作	□ 询问病史及体格检查 □ 开实验室检查单，完成病历书写 □ 上级医师查房 □ 完成初步的疾病严重程度及疾病活动度的评价	□ 上级医师查房 □ 根据辅助检查结果，完成病情评估，并制订治疗计划 □ 观察药物不良反应 □ 住院医师书写病程记录
重点医嘱	**长期医嘱：** □ 风湿免疫科护理常规 □ 一级或二级护理 □ 膳食选择 **临时医嘱：** □ 血常规、尿常规、大便常规 □ 电解质、肝功能、肾功能、血糖、血脂、凝血功能、D-二聚体、过敏性疾病筛查、肿瘤性疾病筛查、感染性疾病筛查 □ 红细胞沉降率、CRP、免疫球蛋白、补体、ANA、ds-DNA、ENA 谱、ANCA、抗磷脂抗体、RA 相关抗体检查、Coombs 试验 □ 胸部 CT、心电图、超声心动图、骨密度 □ 风湿免疫慢病管理（心理、康复、自我评估、用药指导、数据库录入）	**长期医嘱：** □ 风湿免疫科护理常规 □ 一级或二级护理 □ 膳食选择 □ 非甾体抗炎药：分选择性 COX-2 抑制剂与非选择性 COX-2 抑制剂，视病情需要给药 □ 糖皮质激素类药物：分口服、静脉或外用，视病情需要给药 □ 抗疟药：氯喹、羟氯喹，无禁忌时均建议使用 □ 免疫抑制剂：甲氨蝶呤/沙利度胺/硫唑嘌呤/雷公藤多苷/环磷酰胺/吗替麦考酚酯/他克莫司/环孢素 A，视病情需要给药 □ 必要时给予质子泵抑制剂、胃黏膜保护剂、抗感染、保肝治疗 □ 需要时给予钙剂、维生素 D、双膦酸盐防治骨质疏松治疗，胃黏膜保护剂等 **临时医嘱：** □ 根据患者病情，选择性行腹部超声（肝胆胰脾肾）、泌尿系彩超、HBV-DNA、HCV-RNA、PCT、^{13}C 呼气试验、消化内镜检查
病情变异记录	□ 无　□ 有，原因： 1. 2.	□ 无　□ 有，原因： 1. 2.
医师签名		

时间	出院前 1~3 天	住院第 7~15 天 （出院日）
主要 诊疗 工作	□ 上级医师查房，治疗效果评估 □ 再次进行病情评估 □ 确定出院后治疗方案 □ 完成上级医师查房纪录	□ 上级医师进行病情评估，确定患者是否可以出院 □ 完成出院小结 □ 向患者交代出院后注意事项 □ 预约复诊日期
重 点 医 嘱	**长期医嘱：** □ 根据病情调整长期用药 **临时医嘱：** □ 根据需要，复查有关检查	**出院医嘱：** □ 出院带药 □ 门诊随诊
病情 变异 记录	□ 无　□ 有，原因： 1. 2.	□ 无　□ 有，原因： 1. 2.
医师 签名		

（二）护士表单

系统性红斑狼疮（无内脏及器官受累）临床路径护士表单

适用对象：第一诊断为系统性红斑狼疮（无内脏及器官受累）（ICD-10：M32.900）

患者姓名：	性别：　　年龄：　　门诊号：	住院号：
住院日期：　　年　月　日	出院日期：　　年　月　日	标准住院日：7~15 天

时间	住院第 1 天	住院第 2~15 天
健康宣教	□ 入院宣教 　介绍主管医师、护士 　介绍环境、设施 　介绍住院注意事项	□ 用药前宣教 　使用的药物名称，作用及可能出现的不良反应 　做好自我防护，避免感染
护理处置	□ 核对患者，佩戴腕带 □ 建立入院护理病历 □ 卫生处置：剪指（趾）甲、更换病号服 □ 监测生命体征 □ 遵医嘱采血 □ 遵医嘱留取尿便送检 □ 影像、心肺功能检查	□ 遵医嘱完成使用药物阶段相关监测指标 □ 遵医嘱完成各种药物的发放和液体的输注
基础护理	□ 二级护理 □ 晨晚间护理 □ 患者安全管理	□ 一级或二级护理 □ 晨晚间护理 □ 患者安全管理
专科护理	□ 测体温、脉搏、血压、血糖	□ 遵医嘱给药 □ 遵医嘱监测血压、血糖的变化
重点医嘱	□ 详见医嘱执行单	□ 详见医嘱执行单
病情变异记录	□ 无　□ 有，原因： 1. 2.	□ 无　□ 有，原因： 1. 2.
护士签名		

（三）患者表单

系统性红斑狼疮（无内脏及器官受累）临床路径患者表单

适用对象：第一诊断为系统性红斑狼疮（无内脏及器官受累）（ICD-10：M32.900）

患者姓名：	性别： 年龄： 门诊号：	住院号：
住院日期： 年 月 日	出院日期： 年 月 日	标准住院日：7~15 天

时间	入院第 1~4 天	住院第 5~15 天	出院日
医患配合	□ 配合询问病史、收集资料，请务必详细告知既往史、用药史、过敏史 □ 如需进行活检，签署手术知情同意书等	□ 配合签署关于治疗用药的各种必要的知情同意书 □ 治疗中使用药物如有不适，及时告诉医师	□ 接受出院前指导 □ 知道复诊程序 □ 获取出院诊断书
护患配合	□ 配合监测体温、脉搏、呼吸、血压 □ 配合完成入院护理评估（简单询问病史、过敏史、用药史） □ 接受入院宣教（环境介绍、病室规定、订餐制度、贵重物品保管等） □ 有任何不适请告知护士	□ 接受术后宣教 □ 配合静脉输液、皮下及肌内注射用药等之类 □ 有任何不适请告知护士 □ 配合定时监测生命体征、每日询问尿便，监测血糖 □ 配合做好病房消毒，避免感染 □ 配合执行探视及陪伴	□ 接受出院宣教 □ 办理出院手续 □ 获取出院带药 □ 知道服药方法、作用、注意事项 □ 了解复查的时间及项目 □ 知道复印病历方法
饮食	□ 如无禁忌，正常饮食	□ 如无禁忌，正常饮食	□ 正常饮食
排泄	□ 正常排尿便	□ 正常排尿便	□ 正常排尿便
活动	□ 如无须活检，正常活动	□ 加强防护，避免感染	□ 加强防护，避免感染

附：原表单（2016 年版）

系统性红斑狼疮（无内脏及器官受累）临床路径表单

适用对象：第一诊断为系统性红斑狼疮（无内脏及器官受累）（ICD-10：M32.900）

患者姓名：	性别：	年龄：	门诊号：	住院号：
住院日期： 年 月 日	出院日期： 年 月 日			标准住院日：7~15

时间	住院第 1 天	住院第 2~5 天
主要诊疗工作	□ 询问病史及体格检查 □ 开实验室检查单，完成病历书写 □ 上级医师查房 □ 完成初步的疾病严重程度及疾病活动度的评价	□ 上级医师查房 □ 根据辅助检查结果，完成病情评估，并制订治疗计划 □ 观察药物不良反应 □ 住院医师书写病程记录
重点医嘱	长期医嘱： □ 风湿免疫科护理常规 □ 一级或二级护理 □ 膳食选择 临时医嘱： □ 血常规、尿常规、大便常规 □ 电解质、肝功能、肾功能、血糖、血脂、凝血功能、D-二聚体、过敏性疾病筛查、肿瘤性疾病筛查、感染性疾病筛查 □ 红细胞沉降率、CRP、免疫球蛋白、补体、ANA、ds-DNA、ENA谱、ANCA、抗磷脂抗体、RA 相关抗体检查、Coombs 试验 □ 胸部 CT、心电图、超声心动图、骨密度 □ 风湿免疫病慢病管理（心理、康复、自我评估、用药指导、数据库录入）	长期医嘱： □ 风湿免疫科护理常规 □ 一级或二级护理 □ 膳食选择 □ 非甾体抗炎药：分选择性 COX-2 抑制剂与非选择性 COX-2 抑制剂，视病情需要给药 □ 糖皮质激素类药物：分口服、静脉或外用，视病情需要给药 □ 抗疟药：氯喹、羟氯喹，无禁忌时均建议使用 □ 免疫抑制剂：甲氨蝶呤/沙利度胺/硫唑嘌呤/雷公藤多苷/环磷酰胺/吗替麦考酚酯/他克莫司/环孢素 A，视病情需要给药 □ 必要时给予质子泵抑制剂、胃黏膜保护剂、抗感染、保肝治疗 □ 需要时给予钙剂、维生素 D、双膦酸盐防治骨质疏松治疗，胃黏膜保护剂等 临时医嘱： □ 根据患者病情，选择性行腹部超声（肝胆胰脾肾）、泌尿系彩超、HBV-DNA、HCV-RNA、PCT、^{13}C 呼气试验、消化内镜检查
主要护理工作	□ 介绍病房环境、设施和设备 □ 入院护理评估，制订护理计划 □ 协助患者完成实验室检查及辅助检查	□ 观察患者一般情况及病情变化 □ 观察疗效和药物不良反应 □ 进行疾病相关健康教育
病情变异记录	□ 无 □ 有，原因： 1. 2.	□ 无 □ 有，原因： 1. 2.
护士签名		
医师签名		

时间	出院前 1~3 天	住院第 7~15 天 （出院日）
主要 诊疗 工作	□ 上级医师查房，治疗效果评估 □ 再次进行病情评估 □ 确定出院后治疗方案 □ 完成上级医师查房纪录	□ 上级医师进行病情评估，确定患者是否可以 　出院 □ 完成出院小结 □ 向患者交代出院后注意事项 □ 预约复诊日期
重 点 医 嘱	长期医嘱： □ 根据病情调整长期用药 临时医嘱： □ 根据需要，复查有关检查	出院医嘱： □ 出院带药 □ 门诊随诊
主要 护理 工作	□ 观察患者一般情况 □ 观察疗效和药物不良反应 □ 恢复期生活和心理护理 □ 出院准备指导	□ 告知复诊计划，就医指征 □ 帮助患者办理出院手续 □ 出院指导
病情 变异 记录	□ 无　□ 有，原因： 1. 2.	□ 无　□ 有，原因： 1. 2.
护士 签名		
医师 签名		

第二章

系统性红斑狼疮肾炎临床路径释义

【医疗质量控制指标】

指标一、诊断需结合病史、临床表现和辅助检查。

指标二、肾活检严重并发症发生率。

指标三、确诊患者应给予激素、抗疟药和免疫抑制剂治疗。

指标四、狼疮性肾炎患者随访完成率。

一、系统性红斑狼疮肾炎编码

疾病名称及编码：狼疮性肾炎（ICD-10：M32.101 † N08.5*）

狼疮性肾小管间质肾炎（ICD-10：M32.102 † N16.4*）

二、临床路径检索方法

M32.101 † N08.5*/M32.102 † N16.4*

三、国家医疗保障疾病诊断相关分组（CHS-DRG）

MDCL 肾脏及泌尿系统疾病及功能障碍

LS1 肾炎及肾病

四、系统性红斑狼疮肾炎临床路径标准住院流程

（一）适用对象

第一诊断为系统性红斑狼疮肾炎，肾功能正常者。

> 释义
>
> ■ 系统性红斑狼疮是弥漫性风湿免疫病的典型代表，其发病过程中可累及多系统及多器官，肾脏是最常受累的器官之一，肾脏受累称为狼疮肾炎。狼疮肾炎需全面评估，尽可能完善肾穿刺手术明确病理学改变。本路径适用于诊断狼疮肾炎，行或未行肾穿刺病理检查的患者。

（二）诊断依据

根据《系统性红斑狼疮诊断与治疗指南》（中华医学会风湿学分会，2010 年），《临床诊疗指南风湿病分册第二版》（中华医学会编著，2010 年）。应用美国风湿病学会 1997 年修订的系统性红斑狼疮诊断标准。

1. 颊部红斑：固定红斑，扁平或高起，在两颧突出部位。

2. 盘状红斑：片状高起于皮肤的红斑，黏附有角质脱屑和毛囊栓；陈旧病变可发生萎缩性瘢痕。

3. 光过敏：对日光有明显的反应，引起皮疹，从病史中得知或医师观察到。

4. 口腔溃疡：经医师观察到的口腔或鼻咽部溃疡，一般为无痛性。

5. 关节炎：非侵蚀性关节炎，累及 2 个或更多的外周关节，有压痛、肿胀或积液。

6. 浆膜炎：胸膜炎或心包炎。

7. 肾脏病变：尿蛋白定量（24 小时）＞0.5g 或＋＋＋，或管型（红细胞、血红蛋白、颗粒或混合管型）。

8. 神经病变：癫痫发作或精神病，除外药物或已知的代谢紊乱。

9. 血液学疾病：溶血性贫血，或白细胞减少，或淋巴细胞减少，或血小板减少。

10. 免疫学异常：抗 dsDNA 抗体阳性，或抗 Sm 抗体阳性，或抗磷脂抗体阳性（包括抗心磷脂抗体、狼疮抗凝物、至少持续 6 个月的梅毒血清试验假阳性，三者中具备 1 项阳性）。

11. 抗核抗体：在任何时候和未用药物诱发"药物性狼疮"的情况下，抗核抗体滴度异常。
该分类标准的 11 项中，符合 4 项或 4 项以上者，在除外感染、肿瘤和其他结缔组织病后，可诊断系统性红斑狼疮。肾脏损害：符合上述标准中的第 7 项者。

> **释义**
>
> ■ 系统性红斑狼疮肾炎最新指南《凯利风湿病学（第十版）》、《系统性红斑狼疮诊断与治疗指南》（中华医学会风湿学分会，2020 年)、《中国狼疮肾炎诊断和治疗指南》（中国狼疮肾炎诊断和治疗指南编写组，2019 年）。
>
> ■ 应用 ACR 1997 年修订的系统性红斑狼疮分类标准、2012 国际狼疮协作组分类标准或 2019 年欧洲风湿病学会（EULAR）/ACR 分类标准。
>
> ■ SLE 患者出现以下一项临床和实验室检查异常时，可诊断狼疮性肾炎。
>
> （1）蛋白尿持续＞0.5g/24h，或随机尿检查尿蛋白＋＋＋，或尿蛋白/肌酐比＞500mg/g（50mg/mmol）；
>
> （2）细胞管型包括红细胞管型、血红蛋白管型、颗粒管型、管状管型或混合管型。
>
> （3）活动性尿沉渣（除外尿路感染，尿白细胞＞5 个/HPF，尿红细胞＞5 个/HPF），或红细胞管型，或白细胞管型。
>
> （4）不能解释的肾小球滤过率（GFR）下降。
>
> ■ 系统性红斑狼疮（SLE）是自身免疫介导的风湿免疫性疾病，血清中出现以抗核抗体为代表的多种自身抗体及多系统受累是其两个主要临床特征，分类诊断的依据主要围绕这些特征。1997 年 SLE 分类标准是最常用临床标准，而 2009 年首次提出并于 2012 年正式发表的 SLICC-SLE 分类标准在 1997 年标准基础上，更强调 SLE 诊断临床相关性，明确分为临床标准及免疫学标准两部分。临床标准包括急性或亚急性皮肤型狼疮、慢性皮肤型狼疮、口鼻部溃疡、脱发、关节炎、浆膜炎、肾脏病变、神经病变、溶血性贫血、至少 1 次白细胞减少或淋巴细胞减少、至少 1 次血小板减少共 11 项，免疫学标准包括抗核抗体阳性，抗 dsDNA 抗体阳性、抗 Sm 抗体阳性、抗磷脂抗体阳性、补体降低、直接抗人球蛋白试验阳性（无溶血性贫血）共 6 项，满足 4 项标准，至少 1 项临床标准和 1 项免疫学标准。此诊断最突出一点为肾活检作为独立的标准，肾活检证实狼疮肾炎伴抗核抗体阳性或抗 dsDNA 抗体阳性即可诊断。临床中其他免疫疾病亦可出现上述临床表现及实验室异常，需注意鉴别诊断。同时需考虑 SLE 合并其他疾病可能。另外，需警惕肿瘤、感染等疾病出现免疫疾病特点，临床需注意鉴别。

（三）治疗方案的选择

根据《系统性红斑狼疮诊断与治疗指南》（中华医学会风湿学分会，2010 年），《临床诊疗指南风湿病分册第二版》（中华医学会编著，2010 年）。

1. 糖皮质激素。

2. 抗疟药。

3. 免疫抑制剂。

4. 血浆置换、免疫吸附、生物靶向制剂及免疫细胞治疗。

5. 抗凝药。

6. 降压药、降脂药。

> **释义**
>
> ■ 系统性红斑狼疮肾炎的治疗可参考《凯利风湿病学（第十版）》和《2020 中国系统性红斑狼疮诊疗指南》。结合 2019 年欧洲抗风湿病联盟（EULAR）针对系统性红斑狼疮的管理推荐更新以及 2019 年 EULAR 与欧洲肾脏病协会-欧洲透析和移植协会（ERA-ETDA）关于狼疮性肾炎管理推荐意见更新。
>
> ■ 治疗可分为诱导缓解与维持缓解。主要治疗目标是力求达到病情完全缓解，长期保护肾脏功能、避免疾病复发、提高生存率。
>
> ■ 根据肾脏病理类型采取不同治疗策略，并结合患者实际病情，如其他脏器受累程度，制订个体化方案。
>
> ■ 需重视对症治疗及支持治疗，以及药物治疗可能存在不良反应的监测及治疗，如控制血压、血糖、血脂，避免感染等。

（四）标准住院日 14~20 天

> **释义**
>
> ■ 系统性红斑狼疮是高度异质性疾病，需全面评估可能受累的脏器，完善生化、影像学等检查，评估病情 3~5 天，安排肾脏穿刺及术后恢复 3~5 天，制订治疗方案、观察治疗效果及不良反应 5~7 天。一般住院日为 10~15 天。

（五）进入路径标准

1. 第一诊断必须符合系统性红斑狼疮伴狼疮肾炎的分类诊断标准，且肾功能正常者。

2. 当患者同时伴有其他疾病诊断，但在住院期间不需要特殊处理也不影响第一诊断的临床路径流程实施时，可以进入路径。

> **释义**
>
> ■ 进入本路径的标准是符合系统性红斑狼疮及狼疮肾炎诊断。需除外其他自身免疫疾病，或者符合系统性红斑狼疮但以其他脏器损害更突出者。
>
> ■ 当患者同时具有其他疾病诊断，但在住院期间不需要特殊处理也不影响第一诊断的临床路径流程实施时，可以进入本路径。

■ 本路径不适用于肾功能严重损害，需替代治疗的患者。

（六）住院期间的检查项目

1. 必需的检查项目：

（1）血常规、尿常规、大便常规。

（2）肝功能、肾功能、电解质、血糖、血脂、凝血功能、D-二聚体（D-dimer）、感染性疾病筛查（乙型肝炎、丙型肝炎、梅毒、艾滋病等），24小时尿蛋白定量。

（3）抗核抗体谱、抗磷脂抗体、Coombs 试验、免疫球蛋白、补体、红细胞沉降率、CRP。

（4）胸部 CT、心电图，肝胆胰脾彩超、泌尿系彩超、超声心动图。

2. 根据患者病情，有条件可选择：RF、抗 CCP 抗体、骨密度、HBV-DNA、HCV-RNA、PCT、^{13}C 呼气试验、骨髓穿刺、肺功能、脑电图、脑脊液、脑 MRI/CT 检查、外周血 $CD4^+$ 和 $CD8^+$ 细胞、ANCA、抗 GBM 抗体、血清蛋白电泳、甲状腺功能、双肾血管彩超、肌电图。

3. 如患者无禁忌，根据病情需要可行肾活检病理检查，明确肾脏病变病理类型，指导制定治疗方案，估计预后。

> **释义**
>
> ■ 必须检查的项目一方面了解患者一般情况，明确诊断，及时发现脏器损害以及相关合并症，另一方面为肾穿手术做术前准备。医务人员应认真分析检查结果，及时处理异常情况。
>
> ■ 结合患者病情常规检查还包括尿蛋白分子量测定、尿相位差红细胞镜检。
>
> ■ 结合患者病情进行免疫相关检查，包括抗双链 DNA 抗体、抗核小体抗体，抗磷脂抗体，如抗心磷脂抗体、β_2-糖蛋白 1 及狼疮抗凝物。
>
> ■ 针对检查结果及患者临床表现，安排进一步检查，全面评估受累器官，分析合并疾病，为应用糖皮质激素及免疫抑制剂等治疗做准备。部分检查项目可在入院前完成。
>
> ■ 建议如无禁忌，狼疮肾炎患者应完善肾脏穿刺检查，明确病理类型，为治疗策略制订以及预后评估提供依据。

（七）选择用药

1. 若行肾穿刺活检，则流程如下：

（1）肾穿前用药：

1）控制系统性红斑狼疮活动，可使用糖皮质激素等免疫抑制剂。

2）根据病情，积极纠正水、电解质、酸碱紊乱（可使用利尿剂、碱剂或扩容治疗）。

3）控制血压，保护肾功能。

4）加强对症支持治疗：必要时酌情使用促红细胞生成素、粒细胞落刺激因子或他汀类降脂药。

5）肾穿刺术前停用抗凝药物。

6）必要时抗感染治疗。

（2）肾穿刺病理检查：如果患者入院前已完成穿刺前的检查和准备，住院后即可进行肾活检。如果患者住院后开始安排肾活检前的检查和准备，则在完成评估后行肾活检。

1）麻醉方式：局部麻醉。

2）术前准备：停用一切抗凝药物后，复查凝血功能正常；血红蛋白 8g/dl 以上，血小板 8 万/mm³；血压控制在 140/90mmHg 以下。

3）术中用药：麻醉常规用药。

4）取材方式：经皮肾活检。

5）输血：视术中情况而定。

6）组织病理：冷冻切片行免疫荧光检查、石蜡切片光镜检查及电镜检查，并对肾组织活动性指数（AI）、慢性指数（DI）进行评分。

（3）穿刺后用药：

1）肾穿刺术后根据情况选择性使用止血药。

2）根据临床情况可选择性使用无肾毒性抗菌药物，按《2015 年抗菌药物临床应用指导原则》执行。

3）根据肾活检病理诊断，确定病理类型后实施治疗方案：

a. 重型狼疮性肾炎，疾病明显活动者，可考虑大剂量激素静脉冲击治疗，环磷酰胺冲击治疗、霉酚酸酯、环孢素 A、他克莫司治疗；还可以考虑大剂量丙种球蛋白冲击治疗或血浆置换和/或免疫吸附治疗。

b. 病情相对稳定，无明显狼疮活动者，可考虑激素联合雷公藤多苷、硫唑嘌呤或来氟米特等治疗。

c. 在肾穿刺 7 天后，无活动性出血，可酌情给予抗凝药、抗血小板药治疗（促纤维蛋白溶解药慎用）。

d. 保护肾功能、对症支持治疗。

2. 若不行肾活检，则用药如下：

（1）糖皮质激素：醋酸泼尼松/甲泼尼龙/地塞米松，用药剂量及时间视病情而定。

（2）抗疟药：氯喹/羟氯喹，适用于无禁忌证的所有患者。

（3）免疫抑制剂：环磷酰胺/吗替麦考酚酯/他克莫司/雷公藤多苷/硫唑嘌呤/来氟米特，选用何种药物及用药时间视病情而定。

（4）抗凝药：低分子肝素、阿司匹林或双嘧达莫，视病情而定。

（5）降压药、降脂药：ACEI/ARB 类降压药（辅助降尿蛋白）、他汀类降脂药，视病情而定。

（6）免疫调节剂：可选用百令胶囊等，用药时机视病情而定。

（7）根据病情可选用静脉应用大剂量丙种球蛋白，用药 3~5 天或视病情而定。

（8）对症治疗药物：必要时给予抑酸、保护胃黏膜、抗感染、防治骨质疏松等治疗。

释义

■ 系统性红斑狼疮肾炎需长期治疗，治疗疗程分为诱导缓解及维持治疗两部分，根据肾脏病变的病理类型、受累程度选择治疗方案，同时需要考虑患者药物耐受性、药物可能存在的不良反应、社会经济因素等方面，权衡利弊。

■ 改善生活方式如控制体重、适当运动、避免辛辣刺激食物、避免日晒等措施对于系统性红斑狼疮患者具有重要意义，同时狼疮肾炎患者需注意避免肾脏负担，避免应用可能存在肾损伤药物，必要时给予对症支持治疗。

■ 治疗过程中需定期监测，评估治疗效果以及药物耐受性，糖皮质激素需逐渐减量，免疫抑制剂需根据病情酌情调整剂量或种类。

■ 术后评估患者的出血风险，根据患者的出血风险决定抗凝药物的开始时间。

■ 免疫抑制剂：环磷酰胺或吗替麦考酚酯可优先考虑；如有禁忌或不良反应可考虑选用环孢素、他克莫司、雷公藤多苷、硫唑嘌呤、来氟米特等其他免疫抑制剂。

■ 生物制剂：可选用利妥昔单抗、贝利木单抗或低剂量白介素2。

■ 根据病情选择血浆置换或双重过滤等免疫吸附的方法辅助治疗。

（八）出院标准

1. 没有需要住院处理的并发症和/或合并症。
2. 肾穿刺伤口愈合好。
3. 临床症状（血压、蛋白尿、血尿和肾功能）稳定或者好转。

释义

　　■ 患者完善相关检查，完成病情评估，制订治疗方案，病情得到初步控制且无须继续住院治疗。肾穿刺手术部位愈合良好，无出血、感染等。

（九）变异及原因分析

1. 出现肾功能急剧恶化、恶性高血压等严重并发症，需要在住院期间处理。
2. 新出现其他系统合并症，如血液系统、神经系统症状需要住院治疗。
3. 出现治疗相关的并发症如感染、血糖升高或肾穿刺并发症，需要住院期间处理。
4. 虽然诊断为狼疮性肾炎，但出现持续少尿、急性肾衰竭或存在慢性肾功能不全，需要替代治疗的患者，以及伴有严重感染、心力衰竭的患者，不适合本途径。

释义

　　■ 变异是指入选临床路径的患者未能按路径流程完成医疗行为或未达到预期的医疗质量控制目标。这包含三方面情况：①按路径流程完成治疗，但出现非预期结果，可能需要进一步处理，如本路径治疗后出现新的其他系统症状，需继续住院治疗；②按路径流程完成治疗，但超出了路径规定的时限，实际住院日超出标准住院日要求，或未能在规定的手术日时间限定内实施手术等；③不能按路径流程完成治疗，患者需要中途退出路径，如治疗过程中出现严重并发症，导致必须终止路径或需要转入其他路径进行治疗等。对这些患者，主管医师均应进行变异原因的分析，并在临床路径的表单中予以说明。

　　■ 医师认可的变异原因主要指患者入选路径后，医师在检查及治疗过程中发现患者合并存在一些事前未预知的对本路径治疗可能产生影响的情况，需要终止执行路径或者是延长治疗时间、增加治疗费用。医师需在表单中明确说明。

　　■ 因患者方面的主观原因导致执行路径出现变异，也需要医师在表单中予以说明。

五、系统性红斑狼疮肾炎给药方案

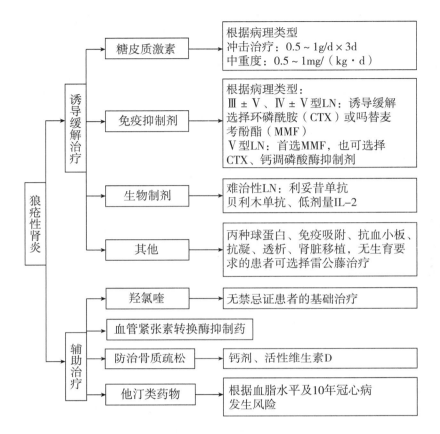

【用药选择】

狼疮性肾炎的治疗目标为诱导缓解，尽可能达到完全缓解并维持缓解，长期保护肾脏功能，避免治疗过程中的不良反应。用药种类以及剂量主要依据狼疮性肾炎病理学分型。具体如下：

1. 糖皮质激素：有微小病变或间质性肾炎的I型狼疮性肾炎患者以及尿蛋白> 1g/d 且伴有肾小球源性血尿的II型狼疮性肾炎可考虑糖皮质激素单独使用，选用低到中等剂量泼尼松 0.25～0.5mg/（kg·d）；III型和IV型的狼疮性肾炎患者采用糖皮质激素泼尼松 0.8~1.0mg/（kg·d），病情重者可予糖皮质激素冲击治疗（0.5~1g/d×3d），序贯应用泼尼松 0.5~1mg/（kg·d）治疗，并逐渐减量至最小有效维持量。单纯 V 型狼疮性肾炎应用中等量糖皮质激素泼尼松 0.5mg/（kg·d）。对于VI型狼疮性肾炎一般不推荐积极应用糖皮质激素。

2. 免疫抑制剂：EULAR 推荐意见中 I 型及 II 型狼疮性肾炎一般不需要免疫抑制剂。III 型和IV型（±V）的狼疮性肾炎患者诱导缓解治疗选择霉酚酸酯或者环磷酰胺。霉酚酸酯亚洲人剂量通常为 1.5~2.0g/d。环磷酰胺静脉滴注治疗，500~1000mg/m² 每月 1 次或者 500mg 每 2 周 1 次（NIH 方案或低剂量欧洲方案）；每 3~6 个月评估疗效（基线肾病范围蛋白尿可能需要额外6~12个月才能达到完全临床应答），如改善可序贯霉酚酸酯（1~2g/d）或硫唑嘌呤 2mg/（kg·d），如不改善可分别对换环磷酰胺或霉酚酸酯治疗，上述治疗仍未改善考虑二线治疗方案，如利妥昔单抗、贝利木单抗、环孢素及他克莫司等多靶点或强化治疗。单纯 V

型首选霉酚酸酯，如无缓解可考虑环磷酰胺、环孢素、利妥昔单抗等。对于Ⅵ型狼疮性肾炎一般不推荐积极应用免疫抑制剂。

3. 替代治疗：Ⅵ型狼疮性肾炎以替代治疗为主。

4. 其他：合并抗磷脂抗体综合征时需考虑抗凝、抗血小板治疗，血浆置换作为血栓性微血管病首选方法。无生育要求的狼疮性肾炎患者可选择雷公藤治疗。

5. 羟氯喹：是狼疮性肾炎基础用药，如无禁忌建议狼疮性肾炎患者均应用。

6. 辅助治疗：狼疮性肾炎尿蛋白升高、尿蛋白肌酐比升高或合并高血压时推荐应用血管紧张素转化酶抑制剂。推荐应用他汀类药物控制降低低密度脂蛋白。补充钙剂和活性维生素 D 防治骨质疏松。血白蛋白＜ 20g/L 需抗凝治疗。

【药学提示】

1. 环磷酰胺被肝脏的磷酰胺酶或磷酸酶水解，变为活化作用的磷酰胺氮芥，抑制 DNA 的合成，干扰 RNA 的功能，是细胞周期非特异性细胞毒药物。

2. 霉酚酸酯口服后在体内迅速水解为活性代谢产物霉酚酸，霉酚酸通过抑制嘌呤核苷酸从头合成途径的关键限速酶——次黄嘌呤核苷磷酸脱氢酶，使鸟嘌呤核苷酸的合成减少，因而能选择性抑制 T、B 淋巴细胞的增殖和功能。

【注意事项】

1. 应用相关药物时应熟知其不良反应，密切监测、注意预防，特别是感染以及药物相关脏器损害。

2. 对于有生育要求的患者尽量避免应用环磷酰胺、霉酚酸酯等致畸性免疫抑制剂。

3. 进行肾穿刺患者需提前调整抗血小板、抗凝治疗。

4. 药物选择需结合患者意愿，充分沟通，考虑心理、社会等多种因素。

六、狼疮性肾炎行肾穿刺活检患者护理规范

1. 术前护理：

（1）嘱患者全身放松，练习吸气屏气，屏气时间要求 10 秒以上，术中听从手术医生的安排，配合医师操作，并练习床上大小便。

（2）术前控制血压在 140/90mmHg 以下。

2. 术后护理：

（1）术后嘱患者去枕平卧 24 小时，前 6 小时绝对卧床，期间不能坐起。1 周内避免剧烈活动，1 个月内避免重体力劳动。

（2）心率、血压监测：术后前 3 个小时监测血压、心率，若无异常，改为每 6 小时监测 1 次。

（3）观察患者尿色变化，连续送检 3 次尿液分析。

（4）避免咳嗽、呕吐、用力排便等容易引起腹内压增高的相关因素。

七、狼疮性肾炎行肾穿刺活检患者营养治疗规范

1. 低盐低脂饮食：限制食物中盐的用量以及饮食中脂肪的含量。对于肾病综合征水肿者食盐用量低于每天 3g。

2. 限蛋白饮食：蛋白质的摄入应＜ 0.8g/kg 体重，以动物性优质蛋白为主，如瘦肉、鱼、蛋、奶类制品，尽量减少植物蛋白如全谷类、蔬菜、杂豆类，以减少肾脏高负荷。

3. 有骨质疏松的患者，可进食一些富含钙的食物，保持晒太阳。

4. 对于肾穿刺活检的患者，术后可正常进食，宜使用富含纤维素、易消化的食物，如青菜、水果等。

八、狼疮性肾炎行肾穿刺活检患者健康宣教

1. 心理支持：向患者交代肾穿刺活检的意义、目的、手术过程及注意事项，消除患者的心理负担。

2. 肾穿刺知识的教育：向患者普及术前检查及准备的目的及必要性，术前、术中及术后的注意事项。

3. 术后护理内容：术后向患者及家属讲述观察病情的内容、目的与方法。

九、推荐表单

（一）医师表单

狼疮性肾炎行肾穿刺活检临床路径医师表单

适用对象：第一诊断为系统性红斑狼疮肾炎，肾功能正常者

| 患者姓名： | 性别： | 年龄： | 门诊号： | 住院号： |
| 住院日期：　年　月　日 | | 出院日期：　年　月　日 | | 标准住院日：10~15 天 |

时间	住院第 1 天	住院第 2~5 天
主要诊疗工作	□ 询问病史及体格检查 □ 完成入院病历及首次病程记录 □ 拟定检查项目 □ 制订初步治疗方案 □ 及时处理各种临床危重情况（如严重水、电解质、酸碱失衡，高血压等） □ 对患者及家属进行有关宣教	□ 上级医师查房，根据初步的检查结果制订下一步诊疗方案 □ 完成上级医师查房记录及日常病历记录 □ 观察病情变化，及时与患方沟通 □ 根据情况调整基础用药 □ 必要时肾穿刺活检 □ 签署各种必要的知情同意书、自费用品协议书
重点医嘱	**长期医嘱：** □ 风湿免疫科护理常规 □ 分级护理 □ 低盐饮食 □ 记出入量、监测血压 □ 既往基础用药 **临时医嘱：** □ 血常规、尿常规、大便常规 □ 肝功能、肾功能、电解质、血糖、血脂、凝血功能、D-二聚体（D-dimer）、感染性疾病筛查、24 小时尿蛋白定量、尿蛋白分子量测定、相位差镜检红细胞 □ 抗核抗体谱、抗 dsDNA 抗体、抗磷脂抗体、Coombs 试验、免疫球蛋白、补体、红细胞沉降率、CRP □ 胸部 CT、心电图，肝胆胰脾肾彩超、超声心动图 □ 根据患者病情，有条件可选择：RF、抗 CCP 抗体、骨密度、HBV-DNA、HCV-RNA、PCT、^{13}C 呼气试验、骨髓穿刺、肺功能、脑电图、脑脊液、脑 MRI/CT 检查、外周血 T/B/NK 细胞亚群、ANCA、抗 GBM 抗体、血清蛋白电泳、甲状腺功能、双肾血管彩超、肌电图	**长期医嘱：** □ 患者既往基础用药 □ 酌情使用降压、利尿药 □ 酌情使用抗菌药物 □ 对症支持治疗（维持内环境稳定、控制血压、保护肾功能、改善贫血、降低血脂等） **临时医嘱：** □ 肾穿刺前停用抗凝和抗血小板药 □ 必要时肾穿刺活检 □ 必要时复查血常规、凝血功能、电解质、肾功能、肝功能、尿常规、尿蛋白定量 □ 其他特殊医嘱
病情变异记录	□ 无　□ 有，原因： 1. 2.	□ 无　□ 有，原因： 1. 2.
医师签名		

时间	住院第 6~9 天	住院第 10~15 天 （出院日）
主要诊疗工作	□ 上级医师查房，结合病理诊断和临床表现，提出具体的治疗方案 □ 完成上级医师查房记录 □ 完成必要的其他专科会诊 □ 严密观察病情，及时发现和处理肾穿术后并发症 □ 治疗效果、预后评估 □ 观察穿刺部位情况 □ 康复及宣教 □ 评估一般情况、肾功能、并发症或合并症、治疗不良反应等 □ 明确出院时间	□ 上级医师查房，确定患者可以出院 □ 完成上级医师查房记录、出院记录、出院证明书和病历首页的填写 □ 通知出院 □ 向患者交代出院后的注意事项，预约复诊时间 □ 若患者不能出院，在病程记录中说明原因和继续治疗的方案
重点医嘱	**长期医嘱：** □ 根据病情给予相应的免疫抑制治疗 □ 继续对症支持治疗 **临时医嘱：** □ 复查入院时结果明显异常的检查项目和血压、肾功能 □ 24 小时尿蛋白定量及尿沉渣检查 □ 重要的专科检查项目	**出院医嘱：** □ 出院带药：糖皮质激素、免疫抑制剂等 □ 今日出院 □ 门诊随诊
病情变异记录	□ 无　□ 有，原因： 1. 2.	□ 无　□ 有，原因： 1. 2.
医师签名		

（二）护士表单

狼疮性肾炎行肾穿刺活检临床路径护士表单

适用对象：第一诊断为系统性红斑狼疮肾炎，肾功能正常者

患者姓名：	性别：	年龄：	门诊号：	住院号：
住院日期： 年 月 日	出院日期： 年 月 日			标准住院日：10~15 天

时间	住院第 1 天	住院第 2~5 天
健康宣教	□ 入院宣教 　介绍主管医师、护士 　介绍病房环境、设施和设备 　介绍住院注意事项 　介绍探视和陪伴制度 　介绍贵重物品制度 　介绍消毒隔离制度 □ 介绍主管医师、护士	□ 饮食、饮水活动的宣教 □ 狼疮性肾炎健康知识宣教 □ 做肾穿刺术前宣教 □ 口服药宣教 □ 疾病宣教
护理处置	□ 核对患者，佩戴腕带 □ 建立入院护理记录 □ 通知医师 □ 生命体征的监测测量 □ 协助患者留取各种标本 □ 病情交班 □ 配合治疗	□ 评估患者全身情况 □ 观察生命体征 □ 协助患者完成临床检查 □ 完成常规标本采集 □ 遵医嘱发放相关药物 □ 注意实验室检查结果回报 □ 完成护理记录
基础护理	□ 准备床单位，必要时监护、吸氧 □ 生命体征的观察 □ 一级/二级护理 □ 观察 24 小时出入量、血压 □ 监测体温 □ 生活护理 □ 患者安全及心理护理 □ 患者安全管理	□ 生命体征的观察 □ 一级/二级护理 □ 生活护理 □ 观察 24 小时出入量 □ 患者安全及心理护理 □ 病情的观察（症状、神志、生命体征） □ 患者安全管理
专科护理	□ 风湿免疫病慢病管理（心理、康复、自我评估、用药指导） □ 病情观察 □ 需要时，填写跌倒及压疮防范表 □ 需要时，请家属陪伴 □ 确定饮食种类	□ 病情观察 □ 肾脏穿次注意事项，术后疼痛症状评估，穿刺部位定时观察，排尿情况 □ 相关并发症的观察
重点医嘱	□ 详见医嘱执行单	□ 详见医嘱执行单

续　表

时间	住院第 1 天	住院第 2~5 天
病情 变异 记录	□ 无　□ 有，原因： 1. 2.	□ 无　□ 有，原因： 1. 2.
护士 签名		

时间	出院前 6~9 天	住院第 10~15 天 （出院日）
健康宣教	□ 指导肾穿刺恢复期康复和锻炼 □ 避免感染 □ 饮食宣教 □ 服药宣教	□ 出院宣教 □ 饮食宣教 □ 药物宣教 □ 风湿免疫病慢病管理（心理、康复、自我评估、用药指导）
护理处置	□ 观察生命体征 □ 观察 24 小时出入量 □ 观察肾穿刺部位 □ 遵医嘱配合急救和治疗 □ 维持静脉通畅 □ 静脉和口服给药 □ 给予心理支持 □ 完成护理记录	□ 观察生命体征 □ 观察 24 小时出入量 □ 遵医嘱完成治疗 □ 生活护理 □ 给予心理支持 □ 完成护理记录 □ 配合患者做好出院准备 □ 协助取出院带药 □ 书写出院小结
基础护理	□ 生命体征监测 □ 一级/二级护理 □ 准确记录出入量 □ 协助患者完成各项检查 □ 协助患者进食 □ 协助患者做好生活护理 □ 协助完成各项复查检查	□ 生命体征监测 □ 准确记录出入量 □ 二级护理
专科护理	□ 相关并发症的观察 □ 穿刺部位的观察	□ 出院指导
重点医嘱	□ 详见医嘱执行单	□ 详见医嘱执行单
病情变异记录	□ 无　□ 有，原因： 1. 2.	□ 无　□ 有，原因： 1. 2.
护士签名		

（三）患者表单

狼疮性肾炎行肾穿刺活检临床路径患者表单

适用对象：第一诊断为系统性红斑狼疮肾炎，肾功能正常者

患者姓名：	性别：　　年龄：　　门诊号：	住院号：
住院日期：　　年　月　日	出院日期：　　年　月　日	标准住院日：10~15 天

时间	住院第 1 天	住院第 2~9 天	住院第 10~15 天（出院日）
医患配合	□ 介绍主管医师、护士 □ 配合询问现病史、既往史、用药情况、过敏史，收集资料并进行体格检查 □ 配合完善术前相关实验室检查	□ 配合完善相关检查、化验，如采血、留尿、心电图、X线胸片 □ 接受肾穿刺术前宣教，术后注意事项 □ 接受服药宣教 □ 接受狼疮性肾炎健康知识宣教	□ 接受狼疮性肾炎健康知识宣教 □ 指导复查程序 □ 获取出院诊断书
护患配合	□ 配合完成入院护理评估（简单询问病史、过敏史、用药史） □ 配合测量体温、心率、脉搏、血压、呼吸 □ 配合监测出入量、体重 □ 接受入院宣教（环境介绍、病室规定、订餐制度、贵重物品保管等） □ 一级/二级护理，接受定时巡视 □ 配合执行探视和陪伴制度 □ 有任何不适请告知护士	□ 配合监测生命体征（体温、心率、血压、呼吸） □ 配合监测出入量、体重 □ 接受饮食、饮水活动的宣教 □ 如行肾穿检查，一级护理 □ 接受药物宣教	□ 配合监测生命体征（体温、心率、血压、呼吸） □ 配合监测出入量、体重 □ 接受出院宣教 □ 办理出院手续 □ 获取出院带药 □ 知道服药方法、作用、注意事项
饮食	□ 遵医嘱饮食：低盐饮食，避免油腻、刺激饮食	□ 肾穿刺后绝对卧床 □ 遵医嘱饮食	□ 遵医嘱饮食
排泄	□ 正常排尿便	□ 正常排尿便	□ 正常排尿便
活动	□ 注意休息，适当运动	□ 避免剧烈运动	□ 避免剧烈运动，减少日晒，生活规律

附：原表单（2016年版）

狼疮性肾炎行肾穿刺活检临床路径表单

适用对象：第一诊断为系统性红斑狼疮肾炎，肾功能正常者

患者姓名：	性别：	年龄：	门诊号：	住院号：
住院日期： 年 月 日	出院日期： 年 月 日		标准住院日：14~20 天	

时间	住院第 1 天	住院第 2~6 天
主要诊疗工作	□ 询问病史及体格检查 □ 完成病历书写 □ 开实验室检查单 □ 及时处理各种临床危重情况（如严重水、电解质、酸碱失衡，高血压等）	□ 上级医师查房，根据初步的检查结果制订下一步诊疗方案 □ 观察病情变化，及时与患方沟通，根据情况调整基础用药 □ 必要时肾穿刺活检 □ 签署各种必要的知情同意书、自费用品协议书
重点医嘱	**长期医嘱：** □ 风湿免疫科护理常规 □ 分级护理 □ 低盐饮食 □ 记出入量 □ 监测血压 □ 既往基础用药 **临时医嘱：** □ 血常规、尿常规、大便常规 □ 肝功能、肾功能、电解质、血糖、血脂、凝血功能、D-二聚体（D-dimer）、感染性疾病筛查、24 小时尿蛋白定量 □ 抗核抗体谱、抗磷脂抗体、Coombs 试验、免疫球蛋白、补体、红细胞沉降率、CRP □ 胸部 CT、心电图，肝胆胰脾彩超、泌尿系彩超、超声心动图 □ 根据患者病情，有条件可选择：RF、抗 CCP 抗体、骨密度、HBV-DNA、HCV-RNA、PCT、^{13}C 呼气试验、骨髓穿刺、肺功能、脑电图、脑脊液、脑 MRI/CT 检查、外周血 CD4$^+$ 和 CD8$^+$ 细胞、ANCA、抗 GBM 抗体、血清蛋白电泳、甲状腺功能、双肾血管彩超、肌电图	**长期医嘱：** □ 患者既往基础用药 □ 酌情使用降压、利尿药 □ 酌情使用抗菌药物 □ 对症支持治疗（维持内环境稳定、控制血压、保护肾功能、改善贫血、降低血脂等） **临时医嘱：** □ 肾穿刺前停用抗凝和抗血小板药 □ 必要时肾穿刺活检 □ 必要时复查血常规、凝血功能、电解质、肾功能、肝功能、尿常规、尿蛋白定量 □ 其他特殊医嘱
主要护理工作	□ 入院宣教 □ 介绍病房环境、设施和设备 □ 入院护理评估 □ 风湿免疫病慢病管理（心理、康复、自我评估、用药指导）	□ 肾穿刺宣教 □ 狼疮性肾炎健康知识宣教

续　表

时间	住院第 1 天	住院第 2~6 天
病情 变异 记录	□ 无　□ 有，原因： 1. 2.	□ 无　□ 有，原因： 1. 2.
护士 签名		
医师 签名		

时间	出院前 7~14 天	住院第 14~20 天 （出院日）
主要诊疗工作	□ 上级医师查房，结合病理诊断和临床表现，提出具体的治疗方案 □ 完成必要的其他专科会诊 □ 评估一般情况、肾功能，并发症或合并症、治疗不良反应等 □ 明确出院时间	□ 完成出院记录、出院证明书、出院病历等 □ 向患者交代出院后的注意事项
重点医嘱	**长期医嘱：** □ 根据病情给予相应的免疫抑制治疗 □ 继续对症支持治疗 **临时医嘱：** □ 复查入院时结果明显异常的检查项目和血压、肾功能 □ 24 小时尿蛋白定量及尿沉渣检查 □ 重要的专科检查项目	**出院医嘱：** □ 出院带药 □ 门诊随诊
主要护理工作	□ 特殊治疗宣教 □ 避免感染	□ 指导患者办理出院手续 □ 风湿免疫病慢病管理（心理、康复、自我评估、用药指导、数据库录入）
病情变异记录	□ 无　□ 有，原因： 1. 2.	□ 无　□ 有，原因： 1. 2.
护士签名		
医师签名		

第三章

风湿热临床路径释义

【医疗质量控制指标】

指标一、心力衰竭发生率。

指标二、疾病复发发生率。

指标三、药物不良反应发生率。

一、风湿热编码

1. 原编码：

疾病名称及编码：风湿热（ICD-10：I00. x00）

2. 修改编码：

疾病名称及编码：风湿热（ICD-10：I00）

急性风湿性心脏病（ICD-10：I01）

风湿性舞蹈症（ICD-10：I02）

二、临床路径检索方法

I00-I02

三、国家医疗保障疾病诊断相关分组（CHS-DRG）

1. 急性风湿热、风湿性舞蹈症：

MDCI 肌肉、骨骼疾病及功能障碍

IT2 慢性炎症肌肉骨骼结缔组织疾患

2. 急性风湿性心脏病：

MDCF 循环系统疾病及功能障碍

FZ1 其他循环系统疾患

四、风湿热临床路径标准住院流程

（一）适用对象

第一诊断为风湿热（ICD-10：I00. x00）。

> 释义
>
> ■ 风湿热是一种咽喉部感染 A 组乙型溶血性链球菌后反复发作的急性或慢性的全身结缔组织非特异性炎症，主要累及关节、心脏、皮肤和皮下组织，偶可累及中枢神经系统、血管、浆膜及肺、肾等内脏。本病呈自限性，以关节炎和心脏炎症为主，可伴有发热、皮疹、皮下结节、舞蹈病等，急性发作时通常以关节炎较为明显，反复发作后常遗留轻重不等的心脏损害。本路径适用于风湿热。

（二）诊断依据

根据《内科学》（葛均波、徐永健主编，人民卫生出版社，2013年，第8版）、《风湿热诊断和治疗指南》[中华风湿病学杂志，2011，15（7）：483-486]，采用美国心脏协会1992年修订的Jones诊断标准。

美国心脏协会1992年修订的风湿热Jones诊断标准：

1. 主要表现：心脏炎症、多关节炎、舞蹈病、环形红斑、皮下结节。
2. 次要表现：关节痛、发热、急性反应物（ESR、CRP）增高、心电图P-R间期延长。
3. 有前驱的链球菌感染证据：咽拭子培养或快速链球菌抗原试验阳性、链球菌抗体效价升高。

如有前驱链球菌感染证据，并有2项主要表现或1项主要表现加2项次要表现者高度提示可能为急性风湿热。

> **释义**
>
> ■ 风湿热临床表现复杂多样，目前尚无特异性的诊断方法，目前主要依据美国心脏协会1992年修订的Jones诊断标准进行分类诊断，包括主要的临床表现和实验室检查。但该标准只能指导诊断，并非金标准，主要针对急性风湿热，对于舞蹈病者、隐匿发病或缓慢出现的心脏炎症、有风湿热病史或现患风湿性心脏病，这些患者再感染A组乙型溶血性链球菌，有风湿热复发高度危险者，无须严格执行该标准。2003年WHO推出了风湿热的2002—2003年修订标准，对风湿热作出了分类诊断，较1992年修订的Jones标准，有以下变化：①放宽了伴有风湿性心脏病的复发性风湿热的诊断，仅需具有2项次要表现及前驱链球菌感染证据即可确诊；②隐匿发病的风湿性心脏炎和舞蹈病不需要有其他主要表现，即使前驱链球菌感染证据缺如也可诊断；③重视多关节炎、多关节痛或单关节炎发展为风湿热的可能性。对于不典型或轻症风湿热，容易与其他关节炎、心脏炎症相混淆，应侧重于排除性诊断。

（三）进入路径标准

1. 第一诊断必须符合风湿热诊断标准（疾病编码ICD-10：I00.x00）。
2. 当患者同时具有其他疾病诊断，但在住院期间不需特殊处理、不影响第一诊断的临床路径流程实施时，可以进入路径。

> **释义**
>
> ■ 进入路径的标准必须是符合指南中明确诊断的风湿热患者。
>
> ■ 需要除外患者患有未经治疗的其他较为重要的疾病，如恶性肿瘤、感染等疾患。
>
> ■ 患者如合并糖尿病、高血压、心血管等疾病，未对患者目前的风湿热诊治有显著影响，也可进入本路径，但应密切监测血糖、血压等，并及时调整相关药物的使用。

（四）标准住院日 14~21 天

> **释义**
>
> ■完善相关实验室检查和影像学检查，必要时心血管内科、神经内科等相关科室会诊，评估病情及相关并发症、制订治疗方案 1~4 天，药物（如青霉素、非甾体抗炎药、糖皮质激素等）使用在第 5~13 天实施，再次评估病情、调整用药方案在第 14~21 天实施。总住院时间不超过 21 天均符合路径要求。

（五）住院期间的检查项目

1. 必需的检查项目：
（1）血常规、尿常规、大便常规、大便隐血。
（2）血生化检查（包括肝功能、肾功能、电解质、血糖、血脂、心肌酶等）、感染性疾病筛查（乙型肝炎、丙型肝炎、梅毒、艾滋病等）。
（3）链球菌感染证据：抗链球菌溶血素 O（ASO）、咽拭子培养。
（4）急性反应物（红细胞沉降率、C 反应蛋白）。
（5）超声心动图、心电图检查。
（6）影像学检查：受累关节的 X 线片，胸部 X 线片或肺 CT。
2. 根据患者病情选择检查的项目：
（1）快速链球菌抗原试验、抗 DNA 酶-B、免疫球蛋白、补体、循环免疫复合物、抗核抗体谱、类风湿因子、抗环瓜氨酸肽抗体、HLA-B27、凝血常规、心功能评估相关检查及其他相关检查。
（2）病原微生物感染相关检查、结核菌感染相关检查等。
（3）肝胆胰脾和肾彩超、淋巴结彩超及受累关节超声检查。
（4）心肌核素检查、神经系统影像学检查。
（5）皮肤病理检查及其他相关检查。

> **释义**
>
> ■必需的检查项目是风湿热的分类诊断、评估疾病、器官受累以及伴发其他基础疾病的必要检查。应认真分析研判检查结果，及时发现异常情况并采取对应措施。
>
> ■快速链球菌抗原试验、抗 DNA 酶-B、免疫球蛋白、补体等免疫学检查有助于做好鉴别诊断、监测风湿活动和观察药物疗效。
>
> ■病原微生物感染相关检查、肝胆胰脾等脏器彩超及其他影像学检查、皮肤病理等检查有助于进一步做好鉴别诊断，为制订用药方案提供依据，避免加重原有基础疾病。
>
> ■心电图和超声心动图检查有助于发现心脏受累情况。

（六）治疗方案的选择

根据《内科学》（葛均波、徐永健主编，人民卫生出版社，2013 年，第 8 版）、《风湿热诊断和治疗指南》[中华风湿病学杂志，2011，15（7）：483-486]。
1. 一般治疗：急性期应注意休息。

2. 消除链球菌感染：首选青霉素类，对青霉素过敏或耐药者，可改用头孢菌素类或红霉素类。

3. 抗风湿治疗：单纯关节炎首选非甾体抗炎药；已发生心脏炎一般采用糖皮质激素和/或阿司匹林治疗；对有舞蹈病者，应减少环境刺激，酌情选用丙戊酸、利培酮等治疗。

4. 对症治疗。

> **释义**
>
> ■ 风湿热的治疗原则包括：去除病因，消灭链球菌感染灶；抗风湿治疗，迅速控制临床症状；治疗并发症和合并症，改善预后；实施个体化处理原则。
>
> ■ 心脏受累患者应卧床休息，心动过速控制后或心电图异常明显改善后，继续卧床2~3周，然后逐步恢复活动。急性关节炎患者早期亦应卧床休息，舞蹈病患者应安置在较安静的环境。
>
> ■ 消除链球菌感染灶：首选青霉素，若青霉素过敏，可改用头孢菌素类或红霉素族抗菌药物，消除感染灶可避免风湿热反复发作。
>
> ■ 抗风湿治疗：单纯关节炎治疗疗程为6~8周，心脏炎症最少12周，若病情迁延，则根据临床表现和实验室检查，延长疗程至病情完全恢复。
>
> ■ 并发症和合并症治疗：治疗过程中患者易患肺部感染，有时可并发心内膜炎、高血糖、高脂血症等，因此治疗过程中应注意用药的剂量和疗程适当，避免并发症的出现和加重，及时处理各种并发症。

（七）出院标准

1. 临床症状或实验室指标好转。
2. 没有需要住院处理的并发症和/或合并症。

> **释义**
>
> ■ 患者出院前应完成复查项目，如血常规、肝功能、肾功能、电解质、炎症指标、心电图等，同时临床表现明显缓解。服用非甾体抗炎药、糖皮质激素等药物无并发症发生。无其他需要继续住院治疗的并发症。

（八）变异及原因分析

1. 出现了疾病或治疗相关的并发症或合并症，需要住院期间处理。
2. 病情加重，需要延长住院时间。

> **释义**
>
> ■ 变异是指入选临床路径的患者未能按路径流程完成医疗行为或未达到预期的医疗质量控制目标。这包含三方面情况：①按路径流程完成治疗，但出现非预期结果，可能需要后续进一步处理。如本路径治疗后患者出现严重并发症，如急性消化道出血或严重肺部感染，必须进行必要的治疗。②按路径流程完成治疗，但超出了

路径规定的时限。实际住院日超出标准住院日要求，或未能在规定的时间内达到患者重要脏器急性损害的缓解，如患者生命体征仍不平稳，仍有因肺间质病变造成的呼吸衰竭。③不能按路径流程完成治疗，患者需要中途退出路径。如治疗过程中出现严重并发症，导致必须终止路径或需要转入其他路径进行治疗等。对这些患者，主管医师均应进行变异原因的分析，并在临床路径的表单中予以说明。

■ 风湿热治疗常见并发症有：激素使用后患者出现血压增高、血糖增高，以及胃肠道不耐受甚至消化道出血表现；肺部感染等器官感染的证据；非甾体抗炎药使用后出现急性消化道出血等。

■ 医师认可的变异原因主要指患者入选路径后，医师在检查及治疗过程中发现患者合并存在一些事前未预知的对本路径治疗可能产生影响的情况，需要终止执行路径或者是延长治疗时间、增加治疗费用。医师需在表单中明确说明。

■ 因患者的主观原因导致执行路径出现变异，也需要医师在表单中予以说明。

五、风湿热临床路径给药方案

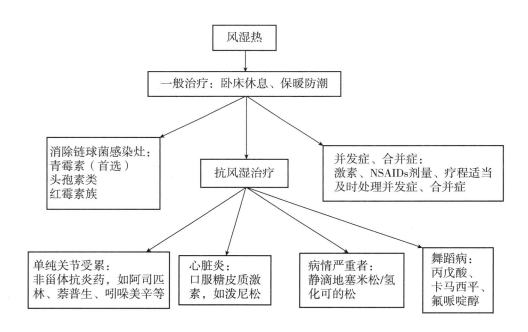

【用药选择】

1. 去除风湿热病因是治疗的基本措施之一，青霉素是公认的杀灭链球菌最有效药物。若青霉素过敏，可改用头孢素类或红霉素族抗菌药物。

2. 非甾体抗炎药是治疗关节受累的首选用药，常用阿司匹林，开始剂量为成人 3~4g/d，小儿 80~100mg/（kg·d），分 3~4 次口服。发生心脏炎患者，一般采用糖皮质激素治疗，常用泼尼松，开始剂量 30~40mg/d，小儿 1.5mg/（kg·d），分 3~4 次口服，病情缓解后减量至≤10mg/d 维持治疗。对于病情严重者，如心包炎、心脏炎并发急性心力衰竭者，可静脉注射地塞米松 5~10mg/d 或滴注氢化可的松 200mg/d，至病情改善后，改口服激素治疗。舞蹈病者，首选丙戊酸，该药无效或严重舞蹈病者，可用卡马西平治疗。

【药学提示】

1. 应用激素治疗时，为防止停用激素后出现病情反复现象，可于停用激素前 2 周或更早一些时间加用阿司匹林。

2. 单纯关节炎的治疗疗程 6~8 周，心脏炎至少 12 周，如病情迁延，应根据临床表现、实验室检查，适当延长疗程。

3. 使用激素及免疫制剂治疗的患者，应关注患者血糖、血压等信息，根据情况给予必要的治疗。

【注意事项】

1. 长期使用糖皮质激素时，应监测血糖、血压等事件，并注意防止骨质疏松、白内障、青光眼等激素带来的不良反应。血压升高、血糖升高时，应积极对症治疗。骨质疏松则应在开始加用激素治疗时同时予以预防骨质疏松的治疗。激素应在病情允许的情况下尽可能地减量，以防止白内障、青光眼等发生，如有相应临床症状，建议患者眼科会诊治疗。使用激素、非甾体抗炎药时应注意观察患者继发胃溃疡的发生，必要时给予质子泵抑制剂。

2. 风湿热治疗过程中注意激素及非甾体抗炎药的剂量和疗程。在治疗过程中或风湿热反复活动时，防止出现肺部感染、心功能不全、高脂血症等疾病。应及时处理各种并发症，如心功能不全，可给予小剂量洋地黄、利尿剂，感染时及时有效选择抗菌药物。

3. 避免接种活疫苗及减活疫苗。

六、风湿热患者护理规范

1. 按风湿免疫病一般常规护理，注意心率、气促等心力衰竭表现。

2. 急性发作时卧床休息，无心脏炎者 2 周，有心脏炎者 4~8 周，伴心力衰竭者适当延长。

3. 饮食护理：给予易消化、优质蛋白、高纤维素饮食，心力衰竭者适当限盐限水，保持大便通畅。

4. 关节炎护理：保持舒适体位，移动肢体时动作轻柔。

5. 舞蹈症护理：保持周围环境安静，避免声、光刺激。

6. 观察药物副作用：非甾体抗炎药可引起胃肠道反应；激素可引起消化道溃疡、血压升高、精神症状等。

七、风湿热患者营养治疗规范

1. 易消化、优质蛋白、高纤维素饮食。

2. 心力衰竭者适当限盐、限水。

八、风湿热患者健康宣教

1. 强调继续进行二级预防的重要性。

2. 保持口腔卫生，避免发生感染性心内膜炎。

3. 告知心脏炎患者在进行干预性操作之前，向医师告知自己有心脏炎，以便得到适当的抗生素预防治疗。

4. 关节炎急性期注意休息，减少关节活动。

九、推荐表单

（一）医师表单

风湿热临床路径医师表单

适用对象：第一诊断为风湿热（ICD-10：I00.x00）

患者姓名：		性别：	年龄：	门诊号：	住院号：
住院日期：	年 月 日	出院日期：	年 月 日		标准住院：14~21 天

时间	住院第 1 天	住院第 2~10 天	住院第 11~21 天
主要诊疗工作	□ 询问病史及体格检查 □ 开实验室检查单及相关检查单 □ 完成病历 □ 主管医师查房 □ 初步确定治疗方案 □ 向患者及家属交代病情 □ 完成初步的疾病严重程度及疾病活动度的评价	□ 上级医师查房，确定临床诊断、并发症、治疗效果、治疗方案，确定进一步的检查和下一步治疗对策 □ 评估病情，根据病情调整治疗方案 □ 必要时相关科室会诊 □ 向患者及家属交代病情及注意事项 □ 完成上级医师查房纪录	□ 上级医师查房 □ 再次评估病情，根据病情调整治疗方案 □ 观察药物不良反应 □ 书写病程记录 □ 患者教育 □ 完成出院记录及出院相关医疗文件书写 □ 向患者交代出院后注意事项，预约门诊复诊时间
重点医嘱	长期医嘱： □ 风湿免疫病护理常规 □ 确定护理等级 □ 确定饮食 □ 对症治疗 临时医嘱： □ 血常规、尿常规、大便常规、大便隐血 □ 血生化检查（包括肝功能、肾功能、电解质、血糖、血脂、心肌酶等）、感染性疾病筛查（乙型肝炎、丙型肝炎、梅毒、艾滋病等） □ 抗链球菌溶血素 O（ASO）、咽拭子培养 □ 红细胞沉降率、C 反应蛋白 □ 超声心动图、心电图检查 □ 受累关节的 X 线片、胸部 X 线片或肺 CT □ 必要时快速链球菌抗原试验、抗 DNA酶-B 免疫球蛋白、补体、循环免疫复合物、抗核抗体谱、类风湿因子、抗环瓜氨酸肽抗体、HLA-B27、凝血常规、心功能评估相关检查及其他相关检查；病原微生物感染相关检查、结核菌感染相关检查等；肝胆胰脾和肾彩超、淋巴结彩超及受累关节超声检查、心肌核素检查、神经系统影像学检查、皮肤病理检查及其他相关检查	长期医嘱： □ 风湿免疫病护理常规 □ 确定护理等级 □ 确定饮食 □ 消除链球菌感染：青霉素类、头孢菌素类或红霉素类 □ 抗风湿治疗：非甾体抗炎药 □ 必要时糖皮质激素 □ 必要时丙戊酸、卡马西平、利培酮或氟哌啶醇 □ 对症治疗 临时医嘱： □ 完善相关检查 □ 相关科室会诊	长期医嘱： □ 风湿免疫病护理常规 □ 确定护理等级 □ 确定饮食 □ 消除链球菌感染：青霉素类、头孢菌素类或红霉素类 □ 抗风湿治疗：非甾体抗炎药 □ 糖皮质激素调整剂量 □ 必要时丙戊酸、卡马西平、利培酮或氟哌啶醇 □ 对症治疗，必要时予质子泵抑制剂、胃黏膜保护剂、抗感染、钙剂等治疗 临时医嘱： □ 必要时复查血常规、CRP、ESR、补体、肝功能、肾功能、血糖、电解质、胸部 CT □ 异常指标复查

续 表

时间	住院第 1 天	住院第 2~10 天	住院第 11~21 天
病情 变异 记录	□无 □有，原因： 1. 2.	□无 □有，原因： 1. 2.	□无 □有，原因： 1. 2.
医师 签名			

（二）护士表单

风湿热临床路径护士表单

适用对象：第一诊断为风湿热（ICD-10：I00.x00）

患者姓名：	性别：	年龄：	门诊号：	住院号：
住院日期： 年 月 日	出院日期： 年 月 日			标准住院日：14~21 天

时间	住院第 1 天	住院第 2~21 天
健康宣教	□ 入院宣教 　介绍主管医师、护士 　介绍环境、设施 　介绍住院注意事项	□ 用药前宣教 　使用的药物名称，作用及可能出现的不良反应做好自我防护，避免感染
护理处置	□ 核对患者，佩戴腕带 □ 建立入院护理病历 □ 卫生处置：剪指（趾）甲、更换病号服 □ 测量生命体征，必要时心电监护 □ 遵医嘱采血 □ 遵医嘱留取尿便送检 □ 影像、心肺功能检查	□ 遵医嘱完成使用药物阶段相关监测指标 □ 遵医嘱完成各种药物的发放和液体的输注 □ 测量生命体征，必要时心电监护
基础护理	□ 二级护理 □ 晨晚间护理 □ 患者安全管理	□ 一级或二级护理 □ 晨晚间护理 □ 患者安全管理
专科护理	□ 测体温、脉搏、血压、血糖、心率	□ 遵医嘱给药 □ 遵医嘱监测血压，血糖、心率的变化
重点医嘱	□ 详见医嘱执行单	□ 详见医嘱执行单
病情变异记录	□ 无 □ 有，原因： 1. 2.	□ 无 □ 有，原因： 1. 2.
护士签名		

（三）患者表单

风湿热临床路径患者表单

适用对象：第一诊断为风湿热（ICD-10：I00.x00）

患者姓名：	性别：　　年龄：　　门诊号：	住院号：
住院日期：　　年　月　日	出院日期：　　年　月　日	标准住院日：14~21 天

时间	入院第 1~5 天	住院第 6~21 天	出院日
医患配合	□ 配合询问病史、收集资料，请务必详细告知既往史、用药史、过敏史 □ 如需进行活检，签署手术知情同意书等	□ 配合签署关于治疗用药的各种必要的知情同意书 □ 治疗中使用药物如有不适，及时告诉医师	□ 接受出院前指导 □ 知道复诊程序 □ 获取出院诊断书
护患配合	□ 配合测量体温、脉搏、呼吸、血压 □ 配合完成入院护理评估（简单询问病史、过敏史、用药史） □ 接受入院宣教（环境介绍、病室规定、订餐制度、贵重物品保管等） □ 有任何不适请告知护士	□ 接受术后宣教 □ 配合静脉输液、皮下及肌内注射用药等之类 □ 有任何不适请告知护士 □ 配合定时测量生命体征、每日询问尿便，监测血糖 □ 配合做好病房消毒，避免感染 □ 配合执行探视及陪伴	□ 接受出院宣教 □ 办理出院手续 □ 获取出院带药 □ 知道服药方法、作用、注意事项 □ 了解复查的时间及项目 □ 知道复印病历方法
饮食	□ 如无禁忌，正常饮食	□ 如无禁忌，正常饮食	□ 正常饮食
排泄	□ 正常排尿便	□ 正常排尿便	□ 正常排尿便
活动	□ 如无须活检，正常活动	□ 加强防护，避免感染	□ 加强防护，避免感染

附：原表单（2017年版）

风湿热临床路径表单

适用对象：第一诊断为风湿热（ICD-10：I00.x00）

| 患者姓名： | 性别： | 年龄： | 门诊号： | 住院号： |

| 住院日期： 年 月 日 | 出院日期： 年 月 日 | 标准住院日：14~21天 |

时间	住院第1天	住院第2~5天
主要诊疗工作	□ 询问病史及体格检查 □ 开实验室检查单及相关检查单 □ 完成病历 □ 主管医师查房 □ 初步确定治疗方案 □ 向患者及家属交代病情 □ 完成初步的疾病严重程度及疾病活动度的评价	□ 上级医师查房，确定临床诊断、并发症、治疗效果、治疗方案，确定进一步的检查和下一步治疗对策 □ 评估病情，根据病情调整治疗方案 □ 必要时相关科室会诊 □ 向患者及家属交代病情及注意事项 □ 完成上级医师查房纪录
重点医嘱	长期医嘱： □ 风湿免疫病护理常规 □ 确定护理等级 □ 确定饮食 □ 对症治疗 临时医嘱： □ 血常规、尿常规、大便常规、大便隐血 □ 血生化检查（包括肝功能、肾功能、电解质、血糖、血脂、心肌酶等）、感染性疾病筛查（乙型肝炎、丙型肝炎、梅毒、艾滋病等） □ 抗链球菌溶血素O（ASO）、咽拭子培养 □ 红细胞沉降率、C反应蛋白 □ 超声心动图、心电图检查 □ 受累关节的X线片、胸部X线片或肺CT □ 必要时快速链球菌抗原试验、抗DNA酶-B免疫球蛋白、补体、循环免疫复合物、抗核抗体谱、类风湿因子、抗环瓜氨酸肽抗体、HLA-B27、凝血常规、心功能评估相关检查及其他相关检查；病原微生物感染相关检查、结核菌感染相关检查等；肝胆胰脾和肾彩超、淋巴结彩超及受累关节超声检查；心肌核素检查、神经系统影像学检查；皮肤病理检查及其他相关检查	长期医嘱： □ 风湿免疫病护理常规 □ 确定护理等级 □ 确定饮食 □ 消除链球菌感染：青霉素类、头孢菌素类或红霉素类 □ 抗风湿治疗：非甾体抗炎药 □ 必要时糖皮质激素 □ 必要时丙戊酸、卡马西平、利培酮或氟哌啶醇 □ 对症治疗 临时医嘱： □ 完善相关检查 □ 相关科室会诊
主要护理工作	□ 介绍病房环境及入院宣教 □ 入院护理评估，制订护理计划 □ 协助患者完成实验室检查及辅助检查	□ 执行护理计划 □ 密切观察患者病情变化
病情变异记录	□ 无 □ 有，原因： 1. 2.	□ 无 □ 有，原因： 1. 2.

续 表

时间	住院第 1 天	住院第 2~5 天
护士 签名		
医师 签名		

时间	住院第 6~13 天	住院第 14~21 天 （出院日）
主要诊疗工作	□ 上级医师查房，治疗效果评估 □ 再次进行病情评估 □ 完成上级医师查房纪录	□ 上级医师查房 □ 评估病情，明确是否出院 □ 完成出院记录及出院相关医疗文件书写 □ 向患者交代出院后注意事项，预约门诊复诊时间
重点医嘱	**长期医嘱：** □ 根据病情调整长期用药 **临时医嘱：** □ 根据需要，复查有关检查	**长期医嘱：** □ 确定护理等级 □ 确定饮食 □ 药物治疗 □ 对症处置 **临时医嘱：** □ 出院带药
主要护理工作	□ 执行护理计划 □ 密切观察患者病情变化	□ 效果评估 □ 出院指导 □ 协助办理出院手续
病情变异记录	□ 无 □ 有，原因： 1. 2.	□ 无 □ 有，原因： 1. 2.
护士签名		
医师签名		

第四章

类风湿关节炎临床路径释义

一、类风湿关节炎编码

1. 原编码:

疾病名称及编码: 类风湿关节炎 (ICD-10: M06.900)

2. 修改编码:

疾病名称及编码: 血清反应阳性类风湿关节炎 (ICD-10: M05)

其他类风湿关节炎 (ICD-10: M06)

二、临床路径检索方法

M05/M06

三、国家医疗保障疾病诊断相关分组 (CHS-DRG)

MDCI 肌肉、骨骼疾病及功能障碍

IU1 骨病及其他关节病

四、类风湿关节炎临床路径标准住院流程

(一) 适用对象

第一诊断为类风湿关节炎 (ICD-10: M06.900)。

> 释义
>
> ■ 类风湿关节炎 (RA) 是以侵蚀性、对称性多关节炎为主要临床表现的慢性、全身性自身免疫性疾病。RA 的确切发病机制不明,目前认为主要由免疫系统攻击关节形成长期慢性炎症所致。基本病理改变为滑膜炎、血管翳形成,并逐渐出现关节软骨和骨破坏,最终可能导致关节畸形和功能丧失。本路径适用于类风湿关节炎。

(二) 诊断依据

根据《临床诊疗指南·风湿科分册》(中华医学会编著,人民卫生出版社)。

1. 临床症状: 持续性、对称性关节肿胀及疼痛,伴有晨僵。

2. 辅助检查: 实验室检查、X 线检查、超声检查。

> 释义
>
> ■ 目前临床上 RA 的分类诊断常采用的是 1987 年美国风湿病学会制订的分类标准 (表4-1),具体如下:

表 4-1　1987 年美国风湿病学会 RA 分类标准

条件	定义
1. 晨僵	关节及其周围僵硬感至少持续 1 小时
2. ≥3 个关节区的关节炎	医师观察到下列 14 个关节区（双侧的近端指间关节、掌指关节、腕、肘、膝、踝及跖趾关节）中至少 3 个关节软组织肿胀或积液（不是单纯骨隆起）
3. 手关节炎	腕、掌指或近端指间关节区中，至少 1 个关节区肿胀
4. 对称性关节炎	左右两侧关节同时受累（双侧近端指间关节、掌指关节及跖趾关节受累时，不一定绝对对称）
5. 类风湿结节	医师观察到在骨突部位、伸肌表面或关节周围有皮下结节
6. RF 阳性	任何检测方法证明血清中 RF 含量升高（该方法在正常人群中的阳性率＜5%）
7. 影像学改变	在手和腕的后前位相上有典型的 RA 影像学改变：必须包括骨质侵蚀或受累关节及邻近部位有明确的骨质脱钙

以上 7 条满足 4 条或 4 条以上并排除其他关节炎可分类诊断 RA，条件 1~4 必须持续至少 6 周。

1987 年的美国风湿病学会（ACR）标准要求患者病程＞6 周，出现类风湿结节或出现影像学骨侵蚀表现，不利于 RA 的早期诊断，因此 2010 年 ACR 和欧洲抗风湿病联盟（EULAR）联合颁布了新的 RA 分类标准（表 4-2），具体如下：至少 1 个关节肿痛，并有滑膜炎的证据（临床或超声或 MRI）；同时排除了其他疾病而引起的关节炎症状和体征，并有常规放射学典型的 RA 骨破坏的改变，可确诊为 RA。另外，该标准对关节受累情况、血清学指标、滑膜炎持续时间和急性期反应物 4 个部分进行评分，4 个部分评分的总得分 6 分以上也可确诊为 RA。

表 4-2　2010 年 ACR 和欧洲抗风湿病联盟 RA 分类标准

评估项目	评分
受累关节的分布	
1 个中等-大关节	0
2~10 个中等-大关节	1
1~3 个小关节	2
4~10 个小关节	3
＞10 个小关节	5
血清学检查	
类风湿因子（RF）或抗瓜氨酸多肽抗体（ACPA）均阴性	0
RF 或 ACPA 至少 1 项呈低滴度阳性	2
RF 或 ACPA 至少 1 项呈高滴度阳性	3
滑膜炎病程	
＜6 周	0
≥6 周	1
急性期反应物	
红细胞沉降率（ESR）和 C 反应蛋白（CRP）均正常	0
ESR 或 CRP 增高	1

当评分≥6分时，可以分类诊断为RA。

新标准采用累积评分的方法，显著提高了RA诊断的敏感性，尤其是早期RA患者，有助于更早期的接受规范治疗，使得病情获得更好的控制。

■ 根据《2018年中国类风湿关节炎诊疗指南》，RA的早期诊断对治疗和预后影响重大，临床医师需结合患者的临床表现、实验室和影像学检查做出诊断。建议临床医师使用1987年ACR发布的RA分类标准与2010年ACR/EULAR发布的RA分类标准做出分类诊断。调查显示，我国RA患者从出现典型的多关节肿痛及晨僵等症状至确诊为RA的中位时间长达6个月，25%的RA患者经1年以上才能确诊。诊断时机将直接影响患者的治疗效果与预后。早期诊断需根据患者的临床表现，结合实验室和影像学检查结果。目前国际上的两种分类标准：1987年ACR的分类标准，其敏感度为39.1%，特异度为92.4%；2010年ACR/EULAR发布的分类标准，其敏感度为72.3%，特异度为83.2%。1987年和2010年的分类标准在敏感度和特异度方面各有优势，临床医师可同时参考，结合我国患者的具体情况，对RA做出准确诊断，同时应注意避免过度诊断问题。

（三）治疗方案的选择

根据《临床诊疗指南·风湿科分册》（中华医学会编著，人民卫生出版社），1987年美国风湿病学会类风湿关节炎分类标准及ACR/EULAR 2009年RA分类标准和评分系统。其治疗原则是早期、联合及个体化。一旦确诊，应尽早正规治疗。既要通过一线非甾体抗炎药或小剂量糖皮质激素缓解关节肿痛和全身症状，又要及时联合慢作用抗风湿药，再辅以理疗，同时应尽量减少和防治药物不良反应，最终选择疗效及耐受性均理想的个体化治疗方案。

> 释义

■ 治疗可参照《2018年中国类风湿关节炎诊疗指南》。

■ RA的治疗目标是达到疾病缓解或低疾病活动度，即达标治疗，最终目的为控制病情、减少致残率，改善患者的生活质量。RA关节病变是由炎性细胞浸润及其释放的炎性介质所致。尽早抑制细胞因子的产生及其作用，能有效阻止或减缓关节滑膜及软骨的病变。故RA一经确诊，应及时给予规范治疗。

■ 尽管RA无法根治，但通过达标治疗（treat-to-target，T2T）可有效缓解症状和控制病情。达标治疗是指达到临床缓解，即28个关节疾病活动度（DAS28）≤2.6，或临床疾病活动指数（CDAI）≤2.8，或简化疾病活动指数（SDAI）≤3.3。在无法达到以上标准时，也可以低疾病活动度作为治疗目标，即DAS28≤3.2或CDAI≤10或SDAI≤11。但应注意，基于评估工具进行疾病活动度的评价也存在一定局限性，有研究显示，关节肿胀的RA患者即使DAS28≤2.6，仍会发生进一步的关节损害。2011年，ACR和EULAR推出下述缓解标准：压痛关节数、肿胀关节数、C反应蛋白（CRP）水平及患者对疾病的整体评价均≤1，由于其特异度较高，便于评价和记忆，因此已逐渐在临床实践中采用，但其达标率较低，故临床医师可根据实际情况选择恰当的评估标准。

■ 治疗措施包括一般性治疗、药物治疗及外科手术治疗等，其中以药物治疗最为重要，其原则是早期、联合及个体化。研究显示，不规律使用改善病情抗风湿药（DMARDs）是 RA 患者关节功能受限的独立危险因素之一，故一旦确诊 RA，应尽早采用改善病情的抗风湿药（DMARDs）规范治疗，高危患者采用多种 DMARDs 联合治疗或加用生物制剂。非甾体抗炎药（NSAIDs）和小剂量糖皮质激素可作为过渡治疗，短期用于缓解关节的炎性症状。

■ 国内目前用于 RA 的治疗药物主要包括 NSAIDs、DMARDs 和糖皮质激素。循证医学证实，DMARDs 能改善病情并延缓骨破坏（经影像学证实）。常用的 DMARDs 药物包括甲氨蝶呤、柳氮磺吡啶、羟氯喹、来氟米特等传统 DMARDs（cDMARDs），肿瘤坏死因子 α 拮抗剂、白细胞介素（IL）-6 抑制剂和抗 CD20 单抗在内的生物制剂 DMARDs（bDMARDs）以及小分子靶向药物（如托法替布）。甲氨蝶呤是类风湿关节炎治疗首选的 cDMARD，疗效较高、耐受性较好、效益-毒性比较理想；如无禁忌证，应将甲氨蝶呤作为类风湿关节炎的锚定药和联合治疗的首选用药。柳氮磺吡啶可改善患者的关节疼痛、肿胀和晨僵，并可降低血清 IgA 水平及其他实验室活动性指标，特别适用于改善患者的外周关节炎，但其起效较慢，可选用一种起效快的非甾体抗炎药物联合应用。

■ 治疗方案的选择和治疗依据也可以参考《2018 年中国类风湿关节炎诊疗指南》建议。制订治疗方案前，应仔细评估患者的病程、病情活动度、关节破坏的风险和合并症。目前通常评估病情采用的方法是基于 28 个关节的疾病活动度评分（DAS28）。根据病情活动度和致残风险，选用以甲氨蝶呤为基础的单药治疗，每 3~6 个月评估病情，如药物控制不佳，则考虑甲氨蝶呤联合 1~2 种 DMARDs 药物联合治疗（如甲氨蝶呤+来氟米特，或甲氨蝶呤+柳氮磺吡啶+羟氯喹），或甲氨蝶呤联合一种生物制剂或小分子靶向药物。治疗目标是使患者疾病活动度达到缓解（DAS28 < 2.6）或低疾病活动度（DAS28 < 3.2）。

■ 在治疗初期可全身或局部应用糖皮质激素或 NSAIDs 缓解关节肿痛症状，病情缓解后逐渐减量停用。应避免不加用 DMARDs 而仅长期应用糖皮质激素或 NSAIDs 对症治疗。

■ 中医药治疗类风湿性关节炎临床应用较多，近年来对其作用机理和临床疗效有了较为系统的研究，可根据患者病情辨证使用有证据基础的中成药，如含有雷公藤、白芍总苷等成分的制剂。

（四）标准住院日 7~15 天

释义

■ 采集 RA 的病史，进行关节及合并症（尤其是肺间质病变、心脑血管事件风险）评估，完善相关实验室检查，判断病情制订治疗方案 1~3 天，加用 DMARDs 后观察患者耐受性 7~15 天，应用糖皮质激素及 DMARDs 使用在第 1~7 天实施。如患者存在心肺合并症，可延长 3 天住院日，总住院时间不超过 15 天均符合路径要求。

（五）进入路径标准

1. 第一诊断必须符合 M06.900 类风湿关节炎疾病编码。

2. 当患者同时具有其他疾病诊断，但在住院期间不需特殊处理、不影响第一诊断的临床路径流程实施时，可以进入路径。

3. 当患者同时具有其他疾病诊断，但在住院期间需特殊处理、影响第一诊断的临床路径流程实施时，不进入路径。

> **释义**
>
> ■ 进入本路径的标准必须是符合指南中明确诊断的 RA 患者。
>
> ■ 需要除外患者患有严重的肺间质病变、未经治疗的恶性肿瘤、未经治疗的结核感染以及急性重症病毒性肝炎等疾患。如患者关节病变严重，需要骨科评估手术指征或行关节手术时，也不进入本路径。
>
> ■ 患者如合并糖尿病、胃溃疡、不严重感染等疾病，也可以进入路径，但应密切监测血糖、胃部病变并积极控制感染等，及时调整糖皮质激素和抗菌药物的使用。

（六）住院期间检查项目

1. 必需的检查项目：

（1）血常规、尿常规、大便常规及便潜血检查。

（2）血生化检查（包括电解质、肝功能、肾功能、血糖、血脂等）。

（3）类风湿关节炎相关自身抗体谱（含 RF、抗 CCP、AKA、APF、抗 MCV）及炎性指标（CRP、ESR）。

（4）其他自身抗体检查（包括 ANA、抗 ENA 和抗 ds-DNA 抗体），免疫球蛋白。

（5）胸部 X 线片及心电图检查。

（6）腹部 B 超（肝胆胰脾和肾脏）。

（7）影像学检查：受累关节的 X 线片检查。

（8）骨密度检查。

2. 根据患者情况可选择：

（1）抗中性粒细胞胞质抗体。

（2）超声心动图、胸部 CT、关节超声检查，关节 MRI、关节镜检查、抗结核抗体、PPD 试验、病毒性肝炎系列、肿瘤标志物。

> **释义**
>
> ■ 必查项目是初步分类诊断 RA、与其他关节炎鉴别、了解患者 RA 疾病活动度、危险分层所需，同时是明确潜在的疾病及药物禁忌。应认真分析检查结果，以便及时发现异常情况并采取对应处置。
>
> ■ 检查项目主要根据患者病史和临床症状、体征，有选择地进行针对性检查，以明确或排除 RA 患者是否合并肺间质病变、心血管病变、周围神经病变、血管炎病变和潜在恶性肿瘤，对于诊断困难的患者（如 RF 或抗 CCP 抗体阴性的患者）可行受累关节 MRI、关节超声、关节滑液检查及滑膜病理活检。

■ 对于 DMARDs 反应不佳的患者，在考虑加用生物制剂前，必须常规检查乙肝五项、丙肝抗体、X 线胸片和 PPD/T. SPOT-TB，以除外活动性病毒性肝炎、活动性结核。

（七）治疗方案与药物选择

1. 非甾体抗炎药。
2. 糖皮质激素类药。
3. 改变病情抗风湿药：甲氨蝶呤/氯喹/羟氯喹/柳氮磺胺吡啶/来氟米特/硫唑嘌呤/雷公藤多苷/环孢素/青霉胺/环磷酰胺/艾拉莫德等，选用何种药物及用药时间视病情而定。
4. 生物及靶向抑制剂。
5. 有关节外表现的难治型患者可考虑血浆置换、免疫吸附和免疫细胞治疗。
6. 骨质疏松预防和治疗：钙剂、维生素 D_3 及双膦酸盐类等药物的应用。
7. 中成药、中药、康复和理疗等。

释义

■ 请参阅"（三）治疗方案的选择"的释义。

（八）出院标准

1. 关节疼痛数目及肿胀程度减少或缓解。
2. 实验室检查指标好转。

释义

■ 患者出院前应完成必查项目，完成病情活动度、致残风险和合并症的完整评估，初步制订治疗方案，观察到关节炎症状有好转趋势（不要求完全缓解），初步评估药物安全性，无明显不良反应发生。同时应对患者进行疾病知识宣教和生活指导（如戒烟、保护关节的措施等），安排好出院后门诊随访的计划。无其他需要继续住院治疗的并发症。

（九）变异及原因分析

1. 有影响疾病预后的合并症，需要进行相关的诊断和治疗。
2. 治疗出现肺部感染、呼吸衰竭、心力衰竭等，需要延长治疗时间。

释义

■ 变异是指入选临床路径的患者未能按路径流程完成医疗行为或未达到预期的医疗质量控制目标。包含三方面情况：①按路径流程完成治疗，但出现非预期结果，可能需要后续进一步处理。如在本路径治疗中发现患者存在心脑血管高危因素需要进一步评估治疗，发现合并恶性肿瘤、周围神经病变、严重的类风湿性血管炎、严重肺间质病变等。②按路径流程完成治疗，但超出了路径规定的时限。实际住院日超出标准住院日要求，或未能在规定的时间内达到患者关节症状的缓解，需要开展进一步的鉴别诊断、有创检查或更换药物治疗方案。③不能按路径流程完成治疗，患者需要中途退出路径。如治疗过程中患者出现严重并发症，如服用药物后出现严重药物不良反应，需要进行必要的治疗。对这些患者，主管医师均应进行变异原因的分析，并在临床路径的表单中予以说明。

■ RA 治疗常见的并发症有非甾体抗炎药、糖皮质激素和免疫抑制剂使用后出现血压增高、血糖增高、肝功能异常，以及恶心、呕吐等胃肠道不耐受表现，还包括严重过敏反应或骨髓抑制等；包括革兰阳性菌、革兰阴性菌、真菌等多种微生物在内的各器官感染；急性消化道出血等。

■ 医师认可的变异原因主要指患者入选路径后，医师在检查及治疗过程中发现患者合并存在一些事前未预知的对本路径治疗可能产生影响的情况，需要终止执行路径或者是延长治疗时间、增加治疗费用。医师需在表单中明确说明。

■ 因患者方面的主观原因导致执行路径出现变异，也需要医师在表单中予以说明。

五、类风湿关节炎临床路径给药方案

可根据 2018 年中国类风湿关节炎诊疗指南建议的 RA 治疗流程进行。

【用药选择】

1. 传统改善病情的抗风湿药（csDMARDs）：是治疗 RA 的慢作用抗风湿药，可延缓或阻断关节结构的破坏，临床常用的有甲氨蝶呤（MTX）、羟氯喹（HCQ）、柳氮磺吡啶（SSZ）、来氟米特（LEF）等。

（1）一旦诊断 RA，应该尽快加用 DMARDs（证据级别：1a；推荐强度：A）。

（2）DMARDs 治疗的目标是使患者达到病情缓解或低疾病活动度（证据级别：1a；推荐强度：A）。

（3）RA 病情活动时，应每 1~3 个月复诊；如 3 个月仍未见病情改善，或 6 个月仍未见病情缓解，则应考虑更换治疗方案（证据级别：2b；推荐强度：无）。

（4）一线治疗方案内应该包括 MTX（证据级别：1a；推荐强度：A）。

（5）对于应用 MTX 有禁忌或不耐受的患者，可选择 SSZ 和 LEF（证据级别：1a；推荐强度：A）。

（6）当应用 csDMARDs 未达到治疗目标，且患者无预后不良因素时，应考虑更换或联合其他 DMARDs（证据级别：5；推荐强度：D）。

（7）当 RA 持续处于缓解状态时，可考虑逐渐减停 DMARDs（证据级别：4；推荐强度：C）。

2. 糖皮质激素：可迅速缓解关节肿痛等炎性关节炎症状和全身症状，但并不能阻断关节结构的破坏，且可能带来许多类固醇相关的不良反应，应尽量避免长期大剂量应用。在 DMARDs 起始治疗或更换 DMARDs 方案时，可短期使用不同剂量、不同给药途径的糖皮质激素，但应尽可能快的减量（证据级别：1a；推荐强度：A）。

3. 生物/靶向 DMARDs（b/tDMARDs）：用于对 csDMARDs 反应不佳且病情仍处于活动期的 RA 患者。

（1）当应用 csDMARDs 未达到治疗目标，且患者存在预后不良因素时，应考虑加用 b/tDMARDs（如依那西普、英夫利昔单抗、阿达木单抗、托珠单抗、利妥昔单抗，JAK 抑制剂）（证据级别：1b；推荐强度：A）。

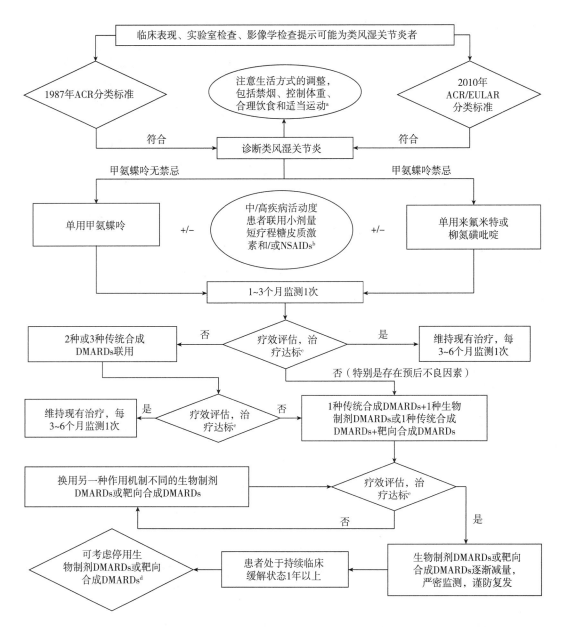

注：ACR 为美国风湿病学会；EULAR 为欧洲抗风湿病联盟；NSAIDs 为非甾体抗炎药；DMARDs 为改善病情抗风湿药；a 类风湿关节炎（RA）患者在确诊后需要始终进行生活方式的调整；b 根据症状和病情，短期联用或不联用糖皮质激素或 NSAIDs；c 评价治疗方式是否具有显著效果，否为效果不显著，即 3 个月内 RA 疾病活动度无显著改善或 6 个月内未达到治疗目标；是为效果显著，即 3 个月内 RA 疾病活动度显著改善且 6 个月内达到治疗目标；d 医师与患者共同决策是否停用生物制剂 DMARDs 或联合靶向 DMARDs

（2）b/tDMARDs 通常应和 csDMARDs 联用（证据级别：1a；推荐强度：A）。对于不适合联用 DMARDs 的患者，IL-6 抑制剂可能优于其他生物制剂（证据级别：1b，推荐强度：A）。

（3）当一种 b/tDMARDs 治疗失败时，可考虑更换其他生物制剂（证据级别：1a；推荐强度：A）。当一种 TNF-α 拮抗剂治疗失败时，可考虑更换其他 TNF-α 拮抗剂或其他不同作用机制的 b/tDMARDs（证据级别：5；推荐强度：D）。

（4）当患者在减停激素后，RA仍持续处于缓解状态时，可考虑减停b/tDMARDs，尤其是其在与DMARDs联用时（证据级别：2b；推荐强度：B）。

4. 中成药：根据患者病情辨证使用有证据基础的中成药，如尪痹胶囊、痹祺胶囊、火把花根片等。

【药学提示】

1. 患者因需要长期使用激素、csDMARDs及b/tDMARDs治疗，因此使用前应除外急性感染、结核感染、病毒性肝炎及肿瘤等疾病，依此决定治疗RA时是否必要给予相应的抗感染治疗。

2. 患者使用免疫抑制剂治疗前（除使用激素外），要检查血常规、肝肾功等，如有严重异常，则禁止使用。

3. 使用激素治疗前，应提前检查患者血糖、血压等基础值，并给予必要的治疗。

【注意事项】

1. 注意避免长期应用中等剂量以上的糖皮质激素，及时减量并逐渐停用，在应用过程中严密监测可能出现的不良反应，如高血压、高血糖、感染、胃肠道黏膜损伤及骨质疏松的风险，必要时给予抗感染、保护胃黏膜、保肝、防治骨质疏松等治疗。

2. 患者使用甲氨蝶呤、来氟米特、柳氮磺吡啶、环孢素等免疫抑制剂时，要定期检查血常规、肝肾功等，防止药物对血液系统、肝功能的损害；注意监测来氟米特、环孢素引起的血压升高。出现上述情况，必要时可停用或换用其他药物治疗，并于相应专科治疗。

3. 生物/靶向抑制剂应仅用于传统DMARDs（甲氨蝶呤、来氟米特等）治疗3~6个月RA病情仍控制不佳的患者，或病情进展快、迅速出现关节功能障碍的患者。应用前常规筛查活动性结核、病毒性肝炎。应用时应足量、足疗程，一般应至少联合1种传统DMARDs。病情达缓解后考虑先逐渐减停生物制剂。

4. 患者使用免疫抑制剂期间应避免接种活疫苗。

六、类风湿关节炎患者营养治疗规范

1. 治疗期间，饮食宜清淡，忌食刺激性食物，如辣椒、咖喱、芥末、蒜等。减少高糖、高油、高盐分的食物。

2. 坚持营养平衡饮食，每日不少于13种食物，包含谷薯类、蔬菜水果类、肉蛋奶及豆制品类以及适量的油脂类。保持优质蛋白质食物占总蛋白质50%以上。

3. 戒烟。

4. 补充优质蛋白质，优选瘦肉、奶类、蛋类、大豆类制品。

5. 补充丰富的维生素给予优质蛋白、高热量、高维生素易消化的低脂饮食，低钠、低盐、含铁及维生素的蔬菜及水果。

七、推荐表单

（一）医师表单

类风湿关节炎临床路径医师表单

适用对象：第一诊断为类风湿关节炎（ICD-10：M06.900）

患者姓名：	性别：　　年龄：　　门诊号：	住院号：
住院日期：　　年　月　日	出院日期：　　年　月　日	标准住院日：7~15 天

时间	住院第 1 天	住院第 2 天	住院第 3~7 天
主要诊疗工作	□ 询问病史及体格检查 □ 完成病历书写 □ 开实验室检查单	□ 上级医师查房 □ 根据初步的检查结果制订下一步诊疗计划 □ 根据情况调整基础用药 □ 申请必要的相关科室会诊 □ 向患者及家属交代病情 □ 签署各种必要的知情同意书、自费用品协议书	□ 完成类风湿关节炎的诊断 □ 完成类风湿关节炎的疾病活动度评估 □ 进行类风湿关节炎关节外受累和并发症的评估 □ 完成必要的其他专科会诊 □ 上级医师查房，提出系统的治疗方案
重点医嘱	**长期医嘱：** □ 风湿病护理常规 □ 一级或二级护理 □ 膳食选择 □ 镇痛对症治疗 □ 既往基础用药 **临时医嘱：** □ 血常规、尿常规、大便常规 □ 肝功能、肾功能、电解质、血糖、血脂、凝血功能、传染病 4 项 □ 类风湿因子、抗 CCP 抗体、AKA、APF、抗核抗体谱、CRP、ESR、免疫球蛋白及补体、病毒全套 □ 心电图、关节 X 线片、胸部 HRCT、肝胆胰脾彩超、骨密度 □ 根据患者病情可进行：滑膜液检查、心脏彩超、泌尿系彩超、关节彩超和磁共振检查、HBV-DNA、HCV-RNA、PCT、^{13}C 呼气试验、消化内镜检查	**长期医嘱：** □ 风湿病护理常规 □ 一级或二级护理 □ 膳食选择 □ 继续类风湿关节炎原发病治疗 □ 既往基础用药 **临时医嘱：** □ 其他特殊医嘱	**长期医嘱：** □ 风湿病护理常规 □ 一级或二级护理 □ 膳食选择 □ 类风湿关节炎原发病治疗：DMARDs、糖皮质激素、生物制剂 □ 其他治疗：IVIg、血浆置换/免疫吸附等，重症患者视病情而定 □ 必要时抗感染、保护胃黏膜、保肝、防治骨质疏松等治疗 □ 需要时给予钙剂、阿法骨化醇、双膦酸盐防治骨质疏松治疗 **临时医嘱：** □ 血常规、尿常规、大便常规、CRP、ESR、肝功能、肾功能、血糖、胸部 HRCT
病情变异记录	□ 无　□ 有，原因： 1. 2.	□ 无　□ 有，原因： 1. 2.	□ 无　□ 有，原因： 1. 2.
医师签名			

时间	住院第 8~14 天	住院第 8~15 天 （出院日）
主要诊疗工作	□ 继续完成必要的其他专科会诊 □ 初步评估类风湿关节炎新方案疗效，监测治疗不良反应等 □ 上级医师查房，调整治疗方案 □ 进行患者教育 □ 指导关节康复锻炼和日常生活注意事项 □ 明确出院时间	□ 完成出院记录、出院证明书、出院病历等 □ 向患者交代出院后的注意事项
重点医嘱	**长期医嘱：** □ 根据病情调整长期用药，坚持服药 **临时医嘱：** □ 必要时复查血尿常规、肝功能、肾功能、CRP、ESR，胸部 HRCT	**出院医嘱：** □ 出院带药 □ 门诊随诊
病情变异记录	□ 无　□ 有，原因： 1. 2.	□ 无　□ 有，原因： 1. 2.
医师签名		

（二）护士表单

类风湿关节炎临床路径护士表单

适用对象：第一诊断为类风湿关节炎（ICD-10：M06.900）

患者姓名：	性别：　年龄：　门诊号：	住院号：
住院日期：　　年　月　日	出院日期：　　年　月　日	标准住院日：7~15 天

时间	住院第 1 天	住院第 2 天	住院第 3~7 天
健康宣教	□ 介绍主管医师、护士 □ 入院宣教（常规、安全）	□ 服药宣教 □ 疾病宣教 □ 饮食、饮水活动的宣教	□ 服药宣教 □ 疾病宣教
护理处置	□ 安置患者，佩戴腕带 □ 通知医师 □ 生命体征的监测测量 □ 交接液体 □ 病情交班 □ 配合治疗 □ 完成护理记录	□ 协助患者完成临床检查 □ 遵医嘱完成治疗 □ 完成护理记录	□ 评估患者全身情况 □ 观察生命体征 □ 协助患者完成临床检查 □ 注意实验室检查结果回报 □ 完成护理记录
基础护理	□ 准备床单位、监护、吸氧 □ 生命体征的观察 □ 一级或二级护理 □ 生活护理 □ 患者安全及心理护理	□ 生命体征的观察 □ 一级或二级护理 □ 生活护理 □ 患者安全及心理护理	□ 病情的观察（症状、体征、神志、生命体征） □ 保持水、电解质平衡 □ 一级或二级护理
专科护理	□ 口服药物的剂量 □ 关节疼痛及体位评估	□ 口服药物的剂量 □ 关节疼痛及体位评估	□ 相关并发症的观察 □ 防止感染 □ 注意防护，预防骨折 □ 协助评估 DAS28 评分中关于疼痛、患者对疾病整体评估的评分
重点医嘱	□ 详见医嘱执行单	□ 详见医嘱执行单	□ 详见医嘱执行单
病情变异记录	□ 无　□ 有，原因： 1. 2.	□ 无　□ 有，原因： 1. 2.	□ 无　□ 有，原因： 1. 2.
护士签名			

时间	住院第 8~14 天	住院第 8~15 天 （出院日）
健康 宣教	□ 饮食宣教 □ 服药宣教 □ 疾病宣教	□ 活动指导 □ 出院宣教
护理 处置	□ 观察生命体征 □ 生命体征的观察 □ 生活护理 □ 患者安全及心理护理	□ 观察生命体征 □ 遵医嘱完成治疗 □ 嘱咐坚持长期服药 □ 生活护理 □ 患者安全及心理护理 □ 完成护理记录 □ 配合患者做好出院准备
基础 护理	□ 监测：心率、心律，血压，血氧饱和度，呼吸 □ 一级或二级护理 □ 协助患者完成各项检查 □ 协助患者做好生活护理	□ 二级护理 □ 协助患者完成各项检查 □ 办理出院事项
专科 护理	□ 相关并发症的观察	□ 相关并发症的观察
重点 医嘱	□ 详见医嘱执行单	□ 详见医嘱执行单
病情 变异 记录	□ 无　□ 有，原因： 1. 2.	□ 无　□ 有，原因： 1. 2.
护士 签名		

（三）患者表单

类风湿关节炎临床路径患者表单

适用对象：第一诊断为类风湿关节炎（ICD-10：M06.900）

患者姓名：	性别： 年龄： 门诊号：	住院号：
住院日期： 年 月 日	出院日期： 年 月 日	标准住院日：7~15 天

时间	入院第 1 天	入院第 2 天	入院第 3~15 天
医患配合	□ 配合询问病史、收集资料，请务必详细告知既往史、用药史、过敏史 □ 如需进行活检，签署手术知情同意书等	□ 配合签署关于治疗用药的各种必要的知情同意书 □ 治疗中使用药物如有不适，及时告诉医师	□ 接受出院前指导 □ 知道复诊程序 □ 获取出院诊断书
护患配合	□ 配合测量体温、脉搏、呼吸、血压 □ 配合完成入院护理评估（简单询问病史、过敏史、用药史） □ 接受入院宣教（环境介绍、病室规定、订餐制度、贵重物品保管等） □ 有任何不适请告知护士	□ 接受术后宣教 □ 配合静脉输液、皮下及肌内注射用药等之类 □ 有任何不适请告知护士 □ 配合定时测量生命体征、每日询问尿便，监测血糖 □ 配合做好病房消毒，避免感染 □ 配合执行探视及陪伴	□ 接受出院宣教 □ 办理出院手续 □ 获取出院带药 □ 知道服药方法、作用、注意事项 □ 了解复查的时间及项目 □ 知道复印病历方法
饮食	□ 如无禁忌，正常饮食	□ 如无禁忌，正常饮食	□ 正常饮食
排泄	□ 正常排尿便	□ 正常排尿便	□ 正常排尿便
活动	□ 如无须活检，正常活动	□ 加强防护，避免感染	□ 加强防护，避免感染

附：原表单（2016 年版）

类风湿关节炎临床路径表单

适用对象：第一诊断为类风湿关节炎（ICD-10：M06.900）

| 患者姓名： | 性别： | 年龄： | 门诊号： | 住院号： |

| 住院日期： 年 月 日 | 出院日期： 年 月 日 | 标准住院日：7~15 天 |

时间	住院第 1~2 天	住院第 3~6 天	住院第 7~15 天（出院日）
主要诊疗工作	□ 询问病史及体格检查 □ 完成病历书写 □ 开实验室检查单及检查申请单 □ 主管医师查房 □ 初步确定治疗方案	□ 上级医师查房，确定进一步的检查和治疗：并发症、治疗效果、治疗方案、完成疾病诊断、下一步治疗对策 □ 根据病情需要，完成相关科室会诊 □ 住院医师完成病程日志、上级医师查房记录等病历书写	□ 上级医师查房，明确是否出院 □ 住院医师完成出院小结、出院证明、病历首页等 □ 向患者及家属交代出院后的注意事项，如饮食、用药、复诊时间、后续治疗等
重点医嘱	**长期医嘱：** □ 风湿科二级护理常规 □ 饮食：◎普通饮食◎软质饮食◎低盐低脂饮食◎糖尿病饮食◎低盐低脂糖尿病饮食 **临时医嘱：** □ 红细胞沉降率、血常规、尿常规、大便常规 □ 肝功能、肾功能、血糖、心肌酶、血脂、电解质、补体、免疫球蛋白、风湿 3 项 □ 类风湿早期诊断抗体谱、抗核抗体谱、ANCA 谱 □ 心电图、唾液腺显像、骨密度 □ 影像学检查：胸片 X 线检查、小关节彩超 □ 必要时相关检查：胸部 CT、超声心动图、腹部超声或 CT	**长期医嘱：** □ 药物治疗 □ 对症处置 **临时医嘱：** □ 其他特殊医嘱	**出院医嘱：** □ 用药指导 □ 定期复查 □ 巩固治疗
主要护理工作	□ 介绍病房环境、设施和设备 □ 入院护理评估 □ 风湿免疫病慢病管理（心理、康复、自我评估、用药指导、数据库录入）	□ 加强功能锻炼 □ 密切观察患者病情变化	□ 指导患者办理出院手续 □ 交代出院后的注意事项 □ 出院后饮食指导 □ 风湿免疫病慢病管理（心理、康复、自我评估、用药指导、数据库录入）
病情变异记录	□ 无 □ 有，原因： 1. 2.	□ 无 □ 有，原因： 1. 2.	□ 无 □ 有，原因： 1. 2.
护士签名			
医师签名			

第五章

严重类风湿关节炎临床路径释义

【医疗质量控制指标】

指标一、诊断需结合家族史、临床表现及炎性标记物、抗体等实验室检查。

指标二、对类风湿关节炎的管理，需做到早期诊断、早期治疗。

指标三、严重类风湿关节炎患者需尽早应用缓解病情的抗风湿药治疗。

指标四、对常规缓解病情抗风湿药控制不好的患者，或有预后不良因素的患者，可考虑应用生物制剂治疗。

一、类风湿关节炎编码

1. 原编码：

疾病名称及编码：严重类风湿关节炎（ICD-10：M05.9）

2. 修改编码：

疾病名称及编码：费尔蒂综合征（ICD-10：M05.0）

类风湿性肺病（ICD-10：M05.1）

类风湿性脉管炎（ICD-10：M05.2）

类风湿关节炎伴有其他器官表现（ICD-10：M05.3）

二、临床路径检索方法

M05.0-M05.3

三、国家医疗保障疾病诊断相关分组（CHS-DRG）

1. 费尔蒂综合征：

MDCI 肌肉、骨骼疾病及功能障碍

IT2 慢性炎症肌肉骨骼结缔组织疾患

2. 类风湿性肺部：

MDCE 呼吸系统疾病及功能障碍

ET1 肺间质性疾患

3. 类风湿性脉管炎/类风湿关节炎伴有其他器官表现：

MDCF 循环系统疾病及功能障碍

FZ1 其他循环系统疾患

四、类风湿关节炎（RA）临床路径标准住院流程

（一）适用对象

第一诊断为类风湿关节炎（ICD-10：M05.901）。

释义

　　■ 类风湿关节炎（RA）是一种以致残性多关节滑膜炎为特征的自身免疫病，以慢性、对称性、侵蚀性多关节炎为主要临床表现。类风湿关节炎发病机制尚不明确，滑膜炎是其基本病理改变，炎性细胞浸润和血管翳导致软骨乃至软骨下骨组织破坏。本路径适用于严重类风湿关节炎：符合类风湿关节炎诊断标准，且为严重类风湿关节炎者：病情活动指数（DAS28）≥3.2；或伴有关节外表现，如血管炎、肺部、周围神经病变等，并经临床医师判断需要住院治疗。

（二）诊断依据

根据《临床诊疗指南·风湿病学分册》（中华医学会编著，人民卫生出版社，2005 年）。

采用美国风湿病学会 1987 年修订的 RA 诊断标准。

1. 晨僵至少 1 小时，持续时间≥6 周。

2. 3 个或 3 个以上关节肿，持续时间≥6 周。

3. 腕、掌指关节或近端指间关节肿，持续时间≥6 周。

4. 对称性关节肿，持续时间≥6 周。

5. 皮下结节。

6. 手部 X 线片改变。

7. 类风湿因子阳性。

确诊 RA，至少需具备 7 项中的 4 项标准。

为了对早期 RA 及时诊断和干预，2009 年欧洲风湿病协会（EULAR）与美国风湿病学会（ACR）共同提出了新的类风湿关节炎诊断标准。

1. 受累关节数（0~5 分）：1 个中大关节 0 分；2~10 个中大关节 1 分；1~3 个小关节 2 分；4~10 个小关节 3 分；＞10 个，至少 1 个为小关节 5 分。

2. 血清学抗体检测（0~3 分）：类风湿因子（RF）或抗环瓜氨酸肽（CCP）抗体均阴性 0 分；RF 或抗 CCP 至少 1 项低滴度阳性 2 分；RF 或抗 CCP 至少 1 项高滴度阳性 3 分。

3. 滑膜炎持续时间（0~1 分）：＜6 周 0 分；6 周 1 分。

4. 急性期反应物（0~1 分）：C 反应蛋白（CRP）或红细胞沉降率（ESR）均正常 0 分；CRP 或 ESR 增高 1 分。

以上 4 项累计最高评分 6 分或以上可以诊断 RA。

释义

　　■ 1987 年美国风湿病学会（ACR）指定的分类标准诊断的敏感性较差，适用于晚期 RA 的诊断，对早期、不典型及非活动性 RA 患者容易漏诊。2010 年 ACR/EULAR 发布的分类标准适用于至少有 1 个关节明确表现为滑膜炎（肿胀）并有滑膜炎的证据（临床或超声或 MRI），同时排除了其他疾病而引起的关节炎症状和体征，且滑膜炎无法用其他疾病解释的患者。可以识别慢性或侵蚀性的早期炎性关节炎，早期治疗，预防骨破坏和缓解病情。其诊断标准中受累关节数（压痛和肿胀）：不包括远端指间关节（DIPJ）、第一腕掌关节和第一跖趾关节（MTPJ1）。关节大小定义为：小关节（掌指关节 MCPJ、近端指间关节 PIPJ、第 2~5 跖趾关节 MTPJ2~5，第 1 指间关节和腕关节）；中大关节（肩、肘、髋、膝和踝）。滴度高低定义：低滴度（RF/抗 CCP 至少 1 项≤正常 3 倍），高低度（＞3 倍）。

(三) 病情活动度的判断

根据肿胀关节数、压痛关节数，红细胞沉降率、CRP、有无骨侵蚀破坏等指标可以判断 RA 的疾病活动度。病情活动指数 (DAS28) 较常用。

> **释义**
>
> ■ 病情活动指数 (DAS) 评分是欧洲抗风湿联盟指定的疾病活动度评分法，内容包括压痛指数，即 Ritchie 关节指数 (记录各关节压痛级别的总和，采用 3 级疼痛分级，即压痛、压痛伴畏缩及压痛、畏缩和躲避，分别记录 1、2、3 分)，指定关节的肿胀关节数，红细胞沉降率和病情的总体评分 (VAS)。DAS28 计算 28 个关节的肿胀数和压痛数 (28 个关节包括双侧肩、肘、腕、掌指关节、近端指间关节、拇指指间关节、膝关节)。DAS28 计算方法为：$DAS28 = 0.56 \times \sqrt{(t28)} + 0.28 \times \sqrt{(sw28)} + 0.7 \times In\,(ESR) + 0.014 \times GH$，其中 t28 为指定 28 个关节的压痛数，sw28 为指定 28 个关节的肿胀数，In (ESR) 为 ESR 的自然对数，GH 为总体健康测定 (VAS 100mm)。DAS28 < 2.6 疾病缓解；DAS28 2.6~3.2 疾病低度活动；DAS28 3.2~5.1 疾病中度活动；DAS28 > 5.1 疾病高度活动。

(四) 选择治疗方案的依据

根据《类风湿关节炎诊断及治疗指南》(中华医学会风湿病学分会，2010 年)，《临床诊疗指南·风湿病学分册》(中华医学会编著，人民卫生出版社，2005 年)。

1. 非药物治疗：
(1) 对患者及其家属进行疾病知识的教育。
(2) 指导患者进行功能锻炼。
2. 药物治疗：包括非甾体抗炎药、改善病情抗风湿药、糖皮质激素、生物制剂等。

> **释义**
>
> ■ 重症 RA 的治疗原则是：①早期治疗，即早期应用改善病情的抗风湿药物 (DMARDs)；②联合用药，部分患者单药 DMARD 治疗有效，但重症患者常需要联合应用 2 种以上的 DMARDs，以使病情达到缓解；③个体化治疗，根据患者的临床特点、对治疗的反应及药物不良反应等选择个体化治疗方案；④功能锻炼，在治疗的同时，应强调关节的功能活动。
>
> ■ 一旦确诊 RA，应尽早采用 DMARDs 规范治疗，高危患者采用多种 DMARDs 联合治疗或加用生物/靶向抑制剂。非甾体抗炎药 (NSAIDs) 和小剂量糖皮质激素可作为过渡性治疗，短期用于缓解关节症状。

(五) 标准住院日 14~21 天

> **释义**
>
> ■ 采集患者病史，完善相关实验室检查及影像学检查，对类风湿关节炎合并症进行评估，判断病情制订治疗方案 1~7 天，药物 (如糖皮质激素、免疫抑制剂等)

使用在第 2~7 天实施，第 8~16 天观察药物不良反应及早期药物疗效判，如有合并症（如心、肺、肾脏合并症），或者患者有药物不良反应，调整治疗方案，可延长住院日 5 天。总住院时间不超过 21 天均符合路径要求。

（六）进入路径标准

1. 第一诊断必须符合类风湿关节炎疾病编码（ICD-10：M05.901）。

2. 达到住院标准：符合类风湿关节炎诊断标准，且为严重类风湿关节炎者：DAS28≥3.6；或伴有关节外表现，如血管炎、肺部、周围神经病变等，并经临床医师判断需要住院治疗。

3. 当患者同时具有其他疾病诊断，如在住院期间不需特殊处理也不影响第一诊断的临床路径流程实施时，可以进入路径。

> **释义**
>
> ■ 进入本路径的标准必须是符合任一 RA 分类诊断标准条件的患者，并且为达到住院标准的严重 RA 患者。
>
> ■ 需要除外患者患有未经治疗的其他较为重要的疾病，如未经治疗的结核感染以及急性重症病毒性肝炎等疾患。如患者关节病变严重，需要骨科评估手术指征或行关节手术时，也不进入本路径。
>
> ■ 患者如合并糖尿病、高血压、胃溃疡、不严重的感染等疾病，未对患者目前的 RA 诊治有显著影响，也可以进入本路径，但应密切监测血糖、血压、胃部病变以及积极控制感染等，并及时调整相关药物的使用。

（七）住院期间的检查项目

1. 必需的检查项目：

（1）血常规、尿常规、大便常规。

（2）肝功能、肾功能、电解质、血糖、红细胞沉降率、CRP。

（3）抗体（包括类风湿因子、抗 CCP 抗体、抗核抗体、抗双链 DNA 抗体）、免疫球蛋白、补体等免疫学指标。

（4）胸部正侧位 X 线片、心电图、关节 X 线，腹部 B 超。

2. 根据患者病情选择：

（1）感染性疾病筛查（乙型肝炎、丙型肝炎、梅毒、艾滋病等）。

（2）自身抗体系列。

（3）有心、肺部受累者：血气分析、肺功能检查、肺 CT、心脏彩超。

> **释义**
>
> ■ 必需的检查项目是初步诊断 RA，评估患者 RA 的病情活动性以及严重性，明确患者存在的潜在其他疾病以及是否存在药物使用禁忌的必要检查。相关人员应认真分析检查结果，以便及时发现异常情况并采取对应处置。

■自身抗体系列，如抗核抗体、抗中性粒细胞胞质抗体，关节超声、关节磁共振检查、血气分析、肺功能检查、胸部 CT 及心脏彩超等有助于做好鉴别诊断以及明确或排除 RA 患者是否合并肺间质病变、心血管病变、周围神经病变、血管炎病变和潜在恶性肿瘤，同时有助于准确判断脏器的损害程度，制订治疗方案。

（八）治疗方案与药物选择

根据《临床诊疗指南·风湿病学分册》（中华医学会编著，人民卫生出版社，2005 年）。

1. 非甾类抗炎药（NSAIDs）：根据患者病情选择合适的药物及疗程。
2. 糖皮质激素：能迅速改善关节肿痛和全身症状。适应证为：①伴有血管炎等关节外表现的重症 RA；②不能耐受 NSAIDs 的 RA 患者作为"桥梁"治疗；③其他治疗方法效果不佳的 RA 患者；④根据病情对肿胀明显关节可关节腔注射长效皮质激素。
3. 改善病情的抗风湿药（DMARDs）：一旦诊断，尽早使用。对于病情重，有多关节受累、伴有关节外表现或早期出现关节破坏等预后不良因素者应考虑 DMARDs 联合应用。常用的药物为：甲氨蝶呤、来氟米特、柳氮磺吡啶、硫酸羟氯喹等药物，环磷酰胺（主要用于合并血管炎或肺部表现者），用药前后应定期复查血常规、肝功能及其他有关项目。
4. 植物药：包括雷公藤、白芍总苷等。
5. 生物制剂，上述药物治疗疗效不佳的难治性患者可依据病情酌情考虑。包括肿瘤坏死因子抑制剂、IL-6 拮抗剂等。

> **释义**
>
> ■RA 的治疗原则为早期、规范治疗，定期监测与随访。RA 的治疗目标是达到疾病缓解或低疾病活动度，即达标治疗，最终目的为控制病情、减少致残率，改善患者的生活质量。
>
> ■RA 治疗方案的选择应综合考虑关节疼痛、肿胀数量、ESR、CRP、RF 及抗环瓜氨酸蛋白抗体（ACPA）的数值等实验室指标。同时要考虑关节外受累情况；此外还应注意监测 RA 的常见合并症，如心血管疾病、骨质疏松、恶性肿瘤等。
>
> ■目前国内 RA 的治疗药物主要包括非甾体抗炎药（NSAIDs）、改善病情的抗风湿药（DMARDs）、糖皮质激素和生物制剂。NSAIDs 为类风湿关节炎的一线措施，可改善关节肿痛的症状，但不能抑制骨侵蚀。循证医学证实，DMARDs 能改善病情并延缓骨侵蚀的进展（经影像学证实）。制订治疗方案前，应仔细评估患者的病情活动度、骨侵蚀的风险和合并症。
>
> ■NSAIDs 尽可能用最低有效量、短疗程。避免同时服用 2 种或 2 种以上 NSAIDs。对有消化性溃疡病史者，宜用选择性 COX-2 抑制剂如塞来昔布，或非选择性 NSAIDs（如洛索洛芬钠、双氯芬酸钠）加质子泵抑制剂；老年人可选用半衰期短或较小剂量的 NSAIDs；心血管高危人群、肾功能不全者应谨慎选用 NSAIDs。
>
> ■类风湿关节炎一旦诊断，就应开始使用 DMARDs。常用的 DMARDs 类药物包括甲氨蝶呤、羟氯喹、柳氮磺吡啶、来氟米特、艾拉莫德等传统 DMARDs（cDMARDs）。
>
> ■甲氨蝶呤（MTX）是活动性 RA 治疗一线药。如果 MTX 有禁忌证（或者早期耐受），应考虑柳氮磺吡啶（SSZ）或者来氟米特（LEF）作为一线药。疗效不好或者有预后不良因素时尽早使用生物制剂。治疗过程中应监测血常规及肝功能。

■ 根据病情活动度和致残风险，选用以甲氨蝶呤为基础的单药或两种以上 DMARDs 药物联合治疗，每 3~6 个月评估病情，如药物控制不佳，则考虑甲氨蝶呤联合 1 种生物制剂。治疗目标是使患者疾病活动度达到缓解（DAS28＜2.6）或低疾病活动度（DAS28＜3.2）。

■ 对未使用 DMARDs 者，应常规 DMARDs 单药或与其他 DMARDs 联合治疗。如果一线 DMARDs 治疗未达标，且无不良预后因素时，改用另外一种 DMARDs。

■ 如有预后不良因素、NSAIDs 及 DMARDs 治疗疗效不佳时，考虑加用生物/靶向 DMARDs（b/tDMARDs）。包括肿瘤坏死因子 α 拮抗剂、白细胞介素（IL）-6 抑制剂和抗 CD20 单抗在内的 bDMARDs，以及口服小分子药物（JAK-酶抑制剂）如托法替尼等。

■ 低剂量激素可在治疗初期（联合 1 种或多种常规 DMARDs）缓解关节肿痛症状，但临床缓解后，应尽快逐步减量。应避免不加用 DMARDs 而仅长期应用糖皮质激素或 NSAIDs 对症治疗。

■ 用免疫抑制剂和激素治疗时，应注意患者出现继发感染的可能，必要时可给予抗感染治疗。患者使用糖皮质激素同时即应给予钙制剂和骨化三醇等预防骨质疏松。

■ 选择用药时要考虑患者的一般情况，肝功能、肾功能、血常规、尿常规情况，是否合并感染或肿瘤与或心力衰竭，是否有怀孕生育要求。在考虑加用生物制剂前，必须常规检查乙型肝炎 5 项、丙型肝炎抗体、X 线胸片和 PPD/T.SPOT-TB，以除外活动性病毒性肝炎、活动性结核。

（九）出院标准

1. 明确诊断。
2. 治疗有效。
3. 没有需要住院治疗的合并症和/或并发症。

【释义】

■ 患者出院前应完成必须复查的项目，如血常规、肝功能、肾功能、电解质等，完成病情活动度、致残风险和合并症的完整评估，制订初步的治疗方案，观察到关节炎症状有好转趋势（不要求完全缓解）。初步评估药物安全性，无明显不良反应发生。同时应对患者进行疾病知识宣教，安排好出院后门诊随访的计划。无其他需要继续住院治疗的并发症。

（十）变异及原因分析

1. 对于疑难病例，未达到类风湿关节炎分类诊断标准的关节炎待查者，如需关节镜检查，转入外科临床路径。
2. 对于难治性类风湿关节炎，且伴有影响本病治疗效果的合并症和/或并发症，需要进行相关检查及治疗，导致住院时间延长。
3. 有手术治疗指征需外科治疗者，转入外科治疗路径。

> **释义**
>
> ■ 变异是指入选临床路径的患者未能按路径流程完成医疗行为或未达到预期的医疗质量控制目标。这包含三方面情况：①按路径流程完成治疗，但出现非预期结果，可能需要后续进一步处理。如本路径治疗后患者出现严重并发症，如急性消化道出血或严重肺部感染，必须进行必要的治疗。②按路径流程完成治疗，但超出了路径规定的时限。实际住院日超出标准住院日要求，或未能在规定的时间内达到患者重要脏器急性损害的缓解，如患者生命体征仍不平稳，仍有因肺间质病变造成的呼吸衰竭。③不能按路径流程完成治疗，患者需要中途退出路径。如治疗过程中出现严重并发症，导致必须终止路径或需要转入其他路径进行治疗等。对这些患者，主管医师均应进行变异原因的分析，并在临床路径的表单中予以说明。
>
> ■ RA 治疗常见的并发症有：激素和免疫抑制剂使用后患者出现血压增高，血糖增高，肝功能异常，以及恶心、呕吐等胃肠道不耐受表现；包括 G⁺菌、G⁻菌、真菌等多种微生物在内的各器官感染；急性消化道出血；穿刺部位出血等。
>
> ■ 医师认可的变异原因主要指患者入选路径后，在检查及治疗过程中发现患者合并存在一些事前未预知的对治疗效果可能产生影响的情况，需要终止执行路径或者是延长治疗时间、增加治疗费用。医师需在表单中明确说明。
>
> ■ 因患者方面的主观原因导致执行路径出现变异，也需要医师在表单中予以说明。

五、严重类风湿关节炎临床路径给药方案

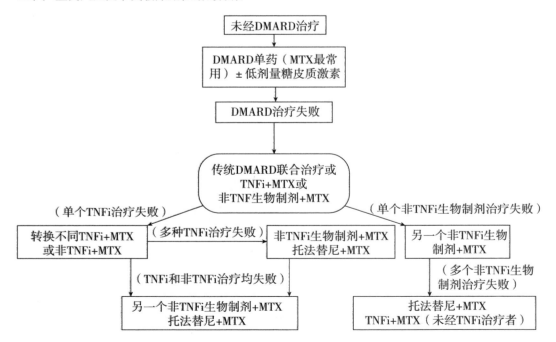

【用药选择】

1. RA 患者一经确诊，应尽早开始传统合成 DMARDs 治疗。推荐首选甲氨蝶呤单用（1A）。存在甲氨蝶呤禁忌时，考虑单用来氟米特或柳氮磺吡啶（1B）。

2. 单一传统合成 DMARDs 治疗未达标时，建议联合另一种或两种传统合成 DMARDs 进行治疗（2B）；或一种传统合成 DMARDs 联合一种生物制剂 DMARDs 进行治疗（2B）；或一种传统合成 DMARDs 联合一种靶向合成 DMARDs 进行治疗（2B）。

3. 中/高疾病活动度的 RA 患者建议传统合成 DMARDs 联合糖皮质激素治疗以快速控制症状（2B）。治疗过程中应密切监测不良反应。不推荐单用或长期大剂量使用糖皮质激素（1A）。

4. RA 患者在使用生物制剂 DMARDs 或靶向合成 DMARDs 治疗达标后，可考虑对其逐渐减量，减量过程中需严密监测，谨防复发（2C）。在减量过程中，如 RA 患者处于持续临床缓解状态 1 年以上，临床医师和患者可根据实际情况讨论是否停用（2C）。

【药学提示】

1. 患者在需要长期使用免疫抑制治疗时，使用前应除外急性感染、结核感染、病毒性肝炎等疾病，依此决定治疗 RA 时是否必要给予相应的抗感染治疗。

2. 患者使用免疫抑制剂治疗前（除使用激素外），需检查血常规、肝功能、肾功能等，如有严重异常，应慎重使用。

3. 使用激素及免疫抑制剂治疗的患者，应关注患者血糖、血压等信息，根据情况给予必要的治疗。

4. 患者在使用生物制剂治疗前应除外有活动性感染（包括活动性结核病、肝炎病毒感染高度活动期、其他病毒感染的活动期、细菌感染及结核潜伏感染）、心功能低下（纽约心功能分级为Ⅲ级或Ⅳ级充血性心力衰竭）、恶性肿瘤（缓解期未满 5 年）、既往有脱髓鞘综合征或多发性硬化病史。对于既往或目前有乙型或者丙型肝炎病毒感染的患者，应定期检测肝炎病毒复制情况。

【注意事项】

1. 患者因长期使用糖皮质激素，应监测血糖、血压等事件，并注意防治骨质疏松、白内障、青光眼等激素带来的不良反应。血压升高、血糖升高时，应积极对症治疗。骨质疏松则应在开始加用激素治疗时同时予以预防骨质疏松的治疗。激素应在尽可能的情况下减量，以防止白内障、青光眼等发生，如有相应临床症状，建议患者眼科会诊治疗。长期使用糖皮质激素，应注意观察患者继发胃溃疡的发生，必要时给予质子泵抑制剂。

2. 患者使用环孢素、甲氨蝶呤、来氟米特、吗替麦考酚酯、环磷酰胺等免疫抑制剂时，要定期检查血常规、肝肾功能、尿常规等，监测药物对血液系统、肝功是否造成损害，以便早期调整治疗；注意羟氯喹可能引起的眼黄斑变性；注意环磷酰胺可能引起的出血性膀胱炎；注意监测来氟米特、环孢素可能引起的血压升高。出现上述情况，可停用或换用其他药物治疗，并于相应专科诊治。使用免疫抑制药物治疗期间应避免接种活疫苗及减活疫苗。

3. 患者使用生物制剂期间应定期复查感染（包括结核病、肝炎病毒、细菌）及肿瘤相关指标，同时定期检查血常规、肝功能、肾功能、血脂代谢指标等。

六、严重类风湿关节炎患者护理规范

类风湿关节炎患者的护理非常重要，可以联合药物治疗，达到快速缓解炎症反应的作用。护理包括心理方面的护理、饮食护理、功能锻炼以及休息理疗的办法。

1. 饮食方面：进食富含优质蛋白、维生素和矿物质的食物，增强抵抗力。应劝解患者禁烟，保持良好生活方式。

2. 心理方面：告知患者有战胜疾病的信心，早期、正规治疗可以使病情得到稳定，得到缓解。

3. 活动：疾病活动期休息，非活动期可控制体重，进行适当功能锻炼。

4. 理疗：可以通过理疗，针灸促进疾病缓解。

七、严重类风湿关节炎患者营养治疗规范

1. 服药期间，饮食营养均衡，多补充蛋白质、维生素 C 等。

2. 服用糖皮质激素的患者，需适当控制饮食。

八、严重类风湿关节炎患者健康宣教

1. 保持个人良好生活习惯。

2. 避免吸烟、饮酒。

3. 减少精神紧张。

4. 活动期休息、非活动期可适当功能锻炼。

5. 为预防出现关节畸形，应尽早就医、尽早诊断、尽早治疗。

6. 用药过程中需在医师指导下监测药物不良反应，如血常规、肝功能等。

7. 应用生物制剂的患者需在医师指导下评估感染、结核、肿瘤风险，并定期监测。

8. 此病需长期用药维持，需在医师指导下减量调整药物，切忌自行停药。

9. 在早期诊治，规律随访的前提下，绝大多数患者均能维持良好的功能和生活质量。

九、推荐表单

（一）医师表单

严重类风湿关节炎临床路径医师表单

适用对象：第一诊断为类风湿关节炎（ICD-10：M05.901）

患者姓名：	性别：	年龄：	门诊号：	住院号：
住院日期：　　年　月　日	出院日期：　　年　月　日			标准住院日：14~21 天

时间	住院第 1 天	住院第 2~7 天
主要诊疗工作	□ 询问病史及体格检查 □ 进行病情初步评估 □ 开实验室检查单 □ 完成病历书写	□ 上级医师查房 □ 分析病情、初步诊断和制订诊疗计划 □ 根据病情调整基础用药 □ 申请相关科室会诊 □ 向患者及家属交代病情 □ 必要时签署各种知情同意书和自费协议书 □ 书写病程记录
重点医嘱	**长期医嘱：** □ 风湿免疫科护理常规 □ 膳食选择 □ 一级或二级护理（根据病情） □ 对症治疗 □ 既往基础用药 **临时医嘱：** □ 血常规、尿常规、大便常规 □ 肝功能、肾功能、电解质、血糖、ESR、CRP □ RF、抗 CCP 抗体、抗核抗体、抗双链 DNA 抗体、免疫球蛋白、补体等免疫指标 □ 心电图、胸部正侧位 X 线片、关节 X 线片、腹部超声 □ 必要时检查感染性疾病筛查、自身抗体系列、血气分析、肺功能、肺 CT、心脏彩超等	**长期医嘱：** □ 风湿免疫科护理常规 □ 膳食选择 □ 一级或二级护理（根据病情） □ 继续对症治疗 □ 必要时调整既往用药 **临时医嘱：** □ 其他特殊或补充医嘱
病情变异记录	□ 无　□ 有，原因： 1. 2.	□ 无　□ 有，原因： 1. 2.
医师签名		

时间	住院第 8~20 天	第 21 天 （出院日）
主 要 诊 疗 工 作	□ 上级医师查房 □ 评估检查结果，明确诊断 □ 病情评估，根据病情调整治疗方案 □ 观察药物不良反应 □ 确认有无并发症 □ 书写病程记录 □ 患者教育	□ 完成出院小结 □ 向患者交代出院后注意事项 □ 预约复诊日期
重 点 医 嘱	**长期医嘱：** □ 风湿免疫科护理常规 □ 一级或二级护理（根据病情） □ 膳食选择 □ 继续对症治疗 □ 根据实验室检查结果调整抗风湿药，可给予非甾体抗炎药、糖皮质激素、DMARDs（硫酸羟氯喹、环磷酰胺、甲氨蝶呤、来氟米特、柳氮磺吡啶、艾拉莫德等），植物制剂（雷公藤、白芍总苷），生物制剂（肿瘤坏死因子抑制剂、IL-6 拮抗剂），小分子药物（JAK 酶抑制剂） □ 必要时给予质子泵抑制剂、胃黏膜保护剂、抗感染、保肝治疗 □ 需要时给予钙剂、骨化三醇、双膦酸盐抗骨质疏松治疗 **临时医嘱：** □ 必要时复查血常规、CRP、ESR、肝功能、肾功能、血糖、电解质 □ 异常指标复查	**出院医嘱：** □ 出院带药 □ 门诊随诊
病情 变异 记录	□ 无 □ 有，原因： 1. 2.	□ 无 □ 有，原因： 1. 2.
医师 签名		

（二）护士表单

严重类风湿关节炎临床路径护士表单

适用对象：第一诊断为类风湿关节炎（ICD-10：M05.901）

患者姓名：	性别：　年龄：　门诊号：	住院号：
住院日期：　　年　月　日	出院日期：　　年　月　日	标准住院日：14~21 天

时间	住院第 1 天	住院第 2~20 天	第 21 天 （出院日）
健康宣教	□ 入院宣教 　介绍主管医师、护士 　介绍环境、设施 　介绍住院注意事项	□ 用药前宣教 　使用的药物名称、作用及可 　能出现的不良反应 　做好自我防护、避免感染 □ 指导功能锻炼 □ 生活和心理指导	□ 帮助患者办理出院手续 □ 出院宣教
护理处置	□ 核对患者，佩戴腕带 □ 建立入院护理病历 □ 卫生处置：剪指（趾）甲、 　更换病号服 □ 测量生命体征 □ 遵医嘱采血 □ 遵医嘱留取尿便送检 □ 影像、心肺功能检查	□ 遵医嘱完成使用药物阶段相 　关监测指标 □ 遵医嘱完成各种药物的发放 　和液体的输注	□ 出院指导 □ 发放出院带药 □ 发放出院诊断证明书
基础护理	□ 一级或二级护理 □ 晨晚间护理 □ 患者安全管理	□ 一级或二级护理 □ 晨晚间护理 □ 患者安全管理	
专科护理	□ 测体温、脉搏、血压、血糖	□ 遵医嘱给药 □ 遵医嘱监测血压、血糖的 　变化 □ 观察关节肿痛的变化	
重点医嘱	□ 详见医嘱执行单	□ 详见医嘱执行单	
病情变异记录	□ 无　□ 有，原因： 1. 2.	□ 无　□ 有，原因： 1. 2.	□ 无　□ 有，原因： 1. 2.
护士签名			

（三）患者表单

严重类风湿关节炎临床路径患者表单

适用对象：第一诊断为类风湿关节炎（ICD-10：M05.901）

患者姓名：	性别：　年龄：　门诊号：	住院号：
住院日期：　　年　月　日	出院日期：　　年　月　日	标准住院日：14~21 天

时间	入院第 1~7 天	住院第 8~20 天	出院日
医患配合	□ 配合询问病史、收集资料，请务必详细告知既往史、用药史、过敏史 □ 配合查体	□ 配合签署关于治疗用药和操作的各种知情同意书 □ 治疗中使用药物如有不适，及时告诉医师	□ 接受出院前指导 □ 知道复诊程序 □ 获取出院诊断证明书
护患配合	□ 配合测量体温、脉搏、呼吸、血压 □ 配合完成入院护理评估（简单询问病史、过敏史、用药史） □ 接受入院宣教（环境介绍、病房规定、订餐制度、贵重物品保管等） □ 有任何不适请告知护士	□ 接受健康教育 □ 配合静脉输液、皮下及肌内注射用药等之类 □ 有任何不适请告知护士 □ 配合定时测量生命体征、每日询问尿便，监测血糖 □ 配合做好病房消毒，避免感染 □ 配合执行探视及陪伴	□ 接受出院宣教 □ 办理出院手续 □ 获取出院带药 □ 知道服药方法、作用、注意事项 □ 了解复查的时间及项目 □ 知道复印病历的方法
饮食	□ 如无禁忌，正常饮食	□ 如无禁忌，正常饮食	□ 正常饮食
排泄	□ 正常排尿便	□ 正常排尿便	□ 正常排尿便
活动	□ 如无须活检，正常活动	□ 加强防护，避免感染	□ 加强防护，避免感染

附：原表单（2016 年版）

类风湿关节炎临床路径表单

适用对象：第一诊断为类风湿关节炎（ICD-10：M05.901）

患者姓名：	性别：	年龄：	门诊号：	住院号：
住院日期：　　年　月　日	出院日期：　　年　月　　日			标准住院日：14~21 天

时间	住院第 1~3 天	住院期间
主要诊疗工作	□ 询问病史及体格检查 □ 进行病情初步评估 □ 上级医师查房 □ 开实验室检查单，完成病历书写	□ 上级医师查房 □ 核查辅助检查的结果是否有异常 □ 观察药物不良反应 □ 住院医师书写病程记录
重点医嘱	**长期医嘱：** □ 免疫内科护理常规 □ 一级或二级或三级护理（根据病情） □ 对症治疗 **临时医嘱：** □ 血常规、尿常规、大便常规 □ 肝功能、肾功能、电解质、血糖、红细胞沉降率、CRP、RF、CCP 抗体、免疫球蛋白、补体等免疫指标 □ 胸正侧位 X 线片、心电图 □ 关节 X 线、腹部超声 □ 必要时肺 CT、心脏彩超等关节外表现的相关检查 □ 药物治疗	**长期医嘱：** □ 免疫内科护理常规 □ 一级或二级或三级护理（根据病情） □ 对症治疗 □ 糖皮质激素、免疫抑制剂 □ 针对药物不良反应用药 **临时医嘱：** □ 对症处理 □ 复查血常规、肝功能、肾功能 □ 复查红细胞沉降率、CRP □ 异常指标复查
主要护理工作	□ 介绍病房环境、设施和设备 □ 入院护理评估、护理计划 □ 随时观察患者情况 □ 静脉取血、用药指导 □ 进行风湿免疫病一般治疗的建议和教育 □ 协助患者完成实验室检查及辅助检查	□ 观察患者一般情况及病情变化 □ 观察治疗效果及药物反应 □ 疾病相关健康教育
病情变异记录	□ 无　□ 有，原因： 1. 2.	□ 无　□ 有，原因： 1. 2.
护士签名		
医师签名		

时间	出院前 1~3 天	住院第 14~21 天 （出院日）
主要 诊疗 工作	□ 上级医师查房 □ 评价治疗效果 □ 确定出院后治疗方案 □ 完成上级医师查房记录	□ 完成出院小结 □ 向患者交代出院后注意事项 □ 预约复诊日期
重 点 医 嘱	**长期医嘱：** □ 免疫内科护理常规 □ 二级或三级护理常规（根据病情） □ 根据病情及疗效调整抗风湿药物 **临时医嘱：** □ 血常规、红细胞沉降率、CRP、肝功能、肾功能 □ 根据需要，复查有关检查	**出院医嘱：** □ 出院带药 □ 门诊随诊
主要 护理 工作	□ 观察患者一般情况 □ 注意关节肿痛变化 □ 观察疗效、各种药物作用和不良反应 □ 恢复期生活和心理护理 □ 出院准备指导	□ 帮助患者办理出院手续 □ 出院指导
病情 变异 记录	□ 无　□ 有，原因： 1. 2.	□ 无　□ 有，原因： 1. 2.
护士 签名		
医师 签名		

第六章

类风湿关节炎伴肺间质纤维化临床路径释义

【医疗质量控制指标】

指标一、符合类风湿关节炎诊断，同时临床、影像学、肺功能、血清学指标以及病理学的一项或多项提示肺间质病变，并除外感染。

指标二、制定治疗方案应当个体化，同时兼顾关节炎和肺间质病变。

一、类风湿关节炎伴肺间质纤维化编码

疾病名称及编码：类风湿关节炎伴肺间质纤维化（ICD-10：M05.102+J99.0*）

二、临床路径检索方法

M05.102+J99.0*

三、国家医疗保障疾病诊断相关分组（CHS-DRG）

MDCE 呼吸系统疾病及功能障碍

ET1 肺间质性疾患

四、类风湿关节炎伴肺间质纤维化临床路径标准住院流程

（一）适用对象

第一诊断为类风湿关节炎伴肺间质纤维化（ICD-10：M05.102+J99.0*）。

释义

■ 类风湿关节炎（RA）是指符合 2009 年美国风湿病学会（ACR）和欧洲抗风湿病联盟（EULAR）提出的新的 RA 分类标准。肺间质纤维化的诊断需排除肺部感染，结合典型临床表现、高分辨率 CT、自身抗体、痰培养、病原学血清学试验及纤维支气管镜肺泡灌洗和肺活检等检查结果综合判断。

（二）诊断依据

2009 年美国风湿病学会（ACR）和欧洲抗风湿病联盟（EULAR）提出来新的类风湿关节炎（RA）分类标准，即：至少 1 个关节肿痛，并有滑膜炎的证据（临床或超声或 MRI）；同时排除了其他疾病而引起的关节炎症状和体征，并有常规放射学典型的 RA 骨破坏的改变，可确诊为 RA。另外，该标准对关节受累情况、血清学指标、滑膜炎持续时间和急性时相反应物 4 个部分进行评分，4 个部分评分的总得分 6 分以上也可确诊为 RA（表6-1）。

表 6-1　ACR/EULAR 2009 年 RA 分类

关节受累情况

受累关节数	受累关节情况	得分（0~5 分）
1	中大关节	0
2~10	中大关节	1
1~3	小关节	2
4~10	小关节	3
>10	至少 1 个为小关节	5

血清学		得分（0~3 分）
RF 或抗 CCP 抗体均为阴性		0
RF 或抗 CCP 抗体至少 1 项低滴度阳性		2
RF 或抗 CCP 抗体至少 1 项高滴度（>正常上限 3 倍）阳性		3

滑膜炎持续时间		得分（0~1 分）
<6 周		0
>6 周		1

急性时相反应物		得分（0~1 分）
CRP 或 ESR 均正常		0
CRP 或 ESR 增高		1

胸部高分辨率 CT（HRCT）表现为双肺间质性肺炎和纤维化改变。

肺功能异常，包括限制性通气功能障碍和/或气体交换障碍。

> **释义**
>
> ■ 类风湿关节炎（RA）是一种慢性的以侵犯关节为主要特征的，原因不明的全身性炎性改变的自身免疫病。考虑 RA 的诊断时，需首先排除系统性红斑狼疮、痛风、银屑病关节炎等其他疾病，并有常规放射学典型的 RA 骨破坏的改变，方可确诊。另外，该标准对关节受累情况、血清学指标、滑膜炎持续时间和急性时相反应物 4 个部分进行评分，4 个部分评分的总得分 6 分以上也可确诊为 RA。RA 常伴有肺间质纤维化，临床诊断主要依据临床表现，典型胸部 X 线或高分辨率 CT 和肺功能改变，必要时可行肺活检病理诊断。

（三）治疗方案的选择

根据《实用内科学》（12 版，复旦大学上海医学院编著，人民卫生出版社）和中华医学会编著的《临床诊疗指南·风湿病分册》。

1. 一般治疗：休息，并保持关节功能位置。

2. 药物治疗：

（1）RA 原发病治疗：见类风湿关节炎临床路径。

（2）糖皮质激素、免疫抑制剂、植物制剂。

（3）其他治疗：IVIg、生物制剂等。

（4）N-乙酰半胱氨酸、吡非尼酮、青霉胺、秋水仙碱、依地酸钙钠（EDTA）等。

> **释义**
>
> ■ 目前尚无关于类风湿关节炎（RA）合并肺间质纤维化以及结缔组织病相关肺间质纤维化的治疗指南，治疗方案的选择与治疗主要依据特发性肺纤维化（IPF）的治疗指南——2011 年及 2015 年 ATS/ERS/JRS/ALAT 的 IPF 治疗指南。
>
> ■ RA 相关的间质性肺疾病（ILD）的病理类型主要有两种：一是寻常型间质性肺炎（UIP）；二是非特异性间质性肺炎（NSIP）。
>
> ■ 通常 NSIP 的治疗效果要好于 UIP，尤其是对于糖皮质激素反应良好。
>
> ■ IPF/UIP 的治疗应根据个体化的原则，对于年轻的、病情不断恶化、症状进行性加重、亚急性患者、无禁忌证可考虑单独给予免疫抑制剂或合并中剂量的糖皮质激素治疗。病情趋于晚期时，治疗意义不大，免疫抑制剂及糖皮质激素可能给患者带来很多严重不良反应。故治疗前应对患者的基本病情进行综合分析，并在告知患者后再开始治疗。
>
> ■ 治疗策略包括：辅助治疗、药物治疗以及肺移植。

（四）标准住院日 14~20 天

> **释义**
>
> ■ 类风湿关节炎（RA）合并肺间质纤维化的患者入院后，1~2 天完善相关检查明确诊断，在第 3~7 天制订治疗方案，观察治疗反应，8~13 天制订长期用药方案，复查必要项目。总住院时间不超过 20 天均符合本路径要求。

（五）进入路径标准

1. 第一诊断必须符合 ICD-10 类风湿关节炎伴肺间质纤维化（ICD-10：M05.102+J99.0*）疾病编码。

2. 当患者同时具有其他疾病诊断，但在住院期间不需要特殊处理也不影响第一诊断的临床路径流程实施时，可以进入路径。

> **释义**
>
> ■ 进入本路径的标准必须是符合分类标准中明确诊断的类风湿关节炎患者，同时合并肺间质纤维化。
>
> ■ 需要除外患者有肺动脉高压、肺部感染、药物导致的肺间质病变等疾患。

> ■ 当患者同时患有其他疾病，本次住院期间不需要检查和治疗，且本次入院第一诊断为类风湿关节炎伴肺间质纤维化，也可以进入本路径。

（六）住院期间的检查项目

1. 必需的检查项目：

（1）血常规、尿常规、大便常规。

（2）肝功能、肾功能、电解质、血糖、血脂、红细胞沉降率（ESR）、CRP、免疫球蛋白及补体、血气分析、凝血功能、感染性疾病筛查（乙型肝炎、丙型肝炎、梅毒、艾滋病等）。

（3）类风湿因子、抗 CCP 抗体、抗 AKA 抗体、抗 APF 抗体、抗核抗体谱、ANCA。

（4）心电图、关节影像检查、胸部高分辨率 CT、肺功能、骨密度、肝胆胰脾彩超。

2. 根据患者病情可进行：KL-6 水平检测、滑膜液检查、心脏彩超、泌尿系彩超、关节彩超和磁共振检查、HBV-DNA、HCV-RNA、PCT、感染性疾病相关检查、肿瘤筛查、^{13}C 呼气试验、支气管镜检查、消化内镜检查。

> **释义**
>
> ■ 必查项目是明确诊断，排除其他疾患，进行鉴别诊断，制订有效治疗方案的基础，在治疗方案制订前必须完成。相关人员应认真分析检查结果，以便及时发现异常情况并采取对应处置。
>
> ■ 对于与肺部感染不易鉴别的患者，可行 KL-6 水平检测，以及其他感染性疾病相关检查。
>
> ■ 年龄偏大的女性患者，强调骨密度的检查，以便治疗中及时给予抗骨质疏松药物。

（七）治疗方案与药物选择

1. 一般治疗：休息，缓解期尽早开始关节功能锻炼，外用药。

2. 吸氧或高压氧治疗。

3. 药物治疗：

（1）类风湿关节炎原发病治疗：见类风湿关节炎临床路径。

（2）糖皮质激素、免疫抑制剂（环磷酰胺、霉酚酸酯、环孢素 A、他克莫司、硫唑嘌呤、雷公藤多苷、甲氨蝶呤、来氟米特等）、植物制剂。

（3）其他治疗：静脉注射免疫球蛋白（IVIg）、生物制剂、血浆置换/免疫吸附等，重症患者视病情而定。

（4）N-乙酰半胱氨酸、吡非尼酮、青霉胺、秋水仙碱、依地酸钙钠（EDTA）等。

（5）必要时抗感染、保护胃黏膜、保肝、防治骨质疏松等治疗。

> **释义**
>
> ■ 吸氧在 IPF 合并低氧血症时能改善患者的生活质量，提高其活动能力，但对于生存率的影响尚未得到证实。肺康复治疗能提高患者的生活质量和活动能力。

■ IPF/UIP 的治疗尚无一致意见，治疗方法缺乏且效果差。既往糖皮质激素及免疫抑制剂的目的是减轻肺部炎症反应，但这些治疗均缺乏严格的临床试验资料支持。

■ 糖皮质激素一直用于治疗 IPF/UIP，但疗效却并不理想，且不良反应多，NSIP 对激素反应较好，推荐使用。对于有激素使用适应证的患者，推荐中小剂量泼尼松联合硫唑嘌呤或环磷酰胺。对于可能出现激素不良反应的患者，如高龄（＞70 岁）、肥胖、骨质疏松、糖尿病，不推荐使用激素治疗。

■ 免疫抑制剂较常用的有环磷酰胺及硫唑嘌呤，其他免疫抑制剂如环孢素 A、吗替麦考酚酸在前二者无效或不能耐受情况下，也可以选用。

■ 秋水仙碱及 D-青霉胺可能有抑制纤维合成的作用，已适用于治疗 IPF/UIP，但其疗效尚不确定。

■ 其他新的治疗药物主要有 N-乙酰半胱氨酸、吡非尼酮、干扰素等，这些药物可能有抑制组织纤维增生并促进肺泡上皮细胞再生的作用。

■ 重症患者可根据病情，考虑 IVIg、生物制剂、血浆置换/免疫吸附等治疗手段。

■ 应用糖皮质激素及免疫抑制剂过程中，要注意感染、胃肠道风险及骨质疏松的风险，必要时抗感染、保护胃黏膜、保肝、防治骨质疏松等治疗。

（八）出院标准

1. 症状明显缓解。
2. 病情稳定。
3. 没有需要住院治疗的合并症和/或并发症。

释义

■ 患者出院前不仅应完成必须复查的项目，且复查项目应无明显异常。无其他需要继续住院治疗的并发症。患者充分知晓长期服药方案及复诊时间。

（九）变异及原因分析

1. 治疗无效或者病情进展，需要进行相关诊断和治疗，导致住院时间延长。
2. 伴有影响本病治疗效果的合并症和并发症，需要进行相关诊断和治疗。
3. 合并多器官功能障碍，转入相应路径。

释义

■ 变异是指入选临床路径的患者未能按路径流程完成医疗行为或未达到预期的医疗质量控制目标。这包含三方面情况：①按路径流程完成治疗，但出现非预期结果，可能需要后续进一步处理，如病情进行性加重或出现其他并发症；②按路径流程完成治疗，但超出了路径规定的时限，实际住院日超出标准住院日要求，或未能在规定的时间结束治疗等；③不能按路径流程完成治疗，患者需要中途退出路径，如治疗过程中出现严重并发症，导致必须终止路径或需要转入其他路径进行治疗等。对这些患者，主管医师均应进行变异原因的分析，并在临床路径的表单中予以说明。

■ 类风湿关节炎合并肺间质纤维化的常见并发症有：肺部继发感染、肝功能损伤、消化道溃疡或出血、骨质疏松严重合并骨折等。

■ 医师认可的变异原因主要指患者入选路径后，医师在检查及治疗过程中发现患者合并存在一些事前未预知的对本路径治疗可能产生影响的情况，需要终止执行路径或者是延长治疗时间、增加治疗费用。医师需在表单中明确说明。

■ 因患者方面的主观原因导致执行路径出现变异，也需要医师在表单中予以说明。

五、类风湿关节炎伴肺间质纤维化临床路径给药方案

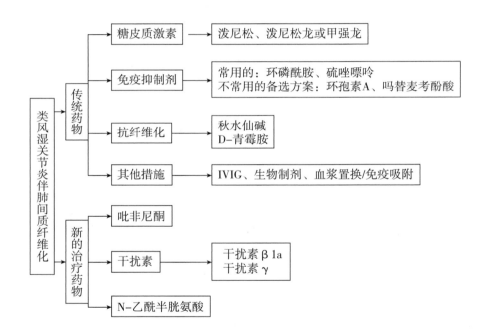

【用药选择】

1. 糖皮质激素：总体疗效不理想，尤其是对于 UIP，不过对于 NSIP，通常建议早期使用，绝大多数对糖皮质激素反应良好，绝大部分患者能改善甚至完全缓解。通常推荐泼尼松 0.5mg/（kg·d）治疗 4~6 周后逐渐减量，0.25mg/（kg·d）治疗 4 周，再减至 0.125mg/（kg·d）或 0.25mg/（kg·d）隔天 1 次。

2. 环磷酰胺：通常联合糖皮质激素使用，口服 1~2mg/（kg·d）（最大用量 150mg/d），开始剂量 25~50mg/d，之后每 7~14 天以 25mg 的增加速度上升至最大量。静脉冲击治疗：0.75~1.5g（每月 1 次）。

3. 硫唑嘌呤：作用通常较环磷酰胺弱但毒性小。口服 2~3mg/（kg·d）（最大用量 150mg/d）。开始剂量 25~50mg/d，之后每 7~14 天以 25mg 的增加速度上升至最大量。

4. 环孢素 A：在环磷酰胺和硫唑嘌呤无效或不能耐受时可选用，口服 3~6mg/（kg·d）。不良反应包括神经系统、肾、胃肠道反应及高血压和多毛。

5. 其他治疗：在重症患者，病情加重迅速，糖皮质激素效果不佳时，可考虑 IVIg、生物制剂、血浆置换/免疫吸附等治疗手段。

6. 吡非尼酮：在动物模型中可减轻肺纤维化，抑制 TGF-β 诱发的胶原合成，减少胶原 II 和 III 以及 TNF-α 的合成等作用。初始用量为每次 200mg，一天 3 次；逐渐增加至每次 600mg，一天 3 次。根据患者不良反应及耐受情况至少维持在每次 400mg，一天 3 次。

7. N-乙酰半胱氨酸：N-乙酰半胱氨酸可促进谷胱甘肽的合成，已作为一种表面抗氧化剂用于 UIP 治疗，但疗效尚未明确。常用剂量一次 600mg，每天 2~3 次。

8. 干扰素：干扰素 β1a 可减少成纤维细胞的迁徙和增殖，体外试验可移植成纤维细胞合成胶原。但临床试验未发现干扰素 β1a 有任何治疗效果。干扰素 γ 在体外试验中可抑制胶原合成，还可减轻动物模型的纤维化。该药是否可用于临床还有待进一步研究。

【药学提示】

1. 环磷酰胺进入体内被肝脏内存在的过量的磷酰胺酶或磷酸酶水解，变为活化作用型的磷酰胺氮芥而起作用，与 DNA 发生交叉联结，抑制 DNA 的合成，也可干扰 RNA 的功能，属细胞周期非特异性药物。不良反应包括出血性膀胱炎、骨髓抑制、胃炎、胃肠道反应、间质性肺炎、脱发、卵巢纤维化、精子减少、机会性感染、膀胱癌、白血病及血液系统恶性肿瘤等。

2. 硫唑嘌呤是 6-巯基嘌呤的咪唑衍生物，为具有免疫抑制作用的抗代谢剂。可产生烷基化作用阻断 SH 组群，抑制核酸的生物合成，防止细胞的增生，并可引起 DNA 的损害。动物实验证实，本药可使胸腺、脾内 DNA、RNA 减少，影响 DNA、RNA 以及蛋白质的合成，主要抑制 T 淋巴细胞而影响免疫，所以可抑制迟发过敏反应、器官移植的排斥反应。主要不良反应是骨髓抑制、胃肠道不适、肝毒性、皮肤过敏及特异性体质性发热反应。

【注意事项】

1. 相关药物应用时应熟知其不良反应、禁忌证、药物间的交互作用及慎用人群。

2. 注意糖皮质激素及免疫抑制剂应用过程中可能出现的不良反应，要注意感染、胃肠道风险及骨质疏松的风险，必要时给予抗感染、保护胃黏膜、保肝、防治骨质疏松等治疗。

六、类风湿关节炎伴肺间质纤维化患者护理规范

1. 呼吸困难患者，应减少体力活动，吸氧，必要时心电监护，监测血氧饱和度。

2. 鼓励患者进行可以耐受的主动和被动锻炼（比如床上锻炼），以保持肌力和关节活动范围，降低下肢深静脉血栓发生风险。

3. 活动耐力极度下降患者，鼓励患者家属加强护理，定时翻身，变换体位，减少坠积性肺炎和压疮发生风险。

4. 随患者呼吸困难及关节症状逐渐改善，可鼓励患者逐渐增加锻炼时间和强度，以患者耐受为宜。

5. 注意监测患者生命体征，注意观察患者有无呼吸道分泌物，早期发现呼吸道感染。

6. 出院患者，若有条件可行家庭氧疗。

七、类风湿关节炎伴肺间质纤维化患者营养治疗规范

1. 饮食应营养均衡，多进食优质动物蛋白和新鲜蔬菜，避免辛辣刺激食物。

2. 伴有糖尿病患者，应注意糖尿病饮食；伴有高血压、冠心病、高脂血症者，应低盐、低脂饮食。

3. 肥胖患者，注意减少碳水化合物摄入。

八、类风湿关节炎伴肺间质纤维化患者健康宣教

　　1. 向患者和家属讲解疾病知识，使其保持乐观情绪。

　　2. 患者及家属戒烟，避免接触刺激气味和烟尘。

　　3. 适当锻炼，增强体质，营养均衡。

　　4. 少去公共场所，注意佩戴口罩。

　　5. 适时增减衣物，避免受寒。

　　6. 保持良好的作息，避免劳累、熬夜。

　　7. 保持良好的个人卫生，保持家庭环境清洁、通风。

九、推荐表单

（一）医师表单

类风湿关节炎伴肺间质纤维化临床路径医师表单

适用对象：第一诊断为类风湿关节炎伴肺间质纤维化（ICD-10：M05.102+J99.0*）

患者姓名：	性别：	年龄：	门诊号：	住院号：
住院日期： 年 月 日	出院日期： 年 月 日			标准住院日：14~20天

时间	住院第1天	住院第2天	住院第3~7天
主要诊疗工作	☐ 询问病史及体格检查 ☐ 完成病历书写 ☐ 开实验室检查单	☐ 上级医师查房 ☐ 根据初步的检查结果制订下一步诊疗计划 ☐ 根据情况调整基础用药 ☐ 申请必要的相关科室会诊 ☐ 向患者及家属交代病情 ☐ 签署各种必要的知情同意书、自费用品协议书	☐ 完成类风湿关节炎合并肺间质病变的诊断
重点医嘱	**长期医嘱：** ☐ 风湿病护理常规 ☐ 一级或二级护理 ☐ 膳食选择 ☐ 镇痛对症治疗 ☐ 既往基础用药 ☐ 对症处理措施：氧疗、改善右心功能、防止继发感染 ☐ 心电监护、指脉氧监测（必要时） **临时医嘱：** ☐ 血常规、尿常规、大便常规 ☐ 肝功能、肾功能、电解质、血糖、血脂、血气分析、凝血功能、传染病四项 ☐ 类风湿因子、抗CCP抗体、抗AKA抗体、抗APF抗体、抗核抗体谱、CRP、ESR、免疫球蛋白及补体、病毒全套 ☐ 心电图、关节X片、胸部HRCT、肺功能、肝胆胰脾彩超、骨密度 ☐ 根据患者病情可进行：KL-6水平检测、肌炎抗体谱、滑膜液检查、心脏彩超、泌尿系彩超、关节彩超和磁共振检查、HBV-DNA、HCV-RNA、PCT、[13]C呼气试验、消化内镜检查	**长期医嘱：** ☐ 风湿病护理常规 ☐ 一级或二级护理 ☐ 膳食选择 ☐ 继续类风湿关节炎原发病治疗 ☐ 既往基础用药 ☐ 对症处理措施：氧疗、改善右心功能、防止继发感染 ☐ 心电监护、指脉氧监测（必要时） **临时医嘱：** ☐ 其他特殊医嘱	**长期医嘱：** ☐ 风湿病护理常规 ☐ 一级或二级护理 ☐ 膳食选择 ☐ 类风湿关节炎原发病治疗 ☐ 糖皮质激素、免疫抑制剂、植物制剂 ☐ 其他治疗：IVIg、血浆置换/免疫吸附等，重症患者视病情而定 ☐ N-乙酰半胱氨酸等 ☐ 必要时抗感染、保护胃黏膜、保肝、防治骨质疏松等治疗 ☐ 需要时给予钙剂、阿法骨化醇、双膦酸盐防治骨质疏松治疗 ☐ 对症处理措施：氧疗、改善右心功能、防止继发感染 ☐ 心电监护、指脉氧监测（必要时） **临时医嘱：** ☐ 血常规、尿常规、大便常规、CRP、ESR、PCT、肝功能、肾功能、血糖、胸部HRCT

续　表

时间	住院第 1 天	住院第 2 天	住院第 3~7 天
病情 变异 记录	□无　□有，原因： 1. 2.	□无　□有，原因： 1. 2.	□无　□有，原因： 1. 2.
医师 签名			

时间	住院第 8~13 天	住院第 14~20 天 （出院日）
主要 诊疗 工作	□ 完成必要的其他专科会诊 □ 评估一般情况、类风湿关节炎并发症或合并症、 　 治疗不良反应等 □ 上级医师查房，提出系统的治疗方案 □ 明确出院时间	□ 完成出院记录、出院证明书、出院病历等 □ 向患者交代出院后的注意事项
重 点 医 嘱	**长期医嘱：** □ 根据病情调整长期用药，坚持服药 **临时医嘱：** □ 必要时复查血常规、尿常规、肝功能、肾功能、 　 CRP、ESR、PCT、胸部 HRCT 等	**出院医嘱：** □ 出院带药 □ 门诊随诊
病情 变异 记录	□ 无　□ 有，原因： 1. 2.	□ 无　□ 有，原因： 1. 2.
医师 签名		

（二）护士表单

类风湿关节炎伴肺间质纤维化临床路径护士表单

适用对象：第一诊断为类风湿关节炎伴肺间质纤维化（ICD-10：M05.102+J99.0*）

患者姓名：	性别： 年龄： 门诊号：	住院号：
住院日期： 年 月 日	出院日期： 年 月 日	标准住院日：14~20 天

时间	住院第 1 天	住院第 2 天	住院第 3~7 天
健康宣教	□ 介绍主管医师、护士 □ 入院宣教（常规、安全）	□ 服药宣教 □ 疾病宣教 □ 饮食、饮水活动的宣教	□ 服药宣教 □ 疾病宣教
护理处置	□ 安置患者，佩戴腕带 □ 通知医师 □ 生命体征的监测测量 □ 吸氧 □ 交接液体 □ 病情交班 □ 配合治疗 □ 完成护理记录	□ 协助患者完成临床检查 □ 遵医嘱完成治疗 □ 完成护理记录	□ 评估患者全身情况 □ 观察生命体征 □ 协助患者完成临床检查 □ 注意实验室检查结果回报 □ 完成护理记录
基础护理	□ 准备床单位、监护、吸氧 □ 生命体征的观察 □ 一级或二级护理 □ 生活护理 □ 患者安全及心理护理	□ 生命体征的观察 □ 一级或二级护理 □ 生活护理 □ 患者安全及心理护理	□ 病情的观察（症状、体征、神志、生命体征） □ 保持水、电解质平衡 □ 一级或二级护理
专科护理	□ 口服药物的剂量 □ 关节疼痛及体位评估 □ 观察呼吸情况	□ 口服药物的剂量 □ 关节疼痛及体位评估 □ 观察呼吸情况	□ 相关并发症的观察 □ 防止感染 □ 注意防护，预防骨折 □ 协助评估 6 分钟步行试验
重点医嘱	□ 详见医嘱执行单	□ 详见医嘱执行单	□ 详见医嘱执行单
病情变异记录	□ 无 □ 有，原因： 1. 2.	□ 无 □ 有，原因： 1. 2.	□ 无 □ 有，原因： 1. 2.
护士签名			

时间	住院第 8~13 天	住院第 14~20 天 （出院日）
健康 宣教	□ 饮食宣教 □ 服药宣教 □ 疾病宣教	□ 活动指导 □ 出院宣教
护理 处置	□ 观察生命体征 □ 生命体征的观察 □ 生活护理 □ 患者安全及心理护理	□ 观察生命体征 □ 遵医嘱完成治疗 □ 嘱咐坚持长期服药 □ 生活护理 □ 患者安全及心理护理 □ 完成护理记录 □ 配合患者做好出院准备
基础 护理	□ 监测：心率、心律，血压，血氧饱和度，呼吸 □ 一级或二级护理 □ 协助患者完成各项检查 □ 协助患者做好生活护理	□ 二级护理 □ 协助患者完成各项检查 □ 办理出院事项
专科 护理	□ 相关并发症的观察	□ 相关并发症的观察
重点 医嘱	□ 详见医嘱执行单	□ 详见医嘱执行单
病情 变异 记录	□ 无　□ 有，原因： 1. 2.	□ 无　□ 有，原因： 1. 2.
护士 签名		

（三）患者表单

类风湿关节炎伴肺间质纤维化临床路径患者表单

适用对象：第一诊断为类风湿关节炎伴肺间质纤维化（ICD-10：M05.102+J99.0*）

患者姓名：	性别：	年龄：	门诊号：	住院号：
住院日期：　　年　月　日	出院日期：　　年　月　日			标准住院日：14~20天

时间	入院第1~2天	入院第3~13天	入院第14~20天
医患配合	□ 配合询问病史、收集资料，请务必详细告知既往史、用药史、过敏史 □ 如需进行活检，签署手术知情同意书等	□ 配合签署关于治疗用药的各种必要的知情同意书 □ 治疗中使用药物如有不适，及时告诉医师	□ 接受出院前指导 □ 知道复诊程序 □ 获取出院诊断书
护患配合	□ 配合测量体温、脉搏、呼吸、血压 □ 配合完成入院护理评估（简单询问病史、过敏史、用药史） □ 接受入院宣教（环境介绍、病室规定、订餐制度、贵重物品保管等） □ 有任何不适请告知护士	□ 接受术后宣教 □ 配合静脉输液、皮下及肌内注射用药等之类 □ 有任何不适请告知护士 □ 配合定时测量生命体征、每日询问尿便，监测血糖 □ 配合做好病房消毒，避免感染 □ 配合执行探视及陪伴	□ 接受出院宣教 □ 办理出院手续 □ 获取出院带药 □ 知道服药方法、作用、注意事项 □ 了解复查的时间及项目 □ 知道复印病历方法
饮食	□ 如无禁忌，正常饮食	□ 如无禁忌，正常饮食	□ 正常饮食
排泄	□ 正常排尿便	□ 正常排尿便	□ 正常排尿便
活动	□ 如无须活检，正常活动	□ 加强防护，避免感染	□ 加强防护，避免感染

附：原表单（2016 年版）

类风湿关节炎伴肺间质纤维化临床路径表单

适用对象：第一诊断为类风湿关节炎伴肺间质纤维化（ICD-10：M05.102+J99.0*）

患者姓名：	性别：　　年龄：　　门诊号：	住院号：
住院日期：　　　年　月　日	出院日期：　　　年　月　日	标准住院日：14~20 天

时间	住院第 1 天	住院第 2 天	住院第 3~7 天
主要诊疗工作	□ 询问病史及体格检查 □ 完成病历书写 □ 开实验室检查单	□ 上级医师查房 □ 根据初步的检查结果制订下一步诊疗计划 □ 根据情况调整基础用药 □ 申请必要的相关科室会诊 □ 向患者及家属交代病情 □ 签署各种必要的知情同意书、自费用品协议书	□ 完成类风湿关节炎合并肺间质病变的诊断
重点医嘱	**长期医嘱：** □ 风湿病护理常规 □ 一级或二级护理 □ 膳食选择 □ 镇痛对症治疗 □ 既往基础用药 □ 对症处理措施：氧疗、改善右心功能、防止继发感染 □ 心电监护、指脉氧监测（必要时） **临时医嘱：** □ 血常规、尿常规、大便常规 □ 肝功能、肾功能、电解质、血糖、血脂、血气分析、凝血功能、传染病四项 □ 类风湿因子、抗 CCP 抗体、抗 AKA 抗体、抗 APF 抗体、抗核抗体谱、CRP、ESR、免疫球蛋白及补体、病毒全套 □ 心电图、关节 X 片、胸部 HRCT、肺功能、肝胆胰脾彩超、骨密度 □ 根据患者病情可进行：KL-7 水平检测、滑膜液检查、心脏彩超、泌尿系彩超、关节彩超和磁共振检查、HBV-DNA、HCV-RNA、PCT、^{13}C 呼气试验、消化内镜检查	**长期医嘱：** □ 风湿病护理常规 □ 一级或二级护理 □ 膳食选择 □ 继续类风湿关节炎原发病治疗 □ 既往基础用药 □ 对症处理措施：氧疗、改善右心功能、防止继发感染 □ 心电监护、指脉氧监测（必要时） **临时医嘱：** □ 其他特殊医嘱	**长期医嘱：** □ 风湿病护理常规 □ 一级或二级护理 □ 膳食选择 □ 类风湿关节炎原发病治疗 □ 糖皮质激素、免疫抑制剂、植物制剂 □ 其他治疗：IVIg、血浆置换/免疫吸附等，重症患者视病情而定 □ N-乙酰半胱氨酸等 □ 必要时抗感染、保护胃黏膜、保肝、防治骨质疏松等治疗 □ 需要时给予钙剂、阿法骨化醇、双膦酸盐防治骨质疏松治疗 □ 对症处理措施：氧疗、改善右心功能、防止继发感染 □ 心电监护、指脉氧监测（必要时） **临时医嘱：** □ 血常规、尿常规、大便常规、CRP、ESR、肝功能、肾功能、血糖、胸部 HRCT

续　表

时间	住院第 1 天	住院第 2 天	住院第 3~7 天
主要护理工作	□ 介绍病房环境、设施和设备 □ 入院护理评估	□ 宣教	□ 观察患者病情变化 □ 心理与生活护理
病情变异记录	□ 无　□ 有，原因： 1. 2.	□ 无　□ 有，原因： 1. 2.	□ 无　□ 有，原因： 1. 2.
护士签名			
医师签名			

时间	住院第 8~13 天	住院第 14~20 天 （出院日）
主要 诊疗 工作	□ 完成必要的其他专科会诊 □ 评估一般情况、类风湿关节炎并发症或合并症、 　治疗不良反应等 □ 上级医师查房，提出系统的治疗方案 □ 明确出院时间	□ 完成出院记录、出院证明书、出院病历等 □ 向患者交代出院后的注意事项
重 点 医 嘱	长期医嘱： □ 根据病情调整长期用药，坚持服药 临时医嘱： □ 必要时复查血常规、尿常规、肝功能、肾功能、 　CRP、ESR、胸部 HRCT	出院医嘱： □ 出院带药 □ 门诊随诊
主要 护理 工作	□ 观察患者病情变化 □ 心理与生活护理	□ 指导患者办理出院手续
病情 变异 记录	□ 无　□ 有，原因： 1. 2.	□ 无　□ 有，原因： 1. 2.
护士 签名		
医师 签名		

第七章

骨关节炎临床路径释义

【医疗质量控制指标】

指标一、骨关节炎患者健康宣教执行率。

指标二、骨关节炎患者共患病筛查率。

指标三、骨关节炎药物规范服用率。

指标四、骨关节炎药物及关节腔注射相关不良反应发生率。

一、骨关节炎编码

1. 原编码：

疾病名称及编码：骨关节炎（ICD-10：M19.991）

2. 修改编码：

疾病名称及编码：多关节病（ICD-10：M15）

髋关节病（ICD-10：M16）

膝关节病（ICD-10：M17）

第一腕掌关节病（ICD-10：M18）

其他关节病（ICD-10：M19）

二、临床路径检索方法

M15-M19

三、国家医疗保障疾病诊断相关分组（CHS-DRG）

MDCI 肌肉、骨骼疾病及功能障碍

IU1 骨病及其他关节病

四、骨关节炎临床路径标准住院流程

（一）适用对象

第一诊断为骨关节炎（ICD-10：M19.991）。

> 释义
>
> ■骨关节炎（osteoarthritis，OA）是一种由多种原因引起的软骨破坏、纤维化、磨损剥落，软骨下骨硬化、囊性变，关节边缘骨赘形成，滑膜炎症增生，进而导致关节囊和韧带挛缩的中老年退行性疾病，主要特点为关节软骨破坏，主要表现为骨摩擦感、晨僵、疼痛和关节功能障碍等，常见部位为手、膝、髋和腰椎颈椎，是造成疼痛和残疾的主要原因。OA 按照病因可分为原发性和继发性 OA，原发性 OA 的发病原因目前尚不明确，多见于中老年；继发性 OA 继发于任何关节损伤或疾病，如半月板损伤、关节内或关节周围骨折、关节韧带损伤、先天畸形或脱位等。本路径适用于原发性 OA 及继发性 OA。

（二）诊断依据

根据《临床诊疗指南·风湿病学分册》（中华医学会编著，人民卫生出版社，2010 年）。

1. 膝骨关节炎的分类标准（1995 年美国风湿病协会修订标准）：

临床标准：①近 1 个月大多数时间有膝痛；②活动时有骨摩擦感；③晨僵≤30min；④年龄≥38 岁；⑤有骨性膨大。

满足①+②+③+④或①+②+⑤或①+④+⑤可诊断。

2. 手关节炎的分类标准（1995 年美国风湿病协会修订标准）：

临床标准：①近 1 个月大多数时间有手痛、发酸、发僵；②10 个指间关节中，骨性膨大者≥2 个（10 个指间关节：双侧第 2、3 远指和近指关节、双侧第 1 腕掌关节）；③掌指关节肿胀≤2个；④远指关节骨性膨大≥2个；⑤10 个指定的指间关节中，畸形者≥1 个。

满足①+②+③+④或①+②+③+⑤可确诊。

3. 髋关节炎的分类标准（1995 年美国风湿病协会修订标准）：

临床标准：①近 1 个月大多数时间有髋痛；②髋内旋<15°；③ESR<45mm/1h；④髋屈曲<115°；⑤髋内旋>15°；⑥晨僵<60min；⑦年龄>50 岁；⑧内旋时疼痛。

满足①+②+③或①+②+④或①+⑤+⑥+⑦+⑧可诊断。

> **释义**
>
> ■ OA 患者在病程、临床表现及疾病转归等方面存在较大的异质性，因此很难制定 OA 的诊断标准，只能依赖分类标准将 OA 患者从正常人群中区分出来，并与患有相似临床表现的其他疾病的患者鉴别。需要注意的是，在诊断 OA 时，如果症状典型，并不推荐常规应用影像学检查进行诊断。影像学检查仅在症状不典型时需要，以免误诊。
>
> ■ 在门诊，OA 患者最常见的就诊原因为关节疼痛，这种疼痛通常在过度活动后出现，休息后可以缓解，晚期可影响关节活动范围，或出现持续性疼痛和休息痛。OA 患者同时也可伴有晨僵，与类风湿关节炎不同的是，OA 患者关节僵硬持续时间较短，一般少于 15 分钟，少数超过 30 分钟。除此之外，OA 可以累及全身多个关节，不同部位受累症状也有所不同，因此建议临床医师根据患者受累关节范围、发病或预后危险因素和临床表现对患者进行综合评估。
>
> ■ 目前临床诊断 OA 主要参考 1995 年 ACR 修订的 OA 分类标准，这项分类标准特异度较高，其中手 OA 分类标准的敏感度为 92%，特异度为 98%。膝 OA 分类标准的敏感度和特异度分别为 91% 和 86%，这对于临床诊断 OA 非常实用，但对早期 OA 的诊断意义有限。对于膝 OA 的诊断，临床中除了遵循 1995 年 ACR 标准外，2010 年 EULAR 标准以及 2014 年 NICE 标准应用也比较广泛。相比于另外两种诊断标准，2014 年 NICE 标准更适合早期膝 OA 诊断，也更适合初级卫生保健机构识别早期膝 OA 患者，该标准的主要内容为：①年龄≥45 岁；②疼痛与活动相关；③无关节晨僵或晨僵<30 分钟；④除外痛风，其他炎性关节炎（例如类风湿关节炎）、化脓性关节炎和恶性肿瘤所致骨痛。

（三）进入路径标准

1. 第一诊断必须符合骨关节炎（ICD-10：M19.991）。

2. 达到住院标准：符合骨关节炎诊断标准，经临床医师判断需要住院治疗。

3. 当患者同时具有其他疾病诊断，如在住院期间不需特殊处理也不影响第一诊断的临床路径流程实施时，可以进入路径。

> **释义**
>
> ■ 进入路径的标准必须是明确诊断的 OA 患者。
> ■ 需要除外患者患有未经治疗的恶性肿瘤、严重的感染、脏器衰竭等疾患。
> ■ 患者如虽合并其他疾病，但病情已缓解或已被良好控制也可以进入路径，但应密切监测病情，并及时调整药物的使用，必要时请相关科室会诊。

（四）标准住院日 7~14 天

> **释义**
>
> ■ 完善相关实验室检查，判断病情制订治疗方案 1~2 天，改善病情药物及软骨保护剂使用在第 3~7 天实施。OA 患者以中老年居多，如合并其他中老年好发的慢性疾病如高血压、糖尿病等，需同时诊断并给予相应治疗，此情况可适当延长住院时间。总住院时间不超过 14 天均符合路径要求。

（五）住院期间的检查项目

1. 必需的检查项目：
（1）血常规、尿常规、大便常规。
（2）肝功能、肾功能、电解质、血糖、红细胞沉降率、CRP。
（3）抗体（包括类风湿因子）等免疫学指标。
（4）胸部正侧位 X 线片、心电图、关节 X 线片、关节彩超、腹部彩超。
2. 根据患者病情选择：
（1）骨密度、甲状腺功能 3 项、妇科 6 项。
（2）HLA-B27；关节磁共振、关节超声、关节液检查。

> **释义**
>
> ■ 血常规、尿常规、大便常规、肝功能、肾功能、电解质、血脂、血糖、胸部正侧位 X 线、心电图、腹部彩超，主要用于辨别患者是否有诸如心脏病、高血压、糖尿病、肝肾功能异常等合并疾病。这些检查应在 OA 治疗之前进行，以便及时发现异常情况并采取对应处置，同时判断患者是否存在使用药物禁忌。
> ■ 影像学检查有助于 OA 的诊断及鉴别诊断，同时有助于明确疾病严重程度、评估 OA 的治疗效果及判断疾病的转归。包括关节 X 线、关节超声和关节磁共振。临床中最常用的影像学检查是关节 X 线检查，也是临床诊断的"金标准"。该项检查价格低廉，可整体地显示关节间隙狭窄、关节面硬化、软骨下骨囊肿及骨赘形成，并可以通过评估关节间隙宽度间接计算软骨厚度的改变。但 X 线检查对早期诊断 OA 价值不大，不能区分关节间隙狭窄导致的软骨变薄还是半月板挤压，并且由于关节间隙会因患者体位及膝关节角度改变而发生变化，重复性差，不能评估疾病进展，

因此不推荐应用 X 线检查作为 OA 随访的指标。关节超声在我国已获得广泛认可，成为评价 OA 的手段，该检查简便，可以早期明确软骨病变，无辐射，可多次、多方位检查，并有助于 OA 的动态观察，目前临床主要遵循 2016 年 OMERACT 提出的 OA 超声半定量分级方案，从骨赘、软骨及炎症三个方面进行评价。关节超声的局限性在于不能评估软骨下骨髓病变及囊肿的情况，因此对早期诊断 OA 的价值有限。磁共振可以清楚地显示关节内包括肌腱、韧带、滑膜及关节软骨的各种结构，并可显示骨髓内的信号改变，可以较早期地发现关节结构改变，但是因为价格较高，目前临床中尚不将其作为必需的检查项目。

　　■ OA 需与其他有类似临床表现的疾病鉴别。包括类风湿因子在内的免疫学指标主要用于与其他炎性关节疾病鉴别。甲状腺功能、性激素等主要用于判断是否合并内分泌疾病，对于掌指关节明显受累的患者必须评估甲状腺功能并除外血色素沉着病。除此之外，OA 患者也需要关注与骨质疏松症共病现象，因为二者常互相伴发，并且大多数文献认为二者之间存在复杂的联系，因此对于 OA 患者，需要遵循个体化原则评估发生骨质疏松症的可能，必要时完善骨密度检测。

（六）治疗方案与药物选择

根据《临床诊疗指南·风湿病学分册》（中华医学会编著，人民卫生出版社，2010 年）。

1. 非药物治疗：患者教育以及运动及生活指导。
2. 物理治疗：针灸、按摩、推拿、热疗、水疗等。
3. 药物治疗：
（1）口服药：对乙酰氨基酚、非甾类抗炎药（NSAIDs）、阿片类药物。
（2）关节腔注射药：皮质激素；玻璃酸钠；壳聚糖（几丁糖）。
（3）局部外用药：局部应用 NSAIDs、辣椒素制剂。
（4）改善病情的抗骨关节炎药物（DMOADs）以及软骨保护剂：双醋瑞因、硫酸软骨素、氨基葡萄糖、多西环素、双膦酸盐、维生素 A、维生素 C、维生素 E、维生素 D。
（5）外科治疗：关节腔镜手术、截骨术、人工关节置换术、关节融合术。

> **释义**
>
> 　　■ OA 治疗目的是缓解疼痛，防止畸形，改善和恢复关节功能及提高生活质量。
> 　　■ 对于 OA 的治疗应包括多模式的治疗而不应仅限于处方一种药物。对 OA 患者而言，综合管理至关重要，在制订治疗方案时，要充分考虑患者的偏好，同时需要依据患者年龄、性别、风险因素、关节受累范围以及病情轻重给予个体化、阶梯治疗，治疗前要充分了解患者基础疾病，如高血压、心血管疾病、心力衰竭、消化道出血、慢性肾脏疾病或其他疾病以综合评估其用药风险，同时要了解患者外伤史、手术史、就诊距离、经济承受能力以及情感因素等可能会影响基础治疗方法选择的情况。在方案选择中应从系统暴露最少或毒性最小的疗法开始。
> 　　■ 对于 OA 初期且关节症状较轻的患者首选非药物治疗。非药物治疗是 OA 的基础治疗，非药物治疗不仅应贯穿于 OA 治疗的全程，还应贯穿于健康人-患者-恢复健康人的整个过程。目前的非药物治疗主要包括预防保健和治疗康复两个方面。在

治疗 OA 患者时，同时也推荐将身体、心理、社会和身心干预方法加入基础治疗中。推荐对 OA 患者进行健康宣教，主要是对其进行 OA 病因、预防、进展与治疗相关知识的教育，目的是减轻患者思想负担，提高自我管理效能。

■ 在非药物疗法中，强烈推荐所有 OA 患者控制体重，推荐超重或肥胖患者应减轻体重，同时强烈推荐 OA 患者进行运动锻炼，如步行、游泳以及太极拳等。但要注意的是，临床医师在制订运动方案时，应尽可能的给予具体的意见而不是简单的建议，建议由临床医师和患者共同决策，制订运动建议，并要重点关注患者的喜好及是否可进行此项运动。对于其他非药物疗法，如认知行为疗法、使用矫正器具及保健护具、针灸、热敷等，由于目前尚缺乏更高等级证据，因此在处方前建议与患者充分沟通，并共同作出决策。

■ 对于早期或中期的 OA 患者，推荐应用药物治疗。在对 OA 患者进行药物选择时需考虑最小全身暴露原则，因此对于出现轻微疼痛症状的患者，推荐外用 NSAIDs、辣椒素制剂局部涂抹以减轻患者局部疼痛，也可考虑中药外敷。

■ 持续疼痛或出现中重度疼痛的所有 OA 患者，推荐评估风险后选择口服 NSAIDs 治疗，并采用最低有效剂量短期（1~3 个月）单独使用。强烈建议膝关节和/或髋关节 OA 患者关节腔注射糖皮质激素并有条件推荐手 OA 患者关节腔注射糖皮质激素。疼痛症状持续或中重度的膝和/或第一腕掌关节 OA 患者，也可考虑关节腔内注射透明质酸以长期改善患者症状。

■ NSAIDs 禁忌或治疗无效的 OA 患者，建议口服阿片类药物或度洛西汀镇痛治疗或锝亚甲基二膦酸盐注射液治疗。建议对于有意愿的患者，在充分知情的情况下，可选择使用硫酸氨基葡萄糖或硫酸软骨素治疗．对于口服药物治疗的 OA 患者，也可考虑部分口服中成药联合使用。

■ OA 的外科治疗主要包括修复性治疗及重建性治疗两个方面，对于疼痛治疗效果不佳并伴有机械症状的膝 OA 患者，建议评估手术风险后行关节镜关节清理术以减轻症状，术后严格伤口管理，留意伤口变化，可局部应用胰蛋白酶等及时清创。对于非手术治疗不佳，生活质量受显著影响的髋和/或膝 OA 患者，推荐行关节置换术，可缓解疼痛，增加关节活动范围，改善生活质量。但需要注意的是，近年的研究发现，对于一小部分患者即使是关节置换术也不能完全缓解 OA 关节疼痛，因此手术治疗仍需辅以非药物及药物治疗。

（七）出院标准

1. 明确诊断。
2. 治疗有效。
3. 没有需要住院治疗的合并症和/或并发症。

> 释义

> ■ 患者出院前临床医师需仔细评估关节肿痛数目及临床表现并完成复查项目。全面评价疾病程度，判断有无药物如 NSAIDs 所致的并发症的发生。

（八）变异及原因分析

1. 对于重症病例，且伴有影响本病治疗效果的合并症和/或并发症，需要进行相关检查及治疗，导致住院时间延长。
2. 有手术治疗指征需外科治疗者，转入外科治疗路径。

> **释义**
>
> ■ 如本路径治疗后患者出现严重并发症，如急性消化道出血需要进行必要的治疗，或是医师在检查及治疗过程中发现患者合并存在一些事前未预知的对本路径治疗可能产生影响的情况，可能会引起住院时间延长、治疗费用增加。对这些患者，主管医师均应进行变异原因的分析，并在临床路径的表单中予以说明。因患者方面的主观原因导致执行路径出现变异，也需要医师在表单中予以说明。

五、骨关节炎临床路径给药方案

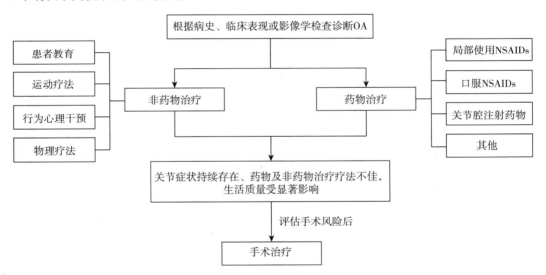

【用药选择】

OA 治疗药物主要可分为控制症状的药物、改善病情的药物及软骨保护剂。按给药途径分为口服、注射和局部外用药。

1. 控制症状药物：

（1）局部外用药：主要包括两大类。①外用 NSAIDs 制剂：局部外用 NSAIDs 制剂不良反应轻微，可有效缓解关节轻中度疼痛，中重度疼痛可与口服 NSAIDs 联合使用，常用药物有氟比洛芬凝胶贴膏、双氯芬酸钠乳膏等。②辣椒碱制剂：如辣椒碱乳剂，可消耗局部感觉神经末梢的 P 物质，减轻关节疼痛和压痛。临床医生在对手 OA 处方局部外用药时，要告知患者手部需要经常清洗，并存在眼部污染的风险。而对于髋关节 OA 患者，由于髋关节位于皮肤深部很难从局部外用药物中获益，因此对于髋关节更推荐首选口服 NSAIDs 治疗。

（2）口服药：

1）口服 NSAIDs：NSAIDs 主要通过抑制环氧化酶，减少前列腺素合成，减轻关节炎症所致的疼痛及肿胀、改善关节活动，是最常用的一类控制 OA 症状的药物。NSAIDs 主要包括非选择性环氧化酶抑制剂，如苯胺类药物对乙酰氨基酚，丙酸类药物萘普生、布洛芬、洛索洛芬，苯乙酸类药物双氯芬酸、吲哚乙酸以及昔康类药物美洛昔康、吡罗昔康、氯诺昔康；以及选择性 COX-2 抑制剂，主要为塞来昔布、依托考昔等昔布类药物。在药物选择时需遵循个体化原则，并需定期监测药物潜在不良反应及药物相互作用。对于胃肠道不良反应风险较高的患者，推荐选择口服选择性 COX-2 抑制剂与质子泵抑制剂（PPI）联合使用。还需要说明的是，尽管既往对乙酰氨基酚通常作为 OA 治疗的首选药物，但是在临床试验中，OA 患者使用对乙酰氨基酚获益较少，进一步的分析也表明对乙酰氨基酚作为 OA 的单药治疗可能无效。然而，对于非甾体抗炎药不耐受或存在禁忌证的患者，对乙酰氨基酚可能适合短期和间歇性使用，但要进行常规肝毒性监测，尤其是应用推荐最大剂量 3g 每天的患者。

2）阿片类药物：阿片类药物在 OA 中仍然存在争议，目前指南不推荐阿片类药物作为缓解 OA 疼痛的一线药物，因为阿片类药物对于非癌症疼痛的长期治疗可能仅有很小的获益。但是对于非甾体抗炎药禁忌、其他治疗无效、无法进行手术的患者仍然是适合的。如果必须选择阿片类药物，有条件推荐选择曲马多治疗。在药物疗程方面，指南尚无推荐，但目前的 RCT 研究认为 OA 患者不能应用阿片类药物超过 1 年。

3）度洛西汀：度洛西汀是一种 5-羟色胺及去甲肾上腺素再摄取抑制剂（SNRI），属于中枢镇痛药物，既往主要用于治疗抑郁及慢性疼痛，目前的 OA 指南推荐长期、慢性、顽固性全身广泛性疼痛或伴有抑郁的 OA 疼痛患者可应用度洛西汀治疗。在其他疾病中，其他中枢镇痛药如普瑞巴林、加巴喷丁、选择性 5-羟色胺再摄取抑制剂和三环类抗抑郁药也具有治疗慢性疼痛的作用，然而在 OA 中，仅有度洛西汀具有充分的证据。

4）中成药物：越来越多的证据开始揭示中成药物对 OA 患者具有镇痛和抗炎作用。2016 年发表的一篇 Meta 分析也表明，中成药可能是一种缓解疼痛的安全方法，并且对于患有膝 OA 相关性疼痛的个体，中医药较标准西药具有潜在的优势。目前具有循证医学证据的有壮骨关节胶囊、祛风止痛胶囊、骨龙胶囊、仙灵骨葆胶囊、金乌骨通胶囊等，因此，对于口服药物治疗的 OA 患者，可考虑部分口服中成药联合使用。

（3）关节腔注射药：

1）糖皮质激素：关节腔注射长效糖皮质激素（如倍他米松）可缓解疼痛、减少渗出，疗效持续数周至数月。对于疼痛症状持续或中重度的膝和/或髋 OA 患者，强烈推荐关节腔内注射糖皮质激素以快速缓解 OA 患者疼痛，而由于手 OA 患者关节腔注射糖皮质激素的证据有限，因此为有条件推荐。另外，对于髋关节 OA 患者需要关节腔注射糖皮质激素时，强烈建议在超声引导下进行。

2）透明质酸（玻璃酸）：非药物疗法和单纯镇痛剂疗效不佳的膝关节 OA 可采用关节腔内注射透明质酸（玻璃酸）类制剂治疗。对减轻关节疼痛、增加关节活动度、保护软骨均有效，治疗效果可持续数月。对轻中度的 OA 具有良好的疗效。每周 1 次膝关节腔内注射，4~6 周为 1 个疗程。注射频率可以根据患者症状适当调整。

3）壳聚糖（几丁糖）：几丁糖是由几丁质脱乙酰而得的氨基糖，可促进器官组织再生，减轻细胞损伤及对关节内环境的干扰，从而达到保护关节软骨，减缓退行性病变的发生及缓解疼痛，关节腔注射几丁糖在 OA 治疗中具有肯定的价值。

2. DMOADs 及软骨保护剂：此类药物一般起效较慢，需治疗数周才见效，故亦称 OA 慢作用药。具有降低基质金属蛋白酶、胶原酶等活性的作用，既可抗炎、镇痛，又可保护关节软骨，有延缓 OA 发展的作用，但目前尚未有公认的理想的药物。

（1）氨基葡萄糖：氨基葡萄糖为天然的氨基单糖，是人体关节软骨基质中合成蛋白聚糖所必需的重要成分。目前有多种氨基葡萄糖制剂，但其治疗 OA 的疗效仍存在争议，尽管如此，氨基葡萄糖仍然是美国最常用的膳食补充剂之一。目前研究证实的是只有处方药结晶型硫酸氨基葡萄糖制剂（pCGS）治疗 OA 有效，因此，2016 年欧洲骨质疏松和骨关节炎临床经济学会（ESCEO）共识首次建议 OA 治疗中应区别 pCGS 与其他氨基葡萄糖制剂，并推荐 pCGS 作为 OA 治疗的一线用药。氨基葡萄糖潜在毒性很低，常用剂量 1500mg/d，分 2~3 次服用，持续 8 周以上显效，使用 1 年以上疗效更稳定，可联合 NSAIDs 使用。

（2）硫酸软骨素：ESCEO 指南除推荐 pCGS 外，同样推荐硫酸软骨素作为 OA 的药物治疗。尽管 2014 年 OARSI 指南中指出硫酸软骨素缓解疼痛的效应量存在差异，但就长期而言，硫酸软骨素对轻中度 OA 患者的关节结构变化产生有一些益处。通常将硫酸软骨素与氨基葡萄糖联合应用，成人每日 1200mg 口服。

（3）双醋瑞因：双醋瑞因是白细胞介素（IL）－1 抑制剂，可抑制软骨降解、促进软骨合成并抑制滑膜炎症。它不仅能有效地改善 OA 的症状，减轻疼痛，改善关节功能，且具有后续效应，连续治疗 3 个月以后停药，疗效至少可持续 1 个月。成人用量：每天 2 次，每次 50mg，餐后服用，一般服用时间不少于 3 个月。

（4）双膦酸盐：软骨下骨代谢与 OA 病理进展密切相关，目前研究认为双磷酸盐可以抑制破骨细胞活性，抑制异常的软骨下骨骨代谢，保护软骨下骨的骨微结构，改善软骨附着结构。

（5）维生素 D：近年来研究表明，维生素 D 与 OA 发病机制、影像学改变、关节症状等方面相关，可能通过对骨的矿化和细胞分化的影响在 OA 治疗中发挥作用。

【药学提示】

1. NSAIDs 主要不良反应有胃肠道反应、肾或肝功能损害、影响血小板功能、增加心血管不良事件发生的风险。在 NSAIDs 使用前必须先进行风险评估，有 NSAIDs 相关胃肠道危险因素者则应用塞来昔布等选择性环氧化酶（COX）－2 抑制剂或非选择性 NSAIDs＋米索前列醇或质子泵抑制剂治疗。如患者有 NSAIDs 相关的心脑肾血管危险则应慎用 NSAIDs。对老年患者应注意心血管和胃肠道的双重风险。

2. 长期应用糖皮质激素会妨碍软骨的修复过程，因此不主张随意用关节腔注射糖皮质激素，更反对同一关节反复多次使用，一般每年不超过 4 次，间隔时间不少于 3 个月。

【注意事项】

对 OA 进行药物治疗前必需进行风险评估，关注潜在内科疾病风险，根据患者个体情况，剂量个体化，尽量使用最低有效剂量，避免过量用药及同类药物重复或叠加使用；用药 3 个月后，应根据病情选择检查血、大便常规、大便隐血及肝肾功能。

六、骨关节炎患者护理规范

1. 伴有疼痛症状的 OA 患者护理：

（1）疼痛评估：伴有疼痛症状的 OA 患者首先应给予疼痛评估，评估内容包括患者的病变部位、疼痛特点、加重及缓解因素。对于能够自主表达的患者可以用视觉模拟量表进行评估，对于无法交流的患者可使用面部表情分级评分法进行评估。

（2）休息与体位：根据患者的全身情况和受累关节的病变性质、部位、数量及范围，选择不同的休息方式与体位；疼痛急性期应卧床休息，帮助患者采取舒适体位，并应根据患者的病情变化调整休息的时间，必要时应用适当的运动疗法以减少或避免因长时间卧床所致的肌力减弱、关节挛缩、压疮、骨质疏松、心肺耐力降低等并发症的发生。

（3）协助患者减轻疼痛：①为患者创造适宜的环境，避免嘈杂、吵闹，或过于寂静，以免患者因感觉超负荷或感觉剥夺而加重疼痛感；②合理应用非药物性镇痛措施：如松弛术、皮肤刺激疗法（冷敷、热敷、加压、震动等）、分散注意力；③根据病情使用蜡疗、水疗、磁疗、超短波、红外线等物理治疗方法缓解疼痛，也可按摩肌肉、活动关节，防治肌肉挛缩和关节活动障碍；④遵医嘱用药：告诉患者按医嘱服药的重要性和有关药物的不良反应。

（4）晨僵的护理：①鼓励患者晨起后行温水浴，或用热水浸泡僵硬的关节，而后活动关节；②夜间睡眠戴弹力手套保暖，可减轻晨僵程度。

（5）认知行为疗法：对有慢性疼痛病症的患者使用认知行为疗法，可能会使疼痛、健康相关的生活质量、负面情绪、疲劳、机体功能和残疾得到改善。

2. 伴有躯体活动障碍的 OA 患者护理：

（1）评估：首先评估患者活动受限的程度，受累关节的部位及病变特点，根据患者实际情况给予相应护理。

（2）基础护理：处于急性期的患者，协助患者洗漱、进食、如厕及整理个人卫生等，将经常使用的物品放在患者健侧伸手可及之处，鼓励患者从事自我照顾的活动，尽可能帮助患者恢复生活自理能力。

（3）功能锻炼：其目的是减轻疼痛并改善总体活动能力与关节功能，根据日常生活活动需要选择适宜的锻炼方式，需要由易到难，循序渐进，突出重点，锻炼时间以不影响正常作息为宜。

3. 伴有失用综合征的 OA 患者护理：

（1）急性期卧床患者的安全护理：①观察患者的精神状态是否正常；②情绪不稳定、精神障碍或意识不清者，应做好安全防护和急救准备，防止发生自伤和意外受伤等；③病情观察及预防并发症；④评估患者的营养状况，注意有无热量摄入不足或负氮平衡；⑤密切观察患病肢体的情况，并进行肢体按摩，防止肌肉萎缩；⑥对于卧床患者应鼓励其进行有效咳嗽和深呼吸，防止肺部感染；⑦加强保护措施，尤其患者活动初期应有人陪伴，防止受伤；⑧保持肢体功能位，如用枕头、沙袋或夹板保持足背屈曲，以防止足下垂；⑨协助患者定时翻身、适当使用气垫等抗压力器材，以预防压疮；⑩采取预防便秘的措施，如保证足够的液体入量，多食富含纤维素的食物，适当活动，必要时给予缓泻药。

（2）恢复期鼓励患者自我护理：①与患者一起制订康复重点目标，激发患者对家庭、社会的责任感，鼓励自强，正确认识、对待疾病，积极与医护人员配合，提高治疗效果；②有关节功能残障的患者，要鼓励其发挥健肢的作用，力求生活自理或参加力所能及的工作，体现生存价值；③参与集体活动：组织患者集体学习疾病相关知识，或进行座谈，相互启发、相互学习；鼓励患者参加集体娱乐活动，充实生活。

4. 有焦虑状态 OA 患者的心理护理：①认识和疏导负性情绪；②重视患者的每一个反应，如否认、孤独、抑郁、愤怒、恐惧等；③鼓励患者说出自身感受，分析原因，并评估其焦虑程度；④在协助患者认识自身焦虑表现的同时，向患者委婉说明焦虑对身体状况可能产生的不良影响，帮助患者提高解决问题的能力，重点强调出现焦虑时应采取积极的应对措施；⑤采用缓解焦虑的技术：教会患者及家属使用减轻焦虑的措施，如音乐疗法、香味疗法、放松训练、指导式想象、按摩等；⑥提供合适的环境使患者表达悲哀，尽量减少外界刺激，帮助患者认识负性情绪不利于疾病的康复，长期的情绪低落会造成体内环境失衡，引起食欲减退、失眠等症状，进而加重病情；⑦帮助患者接受活动受限的事实，重视发挥自身残存的活动能力；⑧允许患者以自己的速度完成工作，并在活动中予以鼓励，以增进患者自我照顾的能力和信心；⑨介绍成功病例及治疗进展，鼓励患者树立战胜疾病的信心；⑩建立社会支持体系：嘱家属亲友给予患者支持和鼓励，亲人的关心会使患者情绪稳定，从而增强战胜疾病的信心。

七、骨关节炎患者营养治疗规范

1. 增加含钙食物摄入，老年 OA 患者不少于 1200mg/d 元素钙，可进食牛奶、蛋类等，必要时补充钙剂。

2. 蛋白质摄入要有限度，过度的蛋白质易导致钙从体内排出。

3. 增加含硫食物的摄入，骨骼、软骨和结缔组织的修补与重建都以硫为原料，可进食芦笋、鸡蛋、洋葱等。

4. 多食含 ω-3 的食物，为了保护关节，可食用鲅鱼、鲱鱼、沙丁鱼、橄榄油等。

5. 多食含维生素 D 的食物，维生素 D 可促进钙的吸收，可进食坚果、瘦肉、动物肝脏等。

八、骨关节炎患者健康宣教

1. 健康教育：为患者讲解 OA 的疾病过程、疾病性质、预后、研究进展及治疗选择的信息，以促进患者健康行为的改变，并提高患者的依从性；为患者提供健康咨询，可以采取慢病门诊或微信、电话等形式，并将咨询与治疗方法结合使用。

2. 体重管理：肥胖会增加 OA 发生的风险，使膝骨关节炎（KOA）患病的风险增加 5 倍。超重则使患 KOA 的风险增加 2 倍。而体重减轻约 10% 后，膝关节疼痛可减轻 50% 以上，出现症状性 KOA 的风险也会降低 50%，因此减轻体重在治疗所有 OA 患者中起着关键作用。体重管理的主要形式有改变生活方式（包括低热量饮食）和增加体育锻炼。

3. 运动：运动的目的是减轻疼痛并改善总体活动能力与关节功能；中强度的运动可以增强膝关节周围的肌肉力量。进行有针对性的有氧运动、伸展运动和柔韧性运动等强化运动，如太极拳可以改善 KOA 患者的疼痛和提高身体机能。以阻力为基础的下肢抗阻训练和四头肌加强训练也可减轻疼痛和改善身体机能。

九、推荐表单

（一）医师表单

骨关节炎临床路径医师表单

适用对象：第一诊断为骨关节炎（ICD-10：M19.991）

患者姓名：	性别： 年龄： 门诊号：	住院号：
住院日期： 年 月 日	出院日期： 年 月 日	标准住院日：7天

时间	住院第 1 天	住院第 2~3 天	住院第 4~7 天
主要诊疗工作	□ 询问病史及体格检查 □ 进行病情初步评估 □ 完成病历书写 □ 开实验室检查单	□ 上级医师查房 □ 分析病情，初步诊断，制定诊疗计划 □ 根据病情调整基础用药 □ 申请相关科室会诊 □ 向患者及家属交代病情 □ 签署各种必要的知情同意书、自费用品协议书 □ 必要时协助患者完成检查 □ 书写病程记录	□ 上级医师查房 □ 视病情复查血常规、血生化、ESR、CRP □ 病情评估，根据病情调整治疗方案 □ 观察药物不良反应 □ 确认有无并发症 □ 书写病程记录 □ 必要时完成诊断证明书 □ 患者教育
重点医嘱	**长期医嘱：** □ 风湿免疫科护理常规 □ 膳食选择 □ 一级或二级护理 □ 对症治疗 □ 既往基础用药 **临时医嘱：** □ 血常规、尿常规、大便常规 □ 血生化检查（包括电解质、肝功能、肾功能、血糖等） □ 炎性指标（CRP、ESR） □ 类风湿关节炎的相关抗体谱（含RF、CCP、AKA）、其他自身抗体检查（包括 ANA、ANCA、抗ENA 和 dsDNA） □ 胸部正侧位 X 线及心电图检查 □ 腹部超声（肝胆胰脾和肾脏） □ 影像学检查：受累关节的 X 线片、关节彩超 □ 根据患者病情给予相关检查：骨密度、甲状腺功能 3 项、妇科 6 项、HLA-B27、磁共振、超声、关节液检查	**长期医嘱：** □ 风湿免疫科护理常规 □ 膳食选择 □ 一级或二级护理 □ 继续对症治疗 □ 必要时调整既往用药 **临时医嘱：** □ 其他特殊或补充医嘱	**长期医嘱：** □ 风湿病护理常规 □ 一级或二级护理 □ 膳食选择 □ 继续对症治疗 □ 根据实验室检查结果调整药物 □ 必要时给予质子泵抑制剂、胃黏膜保护剂、保肝治疗 □ 必要时给予钙剂、阿法骨化醇、双膦酸盐防治骨质疏松治疗 **临时医嘱：** □ 必要时复查血常规、CRP、ESR、血生化
病情变异记录	□ 无 □ 有，原因： 1. 2.	□ 无 □ 有，原因： 1. 2.	□ 无 □ 有，原因： 1. 2.
医师签名			

（二）护士表单

骨关节炎临床路径护士表单

适用对象：第一诊断为骨关节炎（ICD-10：M19.991）

患者姓名：	性别：　　年龄：　　门诊号：	住院号：
住院日期：　　年　月　日	出院日期：　　年　月　日	标准住院日：7天

时间	住院第1天	住院第2~7天
健康宣教	□ 入院宣教 　　介绍主管医师、护士 　　介绍环境、设施 　　介绍住院注意事项	□ 用药前宣教 　　使用的药物名称，作用及可能出现的不良反 　　应做好自我防护，避免感染
护理处置	□ 核对患者，佩戴腕带 □ 建立入院护理病历 □ 卫生处置：剪指（趾）甲、更换病号服 □ 测量生命体征 □ 遵医嘱采血 □ 遵医嘱留取尿便送检 □ 影像、心肺功能检查	□ 遵医嘱完成使用药物阶段相关监测指标 □ 遵医嘱完成各种药物的发放和液体的输注
基础护理	□ 一级或二级护理 □ 晨晚间护理 □ 患者安全管理	□ 一级或二级护理 □ 晨晚间护理 □ 患者安全管理
专科护理	□ 测体温、脉搏、血压、血糖	□ 遵医嘱监测血压、血糖的变化
重点医嘱	□ 详见医嘱执行单	□ 详见医嘱执行单
病情变异记录	□ 无　□ 有，原因： 1. 2.	□ 无　□ 有，原因： 1. 2.
护士签名		

（三）患者表单

骨关节炎临床路径患者表单

适用对象：第一诊断为骨关节炎（ICD-10：M19.991）

患者姓名：	性别： 年龄： 门诊号：	住院号：
住院日期： 年 月 日	出院日期： 年 月 日	标准住院日：7天

时间	入院第1天	住院第2~7天	出院日
医患配合	□ 配合询问病史、收集资料，请务必详细告知既往史、用药史、过敏史 □ 如需进行活检，签署手术知情同意书等	□ 配合签署关于治疗用药的各种必要的知情同意书 □ 治疗中使用药物如有不适，及时告诉医师	□ 接受出院前指导 □ 知道复诊程序 □ 获取出院诊断书
护患配合	□ 配合测量体温、脉搏、呼吸、血压 □ 配合完成入院护理评估（简单询问病史、过敏史、用药史） □ 接受入院宣教（环境介绍、病室规定、订餐制度、贵重物品保管等） □ 有任何不适请告知护士	□ 接受术后宣教 □ 配合静脉输液、皮下及肌内注射用药等之类 □ 有任何不适请告知护士 □ 配合定时测量生命体征、每日询问尿便，监测血糖 □ 配合做好病房消毒，避免感染 □ 配合执行探视及陪伴	□ 接受出院宣教 □ 办理出院手续 □ 获取出院带药 □ 知道服药方法、作用、注意事项 □ 了解复查的时间及项目 □ 知道复印病历方法
饮食	□ 如无禁忌，正常饮食	□ 如无禁忌，正常饮食	□ 正常饮食
排泄	□ 正常排尿便	□ 正常排尿便	□ 正常排尿便
活动	□ 如无须活检，正常活动	□ 加强防护，避免感染	□ 加强防护，避免感染

附：原表单（2016 年版）

骨关节炎临床路径表单

适用对象：第一诊断为骨关节炎（ICD-10：M19.991）

| 患者姓名： | 性别： | 年龄： | 门诊号： | 住院号： |

| 住院日期：　　年　月　日 | 出院日期：　　年　月　日 | 标准住院日：7~14 天 |

时间	出院前 1~6 天	住院第 7~14 天 （出院日）
主要诊疗工作	□ 上级医师查房 □ 评价治疗效果 □ 确定出院后治疗方案 □ 完成上级医师查房记录血常规、尿常规、大便常规+隐血 □ 肝功能、肾功能、电解质、凝血功能 □ 输血前检查（血型、Rh 因子，可经输血传播的常见病相关指标） □ 胸部 X 线检查、心电图、腹部超声	□ 完成出院小结 □ 向患者交代出院后注意事项 □ 预约复诊日期
重点医嘱	**长期医嘱：** □ 免疫内科护理常规 □ 二级或三级护理常规（根据病情） □ 根据病情及疗效调整抗风湿药物 **临时医嘱：** □ 血常规、红细胞沉降率、CRP、肝功能、肾功能 □ 根据需要，复查有关检查	**出院医嘱：** □ 出院带药 □ 门诊随诊
主要护理工作	□ 观察患者一般情况 □ 注意关节肿痛变化 □ 观察疗效、各种药物作用和不良反应 □ 恢复期生活和心理护理 □ 出院准备指导	□ 帮助患者办理出院手续 □ 出院指导
病情变异记录	□ 无　□ 有，原因： 1. 2.	□ 无　□ 有，原因： 1. 2.
护士签名		
医师签名		

第八章

强直性脊柱炎临床路径释义

【医疗治疗控制指标】

指标一、强直性脊柱炎疾病活动度评估率。

指标二、强直性脊柱炎关节外受累评估率。

指标三、强直性脊柱炎药物规范使用率。

指标四、强直性脊柱炎药物严重不良反应发生率。

指标五、育龄期女性强直性脊柱炎患者妊娠健康宣教执行率。

一、强直性脊柱炎编码

1. 原编码：

疾病名称及编码：强直性脊柱炎（ICD-10：M45.X00）

2. 修改编码：

疾病名称及编码：强直性脊柱炎（ICD-10：M45）

二、临床路径检索方法

M45

三、国家医疗保障疾病诊断相关分组（CHS-DRG）

MDCI 肌肉、骨骼疾病及功能障碍

IT2 慢性炎症性肌肉骨骼结缔组织疾患

四、强直性脊柱炎临床路径标准住院流程

（一）适用对象

第一诊断为强直性脊柱炎（ICD-10：M45.X00）或2009年中轴型脊柱关节病的分类诊断。

> **释义**
>
> ■ 强直性脊柱炎（Ankylosing Spondylitis，AS）是一种慢性炎症性疾病，主要侵犯骶髂关节、脊柱骨突、脊柱旁软组织及外周关节，可伴发关节外表现，严重者可发生脊柱畸形和强直。

（二）诊断依据

1. 根据1984年修订的纽约诊断标准：

临床标准：

（1）下腰痛持续至少3个月，活动（而非休息）后可缓解。

（2）腰椎在垂直和水平面的活动受限。

（3）扩胸度范围较同年龄、性别的正常人减少。

确诊标准：

具备单侧 3~4 级或双侧 2~4 级 X 线骶髂关节炎，加上临床标准 3 条中至少 1 条。

2. 或 2009 年中轴型脊柱关节病的分类诊断：腰背痛≥3 个月且发病年龄＜45 岁的患者（无论是否有外周临床表现），符合下列其中 1 项标准：

（1）影像学显示骶髂关节炎且具有≥1 个脊柱关节炎特征。

（2）HLA-B27 阳性且具有≥2 个脊柱关节炎特征。

脊柱关节炎特征包括：①炎性腰背痛；②关节炎；③肌腱附着点炎（足跟）；④葡萄膜炎；⑤指（趾）炎；⑥银屑病；⑦克罗恩病/溃疡性结肠炎；⑧NSAIDs 治疗有效；⑨具有脊柱关节炎家族史；⑩HLA-B27 阳性；⑪CRP 升高。

> **释义**
>
> ■ 目前临床上主要采用 1984 年修订的 AS 纽约标准。这个标准诊断强直性脊柱炎具有高度的特异度，但是其敏感性有限，一些早期的脊柱关节病患者不能被及时诊断，从而错失了早期治疗的机会。为了寻找更加敏感有效的分类标准，2009 年 6 月，国际脊柱关节病评价工作组（Assessment of Spondyloarthritis International Society，ASAS）发布了新的"中轴型脊柱关节病分类标准"。相比传统的分类标准，具有更高的敏感性。2009 年中轴型脊柱关节病的分类标准引入了磁共振检查的结果并强调了 HLA-B27 的重要性。20 世纪 90 年代以来，磁共振已越来越多应用于骶髂关节炎和脊柱炎的检查。磁共振检查提高了诊断的敏感性，但需要注意的是，一些其他的疾病如感染、骨关节炎等，也可出现骶髂关节炎的表现，需仔细鉴别。因此严格把握脊柱关节病的临床特征，合理使用 2009 年分类标准，细致评估患者的临床及影像学特征，才能防止误诊及漏诊。

（三）治疗方案的选择

诊断或分类诊断明确。

根据 1984 年修订的纽约诊断标准/2010 年强直性脊柱炎诊治指南（中华医学会风湿病学分会）或 2009 年中轴型脊柱关节病的分类诊断，结合 2006/2010 年 ASAS/EULAR 关于强直性脊柱炎的治疗推荐。

> **释义**
>
> ■ 根据 1984 年修订的纽约标准，或 2009 年中轴型脊柱关节病的分类标准进行诊断。治疗参考 2010 年强直性脊柱炎诊治指南（中华医学会风湿病学分会），结合 2015 年 ACR/ASAS 关于强直性脊柱炎的治疗推荐。
>
> （1）非药物治疗：患者教育；指导患者进行合理的体育锻炼；站立时保持挺胸；给予必要的物理治疗；建议患者戒烟。
>
> （2）药物治疗：非甾体抗炎药；生物制剂（肿瘤坏死因子拮抗剂）；慢作用抗风湿药（柳氮磺胺吡啶、甲氨蝶呤、沙利度胺等）；糖皮质激素。
>
> （3）外科治疗：髋关节置换术等。
>
> （4）对于存在关节外受累如葡萄膜炎、银屑病、炎症性肠病的患者，多学科共同治疗（眼科、皮肤科、消化科）。

■ 对患者及家属进行疾病知识的教育是整个治疗计划中不可缺少的一部分，有助于患者主动参与治疗并与医师合作。

■ 治疗过程中需注意加强用药知识宣教和后期随访管理，告知患者治疗是一个长期的过程，患者需学会自我管理。

（四）标准住院日 7~15 天

> **释义**
>
> ■ 完善相关实验室检查，影像学检查，判断病情制订治疗方案 1~4 天，改善病情药物（如生物制剂、DMARDs）使用在第 5~7 天实施，总住院时间不超过 15 天均符合路径要求。

（五）进入路径标准

1. 第一诊断必须符合强直性脊柱炎（ICD-10：M45.X00）或 2009 年中轴型脊柱关节炎的分类诊断。
2. 当患者同时具有其他疾病诊断时，如果在住院期间不需特殊处理也不影响第一诊断的临床路径流程实施时，可以进入路径。
3. 当患者同时具有其他疾病诊断，但在住院期间需特殊处理、影响第一诊断的临床路径流程实施时，不进入路径。

> **释义**
>
> ■ 进入路径的标准必须是符合指南中明确诊断的 AS 患者。
> ■ 需要除外患有未经治疗的其他较为重要的疾病，如恶性肿瘤、感染等疾患。
> ■ 患者如合并糖尿病、高血压等疾病，未对患者目前的 AS 诊治有显著影响，也可以进入本路径，但应密切监测血糖、血压等，并及时调整相关药物的使用。

（六）住院期间检查项目

1. 必需的检查项目：
（1）体征：如骶髂关节和椎旁肌肉压痛、脊柱的活动度，外周关节肿胀和压痛数目以及全身体检。
（2）血常规。
（3）尿常规。
（4）粪便常规+隐血。
（5）肝功能、肾功能、血脂、血糖、电解质等。
（6）红细胞沉降率和 C 反应蛋白。
（7）HLA-B27。
（8）类风湿因子。

（9）乙型肝炎病毒系列检查。

（10）骶髂关节正位 X 线和 MRI 检查。

（11）胸部 X 线和 ECG。

2. 根据患者情况可选择：

（1）结核感染筛查项目、PPD 试验、病毒性肝炎系列、肿瘤标志物、骨质疏松相关检查；抗核抗体谱。

（2）脊柱 X 线，脊柱和骶髂关节 MRI 检查，超声心动图、关节和肌腱超声诊断和超声引导治疗、肝肾彩超，骨密度检查。

> **释义**
>
> ■ 必需的检查项目是初步诊断 AS，评估患者 AS 的病情活动性以及严重性，发现患者存在的潜在其他疾病以及是否存在药物使用禁忌的必要检查。相关人员应认真分析检查结果，以便及时发现异常情况并采取对应处置。
>
> ■ 结核筛查项目、病毒性肝炎系列及肿瘤标志物等检查主要用于生物制剂筛查，排除生物制剂禁忌证。对于交代病情后考虑使用生物制剂的患者需完善以上检查认真排除生物制剂使用禁忌证。
>
> ■ AS 患者较易发生骨密度异常，骨密度检查有助于发现骨量异常并给予相应治疗。脊柱和骶髂关节磁共振可辅助观察早期或疾病活动期患者骨髓水肿及炎症情况。关节和肌腱超声有助于随访监测病情。超声心动图有助于排除强直性脊柱炎伴发瓣膜病变，对于存在症状或者可疑存在心脏病变的患者可行心脏超声加以明确。
>
> ■ AS 的发病与肠道炎症关系密切，对于存在炎症性肠病家族史，或消化道症状的患者建议完善肠镜检查明确有无肠道炎症或炎症性肠病。

（七）治疗方案与药物选择

治疗应个体化：根据患者临床表现选择治疗，包括药物和非药物治疗相结合。

1. 中轴关节受累者：

（1）非甾体抗炎药（NSAIDs）作为有疼痛和晨僵症状患者对症治疗和缓解病情的一线用药。

（2）单用或联合应用抗肿瘤坏死因子（TNF-α 拮抗剂）。

（3）对于持续而明显的病情活动患者，可持续使用 NSAIDs 和抗肿瘤坏死因子（TNF-α 拮抗剂）等生物制剂治疗。

2. 有外周关节和其他关节外组织器官等受累者：可选用改善病情抗风湿药物（DMARDs），如柳氮磺吡啶等。

3. 关节炎和肌腱端炎：必要时糖皮质激素局部注射。

4. 病情需要时，可用镇痛药和中药等。

5. 骨质疏松的预防和治疗，必要时给予口服钙剂、肌内注射维生素 D_3 注射液及双膦酸盐类等药物的应用。

6. 给予质子泵抑制剂（PPI）和其他胃保护药口服，以保护胃黏膜，预防消化道出血。对已有胃肠道出血病史的患者，给予胃镜下止血或手术治疗。

7. 针对难治性重症患者，有条件的医院可考虑在专家组指导下使用免疫吸附、血浆置换或免疫细胞治疗。

8. 康复治疗和心理治疗等。

9. 必要时，疾病共患病的治疗（按相关疾病路径进行）。

释义

■ AS 患者的治疗目标是：缓解症状和体征，恢复功能，防止关节损伤，提高患者生活质量以及防止脊柱疾病的并发症等。治疗上采取非药物、药物和手术等综合治疗。对于存在关节外受累如葡萄膜炎，银屑病，炎症性肠病的患者，多学科共同治疗（眼科、皮肤科、消化科）。

（1）非药物治疗：对患者及家属进行疾病知识的教育，强调患者主动参与治疗并与医师合作的重要性，劝导患者坚持合理的体育锻炼，告知患者注意站立、坐位的姿势，给予必要的物理治疗，建议患者戒烟。

（2）药物治疗：非甾体抗炎药（NSAIDs），生物制剂（肿瘤坏死因子拮抗剂，TNFi, IL-17A 抑制剂），慢作用抗风湿药（柳氮磺胺吡啶、甲氨蝶呤、沙利度胺等）。

（3）外科治疗：对于存在髋关节严重受累或者脊柱畸形的患者必要时可建议外科手术治疗。

（4）骨质疏松的预防和治疗，必要时给予钙剂、维生素 D_3 或双膦酸盐类等药物的应用。

（5）给予质子泵抑制剂（PPI）和其他胃保护药口服，以保护胃黏膜，预防消化道出血。对已有胃肠道出血病史的患者，给予胃镜下止血或手术治疗。必要时，疾病共患病的治疗（按相关疾病路径进行）。

■ NSAIDs 可迅速改善患者腰背部疼痛和晨僵，减轻关节肿胀和疼痛，增加活动范围，对于 AS 患者的症状治疗都是首选。

■ 非甾体抗炎药物的不良反应中较多见的是胃肠道不适症状，少数可引起溃疡。医师应针对每例患者的具体情况选用一种非甾体抗炎药物。用药前需询问有无消化道溃疡病史或相关危险因素。同时使用 2 种非甾体抗炎药不仅不会增加疗效，反而会增加药物不良反应，甚至带来严重的后果。因而不建议患者同时使用 2 种或以上非甾体类抗炎药。

■ DMARDs 治疗效果不佳的患者，可选用生物制剂治疗。生物制剂起效快，效果好。使用前需进行肝炎、结核、肿瘤等筛查，排除生物制剂禁忌后方可使用。一种生物制剂效果不满意或不能耐受的患者可换用另一种生物制剂。

■ 柳氮磺吡啶可改善患者的关节疼痛、肿胀和发僵，并可降低血清 IgA 水平及其他实验室活动性指标，特别适用于改善患者的外周关节炎。本品起效较慢，可选用一种起效快的非甾体抗炎药物联合应用。

■ 对于 AS 患者，一般不主张口服或静脉全身应用糖皮质激素治疗，因其不良反应大，且不能阻止 AS 的病程。顽固性肌腱端炎和持续性滑膜炎可能对局部糖皮质激素治疗反应好。葡萄膜炎可以通过扩瞳和激素滴眼得到较好控制。对难治性虹膜炎可能需要全身使用激素或免疫抑制剂治疗。

（八）出院标准

1. 症状和体征有所好转。
2. 红细胞沉降率、C 反应蛋白等有所下降，血常规和肝肾功能无明显异常。
3. 根据临床医师的综合判断患者可以出院。

> **释义**
>
> ■ 患者出院前应完成必须复查的项目，如血常规、红细胞沉降率、CRP、肝肾功能、电解质等，同时临床表现缓解或明显减轻。中轴关节及外周关节疼痛症状明显好转，发热等全身症状消失，无明显药物不良反应。无特殊不适和并发症发生。无其他需要继续住院治疗的并发症。

（九）有无变异及原因分析

1. 有影响疾病预后的合并症，需要进行相关的诊断和治疗。
2. 治疗出现肺部感染、呼吸衰竭、心力衰竭等，需要延长治疗时间。
3. 周末、节假日。
4. 患者有其他原因不同意出院。

> **释义**
>
> ■ 变异是指入选临床路径的患者未能按路径流程完成医疗行为或未达到预期的医疗质量控制目标。这包含三方面情况：①按路径流程完成治疗，但出现非预期结果，可能需要后续进一步处理。如本路径治疗后患者出现严重并发症（如急性消化道出血或严重肺部感染），必须进行必要的治疗。②按路径流程完成治疗，但超出了路径规定的时限。实际住院日超出标准住院日要求，或未能在规定的时间内达到病情缓解，关节或全身症状持续存在。③不能按路径流程完成治疗，患者需要中途退出路径。如治疗过程中出现严重并发症，导致必须终止路径或需要转入其他路径进行治疗等。对这些患者，主管医师均应进行变异原因的分析，并在临床路径的表单中予以说明。
>
> ■ AS 治疗常见的并发症有：NSAIDs 使用后出现消化道溃疡或者出血，生物制剂过敏或出现感染等情况。
>
> ■ 医师认可的变异原因主要指患者入选路径后，医师在检查及治疗过程中发现患者合并存在一些事前未预知的对本路径治疗可能产生影响的情况，需要终止执行路径或者是延长治疗时间、增加治疗费用。医师需在表单中明确说明。
>
> ■ 因患者方面的主观原因导致执行路径出现变异，也需要医师在表单中予以说明。

五、强直性脊柱炎临床路径给药方案

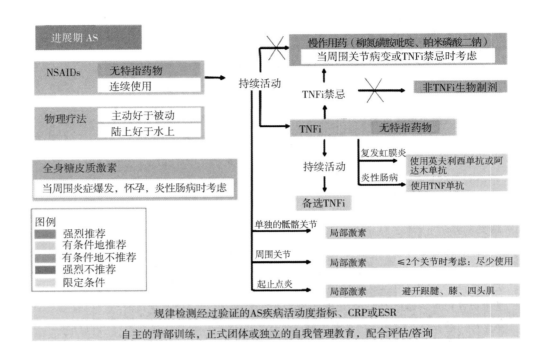

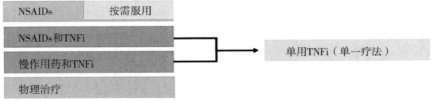

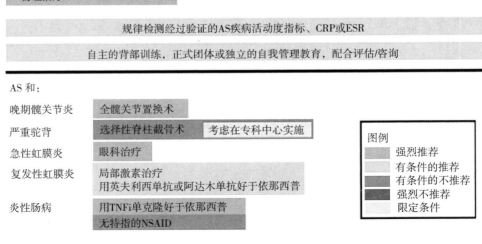

【用药选择】

1. 非甾体抗炎药（NSAIDs）可迅速改善患者腰背部疼痛和晨僵，减轻关节肿胀和疼痛及增加活动范围，对于 AS 患者的症状治疗是首选的。不管使用何种 NSAIDs，不仅为了达到改善症状的目的，同时希望延缓或控制病情进展，通常建议较长时间持续在相应的药物治疗剂量下使用。要评估某个特定 NSAIDs 是否有效，应持续规则使用同样剂量至少 2 周。如一种药物治疗 2 周疗效不明显，应改用其他不同类别的 NSAIDs。

2. 生物制剂不仅对关节症状有效，而且可减少葡萄膜炎的复发频率。对于 1 个月内先后足量使用 2 种或 2 种以上 NSAIDs 无反应的患者应该使用生物制剂治疗。虽然建议 TNF 拮抗剂仅应用于按照分类标准明确诊断为 AS 的患者，有研究提示对于临床缺乏放射学典型改变，符合 AS 分类标准中"可能"或脊柱关节炎标准的患者，下列情况下也可选用：已应用 NSAIDs 治疗但仍有中重度的活动性脊柱病变；已应用 NSAIDs 和一种其他病情控制药仍有中重度的活动性外周关节炎。

3. 对于顽固性肌腱端病和持续性滑膜炎患者，可考虑给予局部糖皮质激素治疗。眼前色素膜炎可以通过扩瞳和激素点眼得到较好控制。对于难治性虹膜炎可能需要全身激素或免疫抑制剂治疗。对于全身用药效果不好的顽固性外周关节炎（如膝关节炎）积液可行关节腔内注射糖皮质激素治疗，重复注射应间隔 3~4 周，一般不超过 2~3 次/年。

【药学提示】

1. 使用 NSAIDs 治疗时，需注意不良反应。常见的不良反应是胃肠道不适，少数可引起溃疡，其他较少见的有心血管疾病如高血压等，可伴有头痛、头晕、肝肾损伤，血细胞减少、水肿及过敏反应等。医师应针对每例患者的具体情况选用一种 NSAIDs 药物。同时使用 ≥2 种的 NSAIDs 不仅不会增加疗效，反而会增加药物不良反应，甚至带来严重后果。不建议 2 种或 2 种以上 NSAIDs 联合使用，在用药过程中应监测药物不良反应并及时调整。

2. TNF 拮抗剂最主要的不良反应为输液反应或注射部位反应，从局部皮疹、恶心、头痛、瘙痒、眩晕到低血压、呼吸困难、胸痛均可见。其他的不良反应有感染增加，包括常见的呼吸道感染和机会性感染（如结核）。故用药前需注意肿瘤、结核、肝炎的筛查。脱髓鞘病、狼疮样综合征以及充血性心力衰竭的加重也有报道，但发生率低。用药期间要定期复查血常规、尿常规、肝肾功能等。

3. DMARDs 类药物：柳氮磺胺吡啶的不良反应包括消化系统症状、皮疹、血细胞减少、头痛、头晕以及男性精子减少及形态异常（停药可恢复），选用肠溶片剂可有效减少消化系统相关的不良反应。磺胺过敏者禁用。沙利度胺主要通过抑制 TNF-α 发挥疗效，故具有一定的抗炎作用，但使用时需考虑患者及配偶的生育需求。主要不良反应有嗜睡、口渴、外周神经炎等。

【注意事项】

1. 患者长期使用 NSAIDs 治疗，需注意胃肠道症状，定期复查粪便常规和隐血。对于存在消化道出血危险因素的患者可加用质子泵抑制剂预防出血。

2. 口服药物期间需定期复查血常规、肝肾功能，检测药物对血液系统、肝肾功能是否造成损害，以便早期调整治疗。

3. 患者接受生物制剂治疗期间需避免接种减活疫苗。

六、强直性脊柱炎患者护理规范

1. 病情观察：

（1）监测患者体温的变化，有无厌食、低热、乏力、贫血等症状。

（2）观察用药后的不良反应。

（3）关节有无肿胀及活动度受限，有无脊柱畸形，有无发热等。以判断病情治疗效果。

2. 一般护理：

（1）休息：疾病活动期卧床，缓解期可适当活动，为维持脊柱的功能位，应仰卧低枕睡硬板床，如已侵犯颈、上胸部，应去枕睡眠或仰卧。

（2）饮食护理：饮食无须特殊，但宜食富含高维生素、高蛋白的食物，贫血时适当增加含铁的食物，加强营养。

（3）心理护理：①消除患者精神痛苦、悲观和失望。主动关心协助生活护理，经常给予安慰、鼓励；②向患者介绍疾病情况，病程和治疗方案，进行有关疾病科普教育，有利于控制病情，使其能正确对待疾病及做好自我护理，坚持治疗。

3. 对症护理：

（1）减轻和消除疼痛：按医嘱给患者使用一些镇痛药和抗风湿药，有晨僵时应在起床前 1 小时服药，室内温度保持恒定，注意保暖，防寒和防潮。

（2）指导功能锻炼：在急性期过后可进行锻炼，维持胸廓的扩张度，保持脊柱的灵活性，维持肢体的运动功能，防止或减轻肢体因废用导致肌肉萎缩，维持骨密度和强度，防止骨质疏松等，强度应根据病情而定。保持良好的脊柱及髋部的生理屈曲度。做深呼吸、扩胸运动、屈曲、屈髋、弯腰和转头、转体等活动。慢跑、游泳、太极拳等全身活动。

4. 健康指导：强调休息和治疗性锻炼两者兼顾的重要性，具体指导患者如何进行锻炼。

（1）避免脊柱负重和创伤，避免过久弯腰的工作，防驼背发生。

（2）避免过度劳累，减少居留在潮湿、寒冷、多风的环境。

（3）骨质疏松者服用钙剂和鱼肝油。

（4）定期复查。

七、强直性脊柱炎患者营养治疗规范

1. 注意平衡膳食，营养要全面，味美可口、易消化无刺激性的一般食物均可采用。但油煎、胀气食物及强烈调味品应限制。

2. 每日三餐，每餐膳食热能要适当，每日总热量 9.2~10.88MJ（2200~2600kcal）。

3. 注意合理补充维生素和矿物质。

八、强直性脊柱炎患者健康宣教

对每位强直性脊柱炎患者均应进行健康教育，强调合理的体育锻炼、站姿、坐姿的重要性。建议患者戒烟。

1. 正确认识疾病，保持乐观心态。家属在生活上主动关心协助患者生活护理，经常给予安慰及鼓励。

2. 向患者介绍疾病的相关知识及患者本人的疾病情况、病程及治疗方案、治疗情况。

3. 遵医嘱长期规范用药。使用一些镇痛药和抗风湿药，不得随意更改剂量、使用方法。避免多种镇痛药同时使用。使用生物制剂应在医师指导下用药。

4. 维持骨密度和强度，防止骨质疏松，若出现骨质疏松，可服用钙剂和鱼肝油。

5. 保持室内温度恒定，注意保暖，防冻，防潮，防止寒冷。

6. 疾病活动期应卧床休息，缓解期宜适当的运动，为维持脊柱的功能位，应仰卧低枕睡硬板床。如侵犯颈、上胸部应去枕睡眠。

7. 急性期过后，可进行锻炼，维持胸廓的扩张度，保持脊柱的灵活性，避免脊柱负重和创伤，避免过久弯腰工作，防止驼背发生，维持肢体的运动功能，防止或减轻肢体因废用导致肌肉萎缩。

8. 指导功能锻炼：维持脊柱生理曲度、防畸形；保持良好的胸廓活动度、避免影响呼吸功能；防止或减轻肢体废用而致肌肉萎缩。运动包括三大类型：①维持胸廓活动度的运动，如深呼吸、扩胸运动等。②保持脊柱灵活性的运动，如转颈、腰各个方向的运动、转动等。③肢体运动，种类繁多，最简单如散步、俯卧撑。游泳利于维持脊柱正常生理曲度，值得采用。但有些运动不宜，例如跑步有可能加重强直性脊柱炎的症状，竞技体育也应避免。

9. 饮食无特殊，宜食富含高维生素、高蛋白的食物，贫血时适当增加含铁的食物，加强营养。

九、推荐表单

（一）医师表单

<h3 style="text-align:center">强直性脊柱炎临床路径医师表单</h3>

适用对象：第一诊断为强直性脊柱炎（ICD-10：M45.X00）

患者姓名：	性别： 年龄： 门诊号：	住院号：
住院日期： 年 月 日	出院日期： 年 月 日	标准住院日：7~15 天

时间	住院第 1 天	住院第 2~4 天	住院第 5~15 天
主要诊疗工作	□ 询问病史及体格检查 □ 进行病情初步评估 □ 完成病历书写 □ 开实验室检查单	□ 上级医师查房 □ 分析病情，初步诊断，制订诊疗计划 □ 根据病情调整基础用药 □ 申请相关科室会诊 □ 向患者及家属交代病情 □ 签署各种必要的知情同意书 □ 必要时协助患者完成各项检查 □ 书写病程记录	□ 上级医师查房 □ 评估检查结果，明确诊断 □ 病情评估，根据病情调整治疗方案 □ 观察药物不良反应 □ 确认有无并发症 □ 书写病程记录 □ 必要时完成诊断证明书 □ 患者教育
重点医嘱	长期医嘱： □ 风湿免疫科护理常规 □ 膳食选择 □ 一级或二级护理 □ 对症治疗 □ 既往基础用药 临时医嘱： □ 血常规、尿常规、大便常规、隐血 □ 肝功能、肾功能、血糖、电解质、ESR、CRP、HLA-B27、RF、乙型肝炎病毒检查 □ 心电图、X 线胸片、肝胆胰脾彩超、骨密度、全脊柱 X 线平片、骶髂关节 X 线平片 □ 必要时进行：病毒性肝炎系列、T-spot、肿瘤标志物、抗核抗体谱、心脏超声、脊柱或骶髂关节磁共振、关节超声、肠镜	长期医嘱： □ 风湿免疫科护理常规 □ 膳食选择 □ 一级或二级护理 □ 继续对症治疗 □ 必要时调整既往用药 临时医嘱： □ 其他特殊或补充医嘱	长期医嘱： □ 风湿病护理常规 □ 一级或二级护理 □ 膳食选择 □ 继续对症治疗 □ 根据化验结果调整抗风湿药，可给予非甾体抗炎药、生物制剂、DMARDs（柳氮磺胺吡啶、甲氨蝶呤、沙利度胺等） □ 必要时给予质子泵抑制剂、胃黏膜保护剂 □ 需要时给予钙剂、阿法骨化醇、双膦酸盐防治骨质疏松治疗 临时医嘱： □ 必要时复查血常规、CRP、ESR、补体、肝功能、肾功能、血糖、电解质、胸部 CT □ 异常指标复查
病情变异记录	□ 无 □ 有，原因： 1. 2.	□ 无 □ 有，原因： 1. 2.	□ 无 □ 有，原因： 1. 2.
医师签名			

（二）护士表单

强直性脊柱炎临床路径护士表单

适用对象：第一诊断为强直性脊柱炎（ICD-10：M45.X00）

患者姓名：	性别：　年龄：　门诊号：	住院号：
住院日期：　　年　月　日	出院日期：　　年　月　日	标准住院日：7~15 天

时间	住院第 1 天	住院第 2~15 天
健康宣教	□ 入院宣教 　介绍主管医师、护士 　介绍环境、设施 　介绍住院注意事项	□ 用药前宣教 　使用的药物名称，作用及可能出现的不良反 　应做好自我防护，避免感染
护理处置	□ 核对患者，佩戴腕带 □ 建立入院护理病历 □ 卫生处置：剪指（趾）甲、更换病号服 □ 测量生命体征 □ 遵医嘱采血 □ 遵医嘱留取尿便送检 □ 影像、心肺功能检查	□ 遵医嘱完成使用药物阶段相关监测指标 □ 遵医嘱完成各种药物的发放和液体的输注
基础护理	□ 二级护理 □ 晨晚间护理 □ 患者安全管理	□ 一级或二级护理 □ 晨晚间护理 □ 患者安全管理
专科护理	□ 测体温、脉搏、血压、血糖	□ 遵医嘱给药 □ 遵医嘱监测血压、血糖的变化
重点医嘱	□ 详见医嘱执行单	□ 详见医嘱执行单
病情变异记录	□ 无　□ 有，原因： 1. 2.	□ 无　□ 有，原因： 1. 2.
护士签名		

（三）患者表单

强直性脊柱炎临床路径患者表单

适用对象：第一诊断为强直性脊柱炎（ICD-10：M45.X00）

患者姓名：	性别： 年龄： 门诊号：	住院号：
住院日期： 年 月 日	出院日期： 年 月 日	标准住院日：7~15 天

时间	入院第 1~4 天	住院第 5~15 天	出院日
医患配合	□ 配合询问病史、收集资料，请务必详细告知既往史、用药史、过敏史	□ 配合签署关于治疗用药的各种必要的知情同意书 □ 治疗中使用药物如有不适，及时告诉医师	□ 接受出院前指导 □ 知道复诊程序 □ 获取出院诊断书
护患配合	□ 配合测量体温、脉搏、呼吸、血压 □ 配合完成入院护理评估（简单询问病史、过敏史、用药史） □ 接受入院宣教（环境介绍、病室规定、订餐制度、贵重物品保管等） □ 有任何不适请告知护士	□ 接受术后宣教 □ 配合静脉输液、皮下及肌内注射用药等之类 □ 有任何不适请告知护士 □ 配合定时测量生命体征、每日询问尿便，监测血糖 □ 配合做好病房消毒，避免感染 □ 配合执行探视及陪伴	□ 接受出院宣教 □ 办理出院手续 □ 获取出院带药 □ 知道服药方法、作用、注意事项 □ 了解复查的时间及项目 □ 知道复印病历方法
饮食	□ 如无禁忌，正常饮食	□ 如无禁忌，正常饮食	□ 正常饮食
排泄	□ 正常排尿便	□ 正常排尿便	□ 正常排尿便
活动	□ 如无须活检，正常活动	□ 加强防护，避免感染	□ 加强防护，避免感染

附：原表单（2016 年版）

强直性脊柱炎临床路径表单

适用对象：第一诊断为强直性脊柱炎的患者（ICD-10：M45. X00）

患者姓名：	性别：　　年龄：　　门诊号：	住院号：
住院日期：　　年　月　日	出院日期：　　年　月　日	标准住院日：10~15 天

时间	住院第 1 天
主要诊疗工作	□ 询问病史，体格检查；关节功能状态评价 □ 初步诊断，确定药物治疗方案；开实验室检查单及相关检查单；完成首次病程记录和病历记录 □ 向患者及家属交代病情

重点医嘱	**长期医嘱：** □ 风湿免疫科护理常规 □ 护理级别 □ 饮食 □ 既往基础用药 **药物医嘱：** □ 解热镇痛及非甾体抗炎药 □ 生物制剂 □ 肾上腺皮质激素 □ 免疫抑制剂 □ PPI 和其他胃肠保护药治疗 □ 骨质疏松药物 □ 中成药	**临时医嘱：** □ 血常规+血型、尿常规、大便常规 □ 生化全项 □ 凝血功能检查 □ 红细胞沉降率、CRP □ 骨代谢和骨转换指标 □ 免疫细胞水平检查 □ 抗核抗体谱、AKA、APF、CCP 等 □ HLA-B27 □ 结核和肝炎相关指标检查 □ 骨密度 □ X 线胸片 □ 心电图 □ 关节放射片（X 线或 CT 或 MRI） □ 超声心动图 □ 肌电图 □ 关节超声 □ 关节穿刺检查

主要护理工作	□ 入院宣教及护理评估 □ 正确执行医嘱 □ 观察患者病情变化 □ 风湿免疫病慢病管理内容（疾病病情评估、心理、康复、患者自我评估、用药指导、数据库录入）

病情变异记录	□ 无　□ 有，原因： 1. 2.

护士签名	

医师签名	

时间	住院第 2~10 天	住院第 10~15 天 （出院日）
主要诊疗工作	□ 上级医师查房，完成上级医师查房记录 □ 评估辅助检查结果，分析病因；向患者及家属介绍病情 □ 根据病情调整治疗方案 □ 必要时相应科室会诊	□ 上级医师查房 □ 观察病情变化，评估辅助检查结果， □ 再次向患者及家属介绍病情及出院后注意事项，预约复诊日期 □ 有手术指征者转科治疗 □ 如果患者不能出院，在病程记录中说明原因和继续治疗的方案
重点医嘱	**长期医嘱：** □ 风湿免疫科护理常规 □ 护理级别 □ 饮食 □ 既往基础用药 **临时医嘱：** □ 复查异常的检查 □ 根据特殊病史选择相应检查 □ 相关科室会诊 **药物医嘱：** □ 解热镇痛及非甾体抗炎药 □ 生物制剂 □ 肾上腺皮质激素 □ 改变病情抗风湿药 □ PPI 和其他胃肠保护药治疗 □ 骨质疏松药物 □ 中成药	**出院医嘱：** □ 出院带药 □ 定期门诊随访
主要护理工作	□ 正确执行医嘱 □ 观察患者病情变化	□ 出院带药服用指导 □ 特殊护理指导 □ 告知复诊时间和地点 □ 交代常见的药物不良反应，嘱其定期门诊复诊 □ 风湿免疫病慢病管理内容：疾病病情评估、心理、康复、患者自我评估、用药指导、数据库录入
病情变异记录	□ 无 □ 有，原因： 1. 2.	□ 无 □ 有，原因： 1. 2.
护士签名		
医师签名		

第九章

成人 Still 病临床路径释义

【医疗质量控制指标】

指标一、诊断需排除感染、肿瘤及其他系统性疾病。

指标二、明确诊断的同时应完善病情评估，了解疾病严重程度。

指标三、根据病情的严重程度制定相应的治疗方案，减少不良反应的发生，改善疾病预后。

一、成人 Still 病编码

1. 原编码：

疾病名称及编码：成年型斯蒂尔病或综合征［成人型类风湿性关节炎］（ICD-10：M06.1）

2. 修改编码：

疾病名称及编码：成年型斯蒂尔病或综合征［成人型类风湿性关节炎］（ICD-10：M06.1）

成人型 Still 病（ICD-11：FA23）

二、临床路径检索方法

M06.1

三、国家医疗保障疾病诊断相关分组（CHS-DRG）

MDCI 肌肉、骨骼疾病及功能障碍

IT2 慢性炎症性肌肉骨骼结缔组织疾患

四、成人 Still 病临床路径标准住院流程

（一）适用对象

第一诊断为成人 Still 病（AOSD）。

> **释义**
>
> ■ 成人 Still 病（adult-onset Still's disease，AOSD）是一种少见的、原因不明的自身炎症性疾病，以长期间歇性发热、一过性皮疹、关节炎或关节痛、咽痛、肝脾及淋巴结肿大、外周血白细胞总数及粒细胞比例增高等为主要表现。

（二）诊断依据

根据《临床诊疗指南·风湿病学分册》（中华医学会编著，人民卫生出版社，2010 年）。

以下诊断指标中符合 5 项或以上（其中主要指标需 2 项或以上）者即可诊断成人 Still 病，但需排除所列疾病（Yamaguchi 标准）。

主要指标：

1. 发热≥39℃并持续 1 周以上。

2. 关节痛持续 2 周以上。

3. 典型皮疹。

4. 白细胞增高≥$15 \times 10^9/L$。

次要指标：

1. 咽痛。

2. 淋巴结和/或脾大。

3. 肝功能异常。

4. 类风湿因子（RF）及抗核抗体（ANA）阴性。

排除：

1. 感染性疾病（尤其是败血症和传染性单核细胞增多症）。

2. 恶性肿瘤（尤其是恶性淋巴瘤、白血病）。

3. 其他风湿病（尤其是多发性动脉炎、有关节外征象的风湿性血管炎）。

> **释义**
>
> ■ AOSD 的临床表现多样、复杂，同时缺乏特异性的生物学指标，故其实际临床诊断存在一定的挑战。国内外曾制订多种诊断或分类标准，但至今仍未有公认的统一标准。目前推荐应用较多的是日本 Yamaguchi 标准和美国 Cush 标准，本路径列出的诊断标准为 1992 年日本 AOSD 研究委员会制订的 Yamaguchi 诊断标准，其敏感度较高，可应用于初步诊断。然而某些患者即便诊断为 AOSD，也仍需要在治疗中密切随访，以进一步除外感染、肿瘤及其他结缔组织病的可能。
>
> ■ 典型皮疹的特点包括：多分布于颈前、躯干或四肢近端皮肤，也可出现于手掌、足跖、面部，皮疹无明显瘙痒。皮疹形态大多为直径 2~5mm 的鲜红色或橘红色斑疹或斑丘疹，不隆起或微隆起于皮肤表面，压之褪色，范围可逐渐扩大或融合成片。同一患者不同部位的皮疹可形态不一，多数皮疹随发热而出现，热退而消失，有时会呈现昼隐夜现的特点，皮疹消退后多不留痕迹，少数可遗留大片色素沉着。

（三）治疗方案的选择

根据《临床诊疗指南·风湿病学分册》（中华医学会编著，人民卫生出版社，2010 年）。

1. 非甾体抗炎药（NSAIDs）。

2. 糖皮质激素。

3. 改善病情的抗风湿药（DMARDs）。

4. 生物制剂。

5. 其他植物制剂：如雷公藤、青藤碱、白芍总苷。

6. 其他用药。

> **释义**
>
> ■ 目前 AOSD 尚无统一的治疗方案。在治疗、随访过程中随时调整药物，以改善预后并经常注意排除感染、肿瘤和其他疾病，从而修订诊断，改变治疗方案。
>
> ■ 根据炎症反应的程度、有无内脏病变及持续性关节炎等病情而制订相应的治疗方案。炎症反应的程度可参考患者的热型、红细胞沉降率、C 反应蛋白、白细胞计数以及血清铁蛋白的检测结果判断。当患者出现外周血两系或三系的下降，低纤维蛋白原血症和高三酰甘油血症时，要警惕嗜血细胞综合征的发生。

（四）标准住院日 10~21 天

> **释义**
>
> ■ AOSD 患者入院第 1 天完善检查，评估病情；第 2~5 天根据病情评估结果拟定治疗方案；第 6~9 天治疗效果评估，酌情调整治疗方案；第 10~21 天再次行病情评估，确定患者是否可以出院。未合并严重并发症的患者总住院时间不超过 21 天均符合路径要求。

（五）进入路径标准

1. 第一诊断必须符合成人 Still 病。
2. 达到住院标准：符合 AOSD 诊断标准。
3. 当患者同时具有其他疾病诊断，如在住院期间不需特殊处理也不影响第一诊断的临床路径流程实施时，可以进入路径。

> **释义**
>
> ■ 进入路径的标准是符合本路径"（二）诊断依据"中列出的分类标准。
>
> ■ 当患者同时患有其他疾病诊断，本次住院期间不需特殊处理也不影响 AOSD 作为第一诊断，也可以进入本路径。

（六）住院期间的检查项目

1. 必需的检查项目：
（1）血常规、尿常规、大便常规。
（2）肝功能、肾功能、血脂、电解质、血糖、心肌酶、肿瘤标志物、嗜酸性粒细胞计数、免疫固定电泳、血清铁蛋白、病毒系列（巨细胞病毒、EB 细胞病毒等）、肥达-外斐试验、传染病综合抗体（乙型肝炎、丙型肝炎、梅毒、HIV）、结核相关检查。
（3）红细胞沉降率、CRP、免疫球蛋白、补体。
（4）抗核抗体谱、自身抗体。
（5）骨髓穿刺、咽拭子、血培养、降钙素原、真菌葡聚糖。
（6）胸部正侧位 X 线片、心电图及腹部彩超。
2. 根据患者病情进行的检查项目：
（1）心脏彩超、关节影像、肺部影像、全身骨扫描。
（2）关节腔穿刺及关节液培养、甲状腺功能系列、淋巴结或皮疹活检。
（3）感染性、过敏性、肿瘤性疾病及其他疾病相关检查。

> **释义**
>
> ■ 必需的检查项目是确保诊疗安全、有效开展的基础，入院后必须尽早尽快完成。在诊断 AOSD 前排除感染、肿瘤及其他系统性疾病，相关人员应认真分析检查结果，并警惕嗜血综合征等并发症的发生，以便及时发现异常情况并采取对应处置。

■ 对于有内脏受累的患者可行相关系统检查，如心脏彩超、关节影像、肺部影像等；对诊断不明确的患者可行 PET-CT、淋巴结或皮疹活检，感染、肿瘤及其他系统性疾病的相关检查等。

（七）治疗方案与药物选择

根据《临床诊疗指南·风湿病学分册》（中华医学会编著，人民卫生出版社，2010 年）。

1. 非甾体抗炎药。

2. 糖皮质激素：视病情选择用法和用量。

3. DMARDs 药物：甲氨蝶呤、来氟米特、艾拉莫德、抗疟药、硫唑嘌呤、柳氮磺胺吡啶、青霉胺、沙利度胺、环孢素 A、他克莫司、环磷酰胺。

4. 生物制剂。

5. 其他植物制剂，如雷公藤、青藤碱、白芍总苷等中药。

6. 使用糖皮质激素的患者应给予钙剂、维生素 D 或双膦酸盐等防治骨质疏松的治疗。

7. 胃黏膜保护剂、保肝药：视病情而定。

8. 预防和缓解激素及免疫抑制剂不良反应的药物。

释义

■ 治疗的具体原则包括：关节症状轻微、无脏器病变时可单独给予足够量的非甾体抗炎药；全身症状明显，并伴有关节炎，但无内脏器官病变的患者，可应用非甾体抗炎药或中等剂量的糖皮质激素；对持续性进行性关节炎可加用 DMARDs，必要时进行关节外科手术；伴有内脏受累者应尽早加用 DMARDs。对糖皮质激素或 DMARDs 不耐受或停药后复发或不能减量的患者可加用生物制剂。国内目前已报道用于难治性病例的生物制剂包括依那西普、阿那白滞素、卡纳单抗、托珠单抗、托法替布等。

■ 当出现下列情况时应选用糖皮质激素：非甾体抗炎药疗效不佳或导致严重不良反应、肝功能异常，伴发大量心包积液、心脏压塞、心肌炎、严重肺炎、血管内凝血或其他脏器损害等。对于多数患者来说，一般开始剂量为泼尼松 $0.5 \sim 1.0$ mg/（kg·d），有些患者需 $1 \sim 2$ mg/（kg·d）方能有效。急重症患者治疗初期可以应用甲泼尼龙或氢化可的松等静脉冲击治疗，待病情控制后换成口服制剂。合并嗜血综合征的患者应邀请血液科专科医生参与共同制订治疗方案，可参照 HLH-94 方案应用地塞米松、依托泊苷联合环孢素治疗。

■ 用药过程中，应密切观察所有药物的不良反应。治疗过程中，注意环孢素、他克莫司等药物的血药浓度监测，并注意药物相互作用。使用钙剂、维生素 D、双膦酸盐防治骨质疏松治疗。视情况使用胃黏膜保护剂、保肝药。

■ 病情缓解后首先要将激素减量，但为控制病情防止复发，DMARDs 应继续应用较长时间，剂量可酌减。使用预防和缓解激素及免疫抑制剂不良反应的药物。

（八）出院标准

1. 明确诊断。

2. 治疗有效。

3. 没有需要住院治疗的合并症和/或并发症。

> **释义**
>
> 　　■ 入院时的待诊患者在出院前应明确 AOSD 诊断是否成立。确诊 AOSD 患者出院时疾病治疗有效，为患者拟定个体化治疗方案后可出院后继续家中服药治疗、门诊定期随访。没有需要住院治疗的合并症和/或并发症。

（九）变异及原因分析

1. 对于重症型 AOSD，且伴有影响本病治疗效果的合并症和/或并发症，需要进行相关检查及治疗，导致住院时间延长。

2. 严重的肺部感染等并发症需转入相关科室进行抢救治疗。

> **释义**
>
> 　　■ 变异是指入选临床路径的患者未能按路径流程完成医疗行为或未达到预期的医疗质量控制目标。这包含三方面情况：①按路径流程完成治疗，但出现非预期结果，可能需要后续进一步处理，如出现相关合并症和/或并发症；②按路径流程完成治疗，但超出了路径规定的时限，实际住院日超出标准住院日要求；③不能按路径流程完成治疗，患者需要中途退出路径，如严重的肺内感染等并发症需转入相关科室进行抢救治疗等。对这些患者，主管医师均应进行变异原因的分析，并在临床路径的表单中予以说明。
>
> 　　■ 重症 AOSD 是指疾病累及 1 个或数个内脏导致相关脏器衰竭，或者经过使用激素、DMARDs 药物后疾病仍不能得到控制的患者。
>
> 　　■ 医师认可的变异原因主要指患者入选路径后，医师在检查及治疗过程中发现患者合并存在一些事前未预知的对本路径治疗可能产生影响的情况，需要终止执行路径或者是延长治疗时间、增加治疗费用。医师需在表单中明确说明。
>
> 　　■ 因患者方面的主观原因导致执行路径出现变异，也需要医师在表单中予以说明。

五、成人 Still 病临床路径给药方案

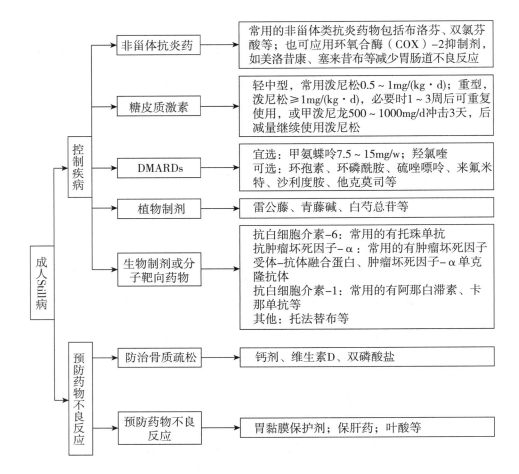

【用药选择】

AOSD 患者药物治疗的目的是抑制全身的炎症反应、减轻受累脏器的病变、防止复发及保持关节功能。具体药物如下：

1. 非甾体抗炎药：部分患者能取得良好疗效，如可控制发热，减轻全身症状和关节炎症。单用非甾体抗炎药对部分患者（约1/4）能取得良好疗效，如可控制症状，病情得到缓解，这类患者病情较轻，预后较好。

2. 糖皮质激素：糖皮质激素是治疗 AOSD 主要药物。应在临床症状消失及实验室指标正常后再开始缓慢减少泼尼松剂量，每 1~2 周减药 2.5~5mg，后期减药更要谨慎，最后用最小有效剂量维持较长一段时间，总疗程不少于 3~6 个月。

3. DMARDs 药物：可根据病情联合使用 DMARDs 药物，首选在甲氨蝶呤基础上联合其他 DMARDs 药物。为控制病情防止复发，DMARDs 药物应继续使用长时间，剂量可酌减。

4. 生物制剂：是难治、复发、重症和高度活动的 AOSD 的治疗新途径，肿瘤坏死因子-α、白介素-1、白介素-6 拮抗剂、白介素-18 结合蛋白已有应用报道。分子靶向药物 JAK 激酶抑制剂托法替布亦被报道可用于难治性 AOSD。

5. 其他植物制剂：主要包括雷公藤、青藤碱、白芍总苷等中药在本病慢性期，以关节炎为

主要表现时亦可使用。

6. 钙剂、维生素 D、双膦酸盐防治骨质疏松治疗：由于 AOSD 患者疾病本身易骨质疏松，且长期使用糖皮质激素导致骨质疏松加重，应重视使用钙剂、维生素 D、双膦酸盐防治骨质疏松。

7. 胃黏膜保护剂、保肝药：视病情而定，患者有消化道基础疾病或有消化道症状时应加用胃黏膜保护剂，酌情加用保肝药。

8. 预防和缓解激素及免疫抑制剂不良反应的药物：使用甲氨蝶呤补充叶酸（1mg/d），可能达到预防口腔炎和肝损害发生的目的。

【药学提示】

1. 非甾体类抗炎药的应用罕见有严重皮肤过敏反应（中毒性表皮坏死溶解、Stevens-Johnson综合征、多形红斑），肝功能损伤甚至急性肝功能不全等不良反应。如果治疗期间出现过敏样反应或怀疑出现过敏样反应，应停用并进行治疗。

2. 患者需要长期使用免疫抑制治疗时，使用前应除外感染如病毒性肝炎、结核及其他病原体感染等，必要时予以相应的抗感染治疗。

3. 糖皮质激素大剂量或长期应用易引起糖尿病、高血压、高血脂、骨质疏松、消化道溃疡、电解质紊乱、青光眼等，并增加感染风险。长期服药后，停药时应逐渐减量。

【注意事项】

1. 相关药物应用时应熟知其不良反应、禁忌证、药物间的相互作用及慎用人群。

2. 定期复查血、尿常规和肝肾功能。

3. 应用激素及免疫抑制剂治疗时，感染风险明显增加需引起重视。

六、成人 Still 病患者护理规范

1. 发热期应卧床休息，多饮水，检测患者体温，必要时予物理降温或解热镇痛类药物。

2. 伴皮肤瘙痒的患者应注意皮肤清洁，有皮肤瘙痒应避免搔抓，皮肤剧痒者可外用炉甘石洗剂。

3. 伴有严重并发症如嗜血综合征、心肺功能不全、严重肝损伤等患者应严密监测生命体征、意识状态，记录出入量等，根据需要调整体位，存在呼吸困难者给予氧疗等。

七、成人 Still 病患者营养治疗规范

1. 活动期患者可能伴厌食和膳食摄入量少但消耗增加。因此，疾病活动期应鼓励患者进食，若摄入不足应根据需要进行补充。

2. 糖皮质激素的治疗会增加食欲，长期应用容易引起水钠潴溜、血糖、血脂代谢的异常，饮食上推荐均衡的饮食。

3. 患者应定期监测维生素 D 的水平，水平较低者应予以补充。

八、成人 Still 病患者健康宣教

1. AOSD 是一种炎症性疾病，临床表现多样，其病程可分为 3 种主要模式：单发型、多发型和慢性型。治疗过程中，应遵医嘱服药，切忌擅自减停药，若出现发热、皮疹、咽痛或关节肿痛应及时就诊。

2. 长期应用免疫抑制剂的患者应保持良好的个人卫生习惯，勤洗手，保持环境清洁和通风。

3. 应用糖皮质激素可能引起高血压、糖尿病、脂代谢异常、骨质疏松、消化道溃疡等，服药期间若出现相关不良反应应及时就诊，必要时予以相应治疗。

九、推荐表单

（一）医师表单

成人 Still 病临床路径医师表单

适用对象：第一诊断为成人 Still 病（AOSD）

患者姓名：	性别： 年龄： 门诊号：	住院号：
住院日期： 年 月 日	出院日期： 年 月 日	标准住院日：10~14 天

时间	住院第 1 天	住院第 2~5 天
主要诊疗工作	□ 询问病史及体格检查 □ 开实验室检查单，完成病历书写 □ 上级医师查房 □ 完成初步的疾病严重程度及疾病活动度的评价	□ 上级医师查房 □ 根据辅助检查结果，完成病情评估，并制订治疗计划 □ 观察药物不良反应 □ 住院医师书写病程记录
重点医嘱	**长期医嘱：** □ 风湿免疫科护理常规 □ 一级或二级护理 □ 膳食选择 **临时医嘱：** □ 血常规、尿常规、便常规 □ 肝功能、肾功能、血脂、电解质、血糖、心肌酶、肿瘤标志物、嗜酸性粒细胞计数、免疫固定电泳、血清铁蛋白、内毒素、病毒系列（巨细胞病毒、EB 细胞病毒等）、肥达-外斐试验、传染病综合抗体（乙型肝炎、丙型肝炎、梅毒、HIV）、PPD、抗核抗体、自身抗体、咽拭子、血培养、降钙素原、真菌葡聚糖、胸部正侧位 X 线片、心电图、腹部彩超、骨髓穿刺 □ 必要时：心脏彩超、关节彩超、关节 X 线检查、肺 CT、全身骨扫描 □ 必要时：关节腔穿刺及关节液培养、T-SPOT. TB、甲状腺功能 5 项、淋巴结或皮疹活检	**长期医嘱：** □ 风湿免疫科护理常规 □ 一级或二级护理 □ 膳食选择 □ 非甾体抗炎药：分选择性 COX-2 抑制剂与非选择性 COX-2 抑制剂，视病情需要 □ 糖皮质激素类药物：分口服、静脉或外用，视病情需要 □ 慢作用药物：甲氨蝶呤/羟氯喹/沙利度胺/硫唑嘌呤/雷公藤多苷/环磷酰胺/吗替麦考酚酯/他克莫司/环孢素 A，视病情需要 □ 必要时生物制剂 TNF 拮抗剂等 □ 必要时给予质子泵抑制剂、胃黏膜保护剂、抗感染、保肝治疗 □ 需要时给予钙剂、阿法骨化醇、双膦酸盐防治骨质疏松治疗 **临时医嘱：**
病情变异记录	□ 无 □ 有，原因： 1. 2.	□ 无 □ 有，原因： 1. 2.
医师签名		

时间	住院第 6~9 天	住院第 10~21 天 （出院日）
主要 诊疗 工作	□ 上级医师查房，治疗效果评估 □ 再次进行病情评估 □ 确定出院后治疗方案 □ 完成上级医师查房纪录	□ 上级医师进行病情评估，确定患者是否可以 　出院 □ 完成出院小结 □ 向患者交代出院后注意事项 □ 预约复诊日期
重点 医嘱	**长期医嘱：** □ 根据病情调整长期用药 **临时医嘱：** □ 根据需要，复查有关检查	**出院医嘱：** □ 出院带药 □ 门诊随诊
病情 变异 记录	□ 无　□ 有，原因： 1. 2.	□ 无　□ 有，原因： 1. 2.
医师 签名		

（二）护士表单

成人 Still 病临床路径护士表单

适用对象：第一诊断为成人 Still 病（AOSD）

患者姓名：	性别：	年龄：	门诊号：	住院号：
住院日期：　　年　月　日	出院日期：　　年　月　日			标准住院日：10~14 天

时间	住院第 1 天	住院第 2~5 天
健康 宣教	□ 介绍主管医师、护士 □ 入院宣教（常规、安全） □ 介绍病房环境、设施和设备	□ 饮食宣教 □ 服药宣教 □ 疾病宣教
护理 处置	□ 安置患者，佩戴腕带 □ 通知医师 □ 生命体征的监测测量 □ 吸氧 □ 交接液体 □ 病情交班 □ 配合治疗 □ 完成护理记录 □ 协助患者完成实验室检查及辅助检查	□ 观察生命体征 □ 遵医嘱完成治疗 □ 维持静脉通畅 □ 静脉和口服给药 □ 完成护理记录
基础 护理	□ 准备床单位、监护、吸氧 □ 生命体征的观察 □ 一级或二级护理 □ 观察 24 小时出入量 □ 生活护理 □ 患者安全及心理护理	□ 生命体征的观察 □ 一级或二级护理 □ 生活护理 □ 观察 24 小时出入量 □ 患者安全及心理护理 □ 观察疗效和药物不良反应
专科 护理	□ 使用药物的浓度剂量 □ 各种置管情况	□ 使用药物的浓度剂量 □ 各种置管情况
重点 医嘱	□ 详见医嘱执行单	□ 详见医嘱执行单
病情 变异 记录	□ 无　□ 有，原因： 1. 2.	□ 无　□ 有，原因： 1. 2.
护士 签名		

时间	住院第 6~9 天	住院第 10~21 天 （出院日）
健康 宣教	□ 饮食宣教 □ 服药宣教 □ 疾病宣教	□ 告知复诊计划，就医指征 □ 康复宣教 □ 出院宣教
护理 处置	□ 观察生命体征 □ 遵医嘱完成治疗 □ 维持静脉通畅 □ 静脉和口服给药 □ 完成护理记录	□ 观察生命体征 □ 遵医嘱完成治疗 □ 维持静脉通畅 □ 静脉和口服给药 □ 完成护理记录 □ 配合患者做好出院准备
基础 护理	□ 观察生命体征 □ 一级或二级护理 □ 准确记录出入量 □ 观察疗效和药物不良反应 □ 协助患者做好生活和心理护理	□ 观察生命体征 □ 一级或二级护理 □ 准确记录出入量 □ 观察疗效和药物不良反应 □ 帮助患者办理出院事项
专科 护理	□ 使用药物的浓度剂量 □ 各种置管情况 □ 相关并发症的观察	□ 相关并发症的观察
重点 医嘱	□ 详见医嘱执行单	□ 详见医嘱执行单
病情 变异 记录	□ 无 □ 有，原因： 1. 2.	□ 无 □ 有，原因： 1. 2.
护士 签名		

（三）患者表单

成人 Still 病临床路径患者表单

适用对象：第一诊断为成人 Still 病（AOSD）

患者姓名：	性别： 年龄： 门诊号：	住院号：
住院日期： 年 月 日	出院日期： 年 月 日	标准住院日：10~14 天

时间	住院第 1~3 天	住院第 4~9 天	住院第 10~21 天（出院日）
医患配合	□ 配合询问病史、收集资料，务必详细告知既往史、用药史、过敏史 □ 如需进行活检，签署手术知情同意书等	□ 配合签署关于治疗用药的各种必要的知情同意书 □ 治疗中使用药物如有不适，及时告诉医师	□ 接受出院前指导 □ 知道复诊程序 □ 获取出院诊断书
护患配合	□ 配合测量体温、脉搏、呼吸、血压 □ 配合完成入院护理评估（简单询问病史、过敏史、用药史） □ 接受入院宣教（环境介绍、病室规定、订餐制度、贵重物品保管等） □ 有任何不适告知护士	□ 接受术后宣教 □ 配合静脉输液、皮下及肌内注射用药等之类 □ 有任何不适告知护士 □ 配合定时测量生命体征、每日询问尿便、监测血糖 □ 配合做好病房消毒，避免感染 □ 配合执行探视及陪伴	□ 接受出院宣教 □ 办理出院手续 □ 获取出院带药 □ 知道服药方法、作用、注意事项 □ 了解复查的时间及项目 □ 知道复印病历方法
饮食	□ 如无禁忌，正常饮食	□ 如无禁忌，正常饮食	□ 正常饮食
排泄	□ 正常排尿便	□ 正常排尿便	□ 正常排尿便
活动	□ 如无须活检，正常活动	□ 加强防护，避免感染	□ 加强防护，避免感染

附：原表单（2016 年版）

成人 Still 病临床路径表单

适用对象：第一诊断为成人 Still 病（AOSD）

患者姓名：	性别：	年龄：	门诊号：	住院号：
住院日期：　　年　月　日	出院日期：　　年　月　日			标准住院日：10～14 天

时间	住院第 1 天	住院第 2～5 天
主要诊疗工作	□ 询问病史及体格检查 □ 开实验室检查单，完成病历书写 □ 上级医师查房 □ 完成初步的疾病严重程度及疾病活动度的评价	□ 上级医师查房 □ 根据辅助检查结果，完成病情评估，并制订治疗计划 □ 观察药物不良反应 □ 住院医师书写病程记录
重点医嘱	长期医嘱： □ 风湿免疫科护理常规 □ 一级或二级护理 □ 膳食选择 临时医嘱： □ 血常规、尿常规、大便常规 □ 肝功能、肾功能、血脂、电解质、血糖、心肌酶、肿瘤标志物、嗜酸性粒细胞计数、免疫固定电泳、血清铁蛋白、内毒素、病毒系列（巨细胞病毒、EB 细胞病毒等）、肥达-外斐试验、传染病综合抗体（乙型肝炎、丙型肝炎、梅毒、HIV）、PPD、抗核抗体、自身抗体、咽拭子、血培养、降钙素原、真菌葡聚糖、胸部正侧位 X 线片、心电图、腹部彩超、骨髓穿刺 □ 必要时：心脏彩超、关节彩超、关节 X 线检查、肺 CT、全身骨扫描 □ 必要时：关节腔穿刺及关节液培养、T-SPOT.TB、甲状腺功能五项、淋巴结或皮疹活检	长期医嘱： □ 风湿免疫科护理常规 □ 一级或二级护理 □ 膳食选择 □ 非甾体抗炎药：分选择性 COX-2 抑制剂与非选择性 COX-2 抑制剂，视病情需要 □ 糖皮质激素类药物：分口服、静脉或外用，视病情需要 □ 慢作用药物：甲氨蝶呤/沙利度胺/硫唑嘌呤/雷公藤多苷/环磷酰胺/吗替麦考酚酯/他克莫司/环孢素 A，视病情需要 □ 必要时生物制剂 TNF 拮抗剂 □ 必要时给予质子泵抑制剂、胃黏膜保护剂、抗感染、保肝治疗 □ 需要时给予钙剂、阿法骨化醇、双膦酸盐防治骨质疏松治疗 临时医嘱：
主要护理工作	□ 介绍病房环境、设施和设备 □ 入院护理评估，制订护理计划 □ 协助患者完成实验室检查及辅助检查	□ 观察患者一般情况及病情变化 □ 观察疗效和药物不良反应 □ 进行疾病相关健康教育
病情变异记录	□ 无　□ 有，原因： 1. 2.	□ 无　□ 有，原因： 1. 2.
护士签名		
医师签名		

时间	住院第 6~9 天	住院第 10~21 天 （出院日）
主要 诊疗 工作	□ 上级医师查房，治疗效果评估 □ 再次进行病情评估 □ 确定出院后治疗方案 □ 完成上级医师查房纪录	□ 上级医师进行病情评估，确定患者是否可以 　 出院 □ 完成出院小结 □ 向患者交代出院后注意事项 □ 预约复诊日期
重 点 医 嘱	**长期医嘱：** □ 根据病情调整长期用药 **临时医嘱：** □ 根据需要，复查有关检查	**出院医嘱：** □ 出院带药 □ 门诊随诊
主要 护理 工作	□ 观察患者一般情况 □ 观察疗效和药物不良反应 □ 恢复期生活和心理护理 □ 出院准备指导	□ 告知复诊计划，就医指征 □ 帮助患者办理出院手续 □ 出院指导
病情 变异 记录	□ 无　□ 有，原因： 1. 2.	□ 无　□ 有，原因： 1. 2.
护士 签名		
医师 签名		

第十章

干燥综合征伴肺间质纤维化临床路径释义

【医疗质量控制指标】

指标一、干燥综合征伴肺间质纤维化诊断正确率。

指标二、干燥综合征伴肺间质纤维化合并感染发生率。

指标三、抗菌药物用药指征。

一、干燥综合征伴肺间质纤维化编码

疾病名称及编码：干燥综合征伴肺间质纤维化（ICD-10：M35.002+J99.1*）

二、临床路径检索方法

M35.002+J99.1*

三、国家医疗保障疾病诊断相关分组（CHS-DRG）

MDCE 呼吸系统疾病及功能障碍

ET1 肺间质性疾患

四、干燥综合征伴肺间质纤维化临床路径标准住院流程

（一）适用对象

第一诊断为干燥综合征伴肺间质纤维化（ICD-10：M35.002+J99.1*）。

> 释义
>
> ■ 干燥综合征是一种侵犯泪腺和唾液腺等外分泌腺、具有淋巴细胞浸润和特异性自身抗体（抗 SSA/SSB）为特征的弥漫性结缔组织病。最常见的症状是口、眼干燥，且常伴有内脏损害而出现多种临床表现。本病分为原发性和继发性两类，原发性干燥综合征指不具另一诊断明确的结缔组织病的干燥综合征。继发性干燥综合征是指发生于另一诊断明确的结缔组织疾病，如系统性红斑狼疮、类风湿关节炎等的干燥综合征。弥漫性肺实质性疾病常统称为间质性肺疾病，是一组异质性疾病，由于相似的临床表现、放射影像学表现、生理或病理表现而归在一起。结缔组织疾病相关性间质性肺疾病是其中的一部分。本文只针对原发性干燥综合征伴肺间质纤维化的情况。

（二）诊断依据

根据 2002 干燥综合征国际分类标准（表 10-1、表 10-2），《临床诊疗指南·风湿病学分册》（中华医学会编著，人民卫生出版社），《干燥综合征诊断及治疗指南》（中华医学会风湿病学分会，2010 年）。

1. 符合干燥综合征国际分类标准。

表 10-1 2002 年干燥综合征国际分类标准项目

Ⅰ. 口腔症状：3 项中有 1 项或 1 项以上
  1. 每日感口干持续 3 个月以上
  2. 成年后腮腺反复或持续肿大
  3. 吞咽干性食物时需用水帮助

Ⅱ. 眼部症状：3 项中有 1 项或 1 项以上
  1. 每日感到不能忍受的眼干持续 3 个月以上
  2. 有反复的砂子进眼或砂磨感觉
  3. 每日需用人工泪液 3 次或 3 次以上

Ⅲ. 眼部体征：下述检查有 1 项或 1 项以上阳性
  1. Schirmer Ⅰ 试验（+）（≤5mm/5min）
  2. 角膜染色（+）（≥4，van Bijsterveld 计分法）

Ⅳ. 组织学检查：下唇腺病理示淋巴细胞灶≥1（指 4mm² 组织内至少有 50 个淋巴细胞聚集于唇腺间质者为 1 灶）

Ⅴ. 涎腺受损：下述检查有 1 项或 1 项以上阳性
  1. 涎液流率（+）（≤1.5ml/15min）
  2. 腮腺造影（+）
  3. 涎腺同位素检查（+）
Ⅵ. 自身抗体：抗 SSA 抗体或抗 SSB 抗体（+）（双扩散法）

2. 符合干燥综合征的分类标准项目的具体分类。

表 10-2 分类标准项目的具体分类

1. 干燥综合征：无任何潜在疾病的情况下，有下述 2 条则可诊断：
  a. 符合表 6-1 中 4 条或 4 条以上，但必须含有条目Ⅳ（组织学检查）和/或条目Ⅵ（自身抗体）
  b. 条目Ⅲ、Ⅳ、Ⅴ、Ⅵ，4 条中任 3 条阳性

2. 必须除外：颈头面部放疗史，丙型肝炎病毒感染，艾滋病，淋巴瘤，结节病，格雷夫斯病，抗乙酰胆碱药的应用（如阿托品、莨菪碱、溴丙胺太林、颠茄等）

3. 胸部 HRCT 表现为双肺磨玻璃影、网格样改变。
4. 肺功能表现异常，包括限制性通气功能障碍和/或气体交换障碍。
5. 必要时进行肺活检病理检查。

> **释义**
>
>   ■ 2012 年美国风湿病学会发表了新的干燥综合征分类标准，符合下列中 2 项可以诊断干燥综合征：SICCA 眼染色≥3 分；灶性淋巴细胞浸润性唾液腺炎，且灶性指数≥1；自身抗体阳性：抗 SSA 抗体和/或抗 SSB 抗体阳性，或者 RF 阳性和 ANA≥1：320。

■ 诊断干燥综合征伴肺间质纤维化需除外其他原因如感染、药物等原因所致的肺间质纤维化。

■ 干燥综合征伴肺间质纤维化患者非特异性间质性肺炎最常见，淋巴样间质性肺炎、机化性肺炎、寻常型间质性肺炎也有，需要除外淋巴增殖性疾病如肺淋巴瘤特别是淋巴样间质性肺炎患者。对于典型的干燥综合征伴肺间质纤维化患者目前不主张行肺活检病理检查。

■ 一般情况下是出现其他干燥综合征的症状后出现肺间质纤维化，但干燥综合征患者的肺间质纤维化可以为干燥综合征的首发表现，或者与干燥综合征的其他表现同时出现。

（三）治疗方案的选择

根据《临床诊疗指南·风湿病学分册》（中华医学会编著，人民卫生出版社），《干燥综合征诊断及治疗指南》（中华医学会风湿病学分会，2010 年）。

1. 一般治疗：休息，对症治疗。
2. 药物治疗：非甾体抗炎药、糖皮质激素、改善病情的抗风湿药物（DMARDs）、植物制剂。
3. 其他治疗：IVIg、生物制剂等。

释义

■ 目前没有指南针对干燥综合征伴肺间质纤维化患者：什么样的患者需要治疗，什么时候开始，治疗多长时间，都在探究。

■ 基于肺部疾病严重程度、疾病进展程度及系统疾病的病程为基础判断，当疾病进展，需要开始治疗。

■ 治疗延误，错失最佳治疗时机，造成病变难以逆转；过度应用免疫抑制剂，产生继发感染，加快预后不良。

■ 一般认为对渗出为主的病变应该积极治疗，尤其是激素及免疫抑制剂的应用有助逆转病情；对晚期纤维化蜂窝样病变不应太积极应用免疫抑制剂，以减少并发症发生。

（四）标准住院日 10~20 天

释义

■ 完善相关实验室及影像学检查，行口腔科、眼科及相关科室的检查，判断病情制订治疗方案1~7天，糖皮质激素及免疫抑制剂使用在第 1~20 天实施。住院期间观察治疗的不良反应。总住院时间不超过20天均符合路径要求。

（五）进入路径标准

1. 第一诊断必须符合 ICD-10：M35.002+J99.1* 干燥综合征伴肺间质纤维化疾病编码。

2. 当患者同时具有其他疾病诊断，但在住院期间不需要特殊处理也不影响第一诊断的临床路径流程实施时，可以进入路径。

3. 有明显影响干燥综合征常规治疗的情况，不进入本临床路径。

> **释义**
>
> ■ 进入路径的标准必须是符合 2002 年干燥综合征国际分类标准或一些大家公认的最新分类标准中明确诊断原发性干燥综合征，且合并肺间质纤维化病变的患者。
>
> ■ 对于继发性干燥综合征患者不适用本临床路径。
>
> ■ 虽合并糖尿病、不严重的感染等疾病，也可以进入路径，但应密切监测血糖、感染等情况，如果临床医师估计这些问题会影响患者治疗，不推荐进入本临床路径。
>
> ■ 需要除外患者合并严重感染、恶性肿瘤、急性肝炎、急性消化道溃疡等疾患。

（六）住院期间的检查项目

1. 必需的检查项目：

（1）血常规、尿常规、大便常规。

（2）肝肾功能、血糖、血脂、电解质、红细胞沉降率（ESR）、C 反应蛋白（CRP）、凝血功能、感染性疾病筛查（乙型肝炎、丙型肝炎、梅毒、艾滋病等）。

（3）抗核抗体谱、类风湿因子、抗 CCP 抗体、免疫球蛋白及补体、病毒全套。

（4）心电图、心脏彩超、胸部 HRCT、肺功能、肝胆胰脾彩超、骨密度。

2. 根据患者病情可选择进行：自身免疫性肝炎相关抗体谱、KL-6、抗磷脂抗体谱、血气分析、肾小管酸化功能、溶血试验、泌尿系彩超和磁共振检查、HBV-DNA、HCV-RNA、PCT、^{13}C 呼气试验、消化内镜检查。

> **释义**
>
> ■ 首先应开展确诊干燥综合征的相关检查，并应评估除肺间质纤维化外其他系统受累情况，如肾小管酸中毒。
>
> ■ 肺高分辨 CT 和肺功能是疾病严重度的客观指标。
>
> ■ 干燥综合征容易合并自身免疫性肝炎、原发性胆汁性胆管炎等疾病，可以根据情况开展相应检查。

（七）治疗方案与药物选择

1. 一般治疗：休息，氧疗，针对口眼干燥对症治疗，纠正低钾、改善外分泌腺体功能。

2. 药物治疗：非甾体抗炎药（水杨酸类、吲哚衍生物类），糖皮质激素，免疫抑制剂（抗疟药、环磷酰胺、甲氨蝶呤、硫唑嘌呤、环孢素等），抗纤维化药物（吡非尼酮）、抗氧化药物（乙酰半胱氨酸）、植物制剂（白芍总苷），生物靶向制剂、静脉注射免疫球蛋白（IVIg）。

3. 必要时抗感染、保护胃黏膜、保肝、防治骨质疏松等治疗。

> **释义**
>
> ■ 治疗分为针对干燥综合征的对症治疗、针对合并肺间质纤维化的治疗、针对合并其他系统受累的治疗。
>
> ■ 一般治疗主要是针对眼干、口干、皮肤干等对症治疗。
>
> ■ 药物治疗包括糖皮质激素、免疫抑制剂、抗纤维化治疗、祛痰治疗、植物制剂等。
>
> ■ 必要时针对激素及免疫抑制剂的不良反应如骨质疏松、感染、消化道溃疡采取相应的治疗。

（八）出院标准

1. 症状明显缓解。
2. 病情稳定。
3. 没有需要继续住院治疗的合并症和/或并发症。

> **释义**
>
> ■ 患者出院前应完成相应项目，明确诊断及完成相应的系统评估，并对采用的药物治疗没有明确的不良反应。无其他需要继续住院治疗的并发症。

（九）变异及原因分析

1. 伴有其他疾病，需要进行相关诊断和治疗，导致住院时间延长。
2. 治疗无效或者病情进展，需要进行相关诊断和治疗，导致住院时间延长。
3. 伴有影响本病治疗效果的合并症和并发症，需要进行相关诊断和治疗。

> **释义**
>
> ■ 变异是指入选临床路径的患者未能按路径流程完成医疗行为或未达到预期的医疗质量控制目标。这包含三方面情况：①按路径流程完成治疗，但出现非预期结果，可能需要后续进一步处理，如本路径治疗后病情加重或出现严重并发症，还需进一步的治疗；②按路径流程完成治疗，但超出了路径规定的时限，实际住院日超出标准住院日要求；③不能按路径流程完成治疗，患者需要中途退出路径，如治疗过程中出现严重并发症，导致必须终止路径或需要转入其他路径进行治疗等。对这些患者，主管医师均应进行变异原因的分析，并在临床路径的表单中予以说明。
>
> ■ 医师认可的变异原因主要指患者入选路径后，医师在检查及治疗过程中发现患者合并存在一些事前未预知的对本路径治疗可能产生影响的情况，需要终止执行路径或者是延长治疗时间、增加治疗费用。医师需在表单中明确说明。
>
> ■ 因患者方面的主观原因导致执行路径出现变异，也需要医师在表单中予以说明。

五、干燥综合征伴肺间质纤维化临床路径给药方案

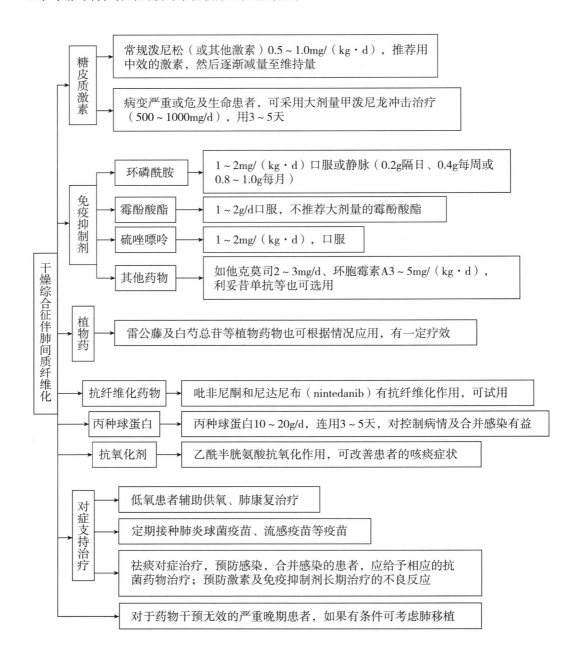

【用药选择】

1. 干燥综合征伴肺间质纤维化的早期诊断与治疗是临床医师应当关注和重视的问题，治疗干燥综合征伴肺间质纤维化仍然是一大难题。

2. 目前没有指南针对干燥综合征伴肺间质纤维化患者，治疗对象、治疗时机及疗程均不明确。关于结缔组织疾病合并肺间质纤维化的治疗证据主要来源于系统性硬化症的临床研究、部分来源于多发性肌炎合并肺间质纤维化研究，及对结缔组织疾病的其他系统治疗有效推断它们对肺部也有效。

3. 基于肺部疾病严重程度、疾病进展程度及系统疾病的病程为基础判断，当疾病进展，需要开始治疗。由于疾病的早期阶段大多是炎症反应，一般认为对渗出为主的病变应该积极治疗，尤其是激素及免疫抑制剂的应用有助逆转病情；对晚期纤维化蜂窝样病变不应太积极应用免疫抑制剂，以减少并发症发生。目前的治疗主要是针对炎症反应及免疫因素，常用者有糖皮质激素、环磷酰胺、硫唑嘌呤、他克莫司、环孢素 A、霉酚酸酯等。肾上腺糖皮质激素根据患者病情选择泼尼松（或其他激素如甲泼尼龙等）0.5~1.0mg/(kg·d)，具体用量需遵循个体化原则。环磷酰胺 1~2mg/(kg·d) 口服或静脉（0.2g 隔日、0.4g 每周或 0.8~1g 每月）给药、硫唑嘌呤 1~2mg/(kg·d)，霉酚酸酯 1~2g/d、他克莫司 2~3mg/d、环胞霉素 A 3~5mg/(kg·d) 已被应用于临床。

4. 对于急性发作病情重进展快病变严重危及生命的干燥综合征伴肺间质纤维化患者，在评估感染及其他风险及获益后，可采用大剂量甲泼尼龙冲击治疗（500~1000mg/d），连续应用 3~5 天。

5. 吡非尼酮和尼达尼布（nintedanib）在国外被批准应用于特发性肺纤维化的患者，尼达尼布批准应用于系统性硬化症合并肺纤维化的患者，这些药物可能对干燥综合征合并肺间质纤维化的患者有益，但仍需更多循证医学的证据来支持。

6. 白芍总苷、雷公藤等中药制剂在我国也常用于干燥综合征的治疗，雷公藤及白芍总苷等植物药物可根据情况应用，有一定疗效。另外，临床医生可以根据疾病和证候诊断给予相应中医治疗。乙酰半胱氨酸能降低痰液的黏稠度、起到抗氧化作用，可以改善患者的咳痰症状，长期服用安全性好。

7. 对于药物干预无效的严重晚期干燥综合征伴肺间质纤维化患者，如果有条件，可考虑肺移植。

8. 利妥昔单抗是一种靶向 CD20 阳性 B 淋巴细胞的单克隆抗体，目前认为对患者有效，但考虑到药物的费用及不良反应，对难治性患者可试用。

9. 干燥综合征伴肺间质纤维化患者可合并应用其他对症支持治疗，包括低氧患者辅助供氧、定期接种肺炎球菌疫苗、流感疫苗等疫苗、肺康复治疗等。

【药学提示】

1. 免疫抑制剂根据情况可以与糖皮质激素合用，联合用药效果更好；一般不联合应用多种免疫抑制剂，少数患者可采用联合治疗，起到多靶点治疗的目的。

2. 准备使用糖皮质激素和免疫抑制剂的患者使用前应评估是否有细菌、结核、病毒等感染，有无肿瘤病史。

3. 硫唑嘌呤不良反应主要是对骨髓抑制作用，有个别患者小剂量即可出现严重骨髓抑制，故有条件情况下，可行硫嘌呤甲基转移酶（TPMT）基因分型，以判断患者能否应用硫唑嘌呤。

4. 尽管干燥综合征伴肺间质纤维化患者以中老年患者居多，如果患者有生育和怀孕要求，医师在选用药物及维持治疗时应考虑。

【注意事项】

1. 环磷酰胺的不良反应主要是胃肠道反应、出血性膀胱炎、骨髓抑制，在环磷酰胺治疗期间，应监测白细胞计数、肝肾功能和尿液分析。如果出现出血性膀胱炎，应停用环磷酰胺。如果病情控制后或当环磷酰胺累积到一定剂量后，应根据病情换用其他免疫抑制剂。

2. 患者使用免疫抑制剂治疗前和使用中，要定期检查血常规、肝肾功能等，如有异常，则根据情况减量或停止使用。

3. 环胞霉素 A 不良反应包括高血压、血清肌酐升高、肿瘤风险增高、牙龈增生等。

六、干燥综合征伴肺间质纤维化患者护理规范

1. 需监测血氧饱和度，注意有无低氧血症。

2. 干燥综合征伴肺间质纤维化患者出现心理方面的问题相对较高，应关心患者并监测相关问题变化。

3. 在疾病过程中可能出现一些并发症，如肺部感染、气胸、呼吸衰竭等，相应对症治疗及相应的护理。

4. 加强呼吸功能的锻炼，坚持适当的活动。

七、干燥综合征伴肺间质纤维化患者营养治疗规范

1. 只要干燥综合征伴肺间质纤维化患者对食物不过敏，通常饮食并无禁忌。保证合理膳食，充足营养。

2. 长期服用激素可能导致水钠潴留及血钾偏低，因此，此类患者宜低盐、低脂肪、高蛋白饮食，并适当多食用西红柿、橘子等。

3. 为了避免钙丢失而出现骨质疏松，患者应多选用钙含量高的食物，如奶类等。

4. 干燥综合征患者如有因唾液及消化道液分泌减少造成吞咽困难等症状，可适当进食流食、半流食，并采取少量、多次的原则。

八、干燥综合征伴肺间质纤维化患者健康宣教

1. 目前的治疗干预尚不能治愈疾病，另外，患者病情也可能会发生变化，用药有可能会发生副作用，故应教育患者认识疾病，长期随诊最关键。

2. 保持健康生活方式及愉悦心情，生活规律有助于控制疾病。

3. 干燥综合征伴肺间质纤维化患者由于疾病、激素和免疫抑制药物的使用，抵抗力较弱，易发生感染，所以应尽量避免发生感染。注意避免受凉、减少在人多通风条件差的公共场合进出，周围人患病要注意与之及时隔离、流感季节可预防性注射疫苗、平时要勤漱口等。

4. 极少数患者晚期需监测血氧饱和度，并需要氧疗。

九、推荐表单

（一）医师表单

干燥综合征伴肺间质纤维化临床路径医师表单

适用对象：第一诊断为干燥综合征伴肺间质纤维化（ICD-10：M35.002+J99.1*）

患者姓名：	性别： 年龄： 门诊号：	住院号：
住院日期： 年 月 日	出院日期： 年 月 日	标准住院日：10~20天

时间	住院第1天	住院第2~10天	住院第11~20天
主要诊疗工作	□ 询问病史及体格检查 □ 进行病情初步评估 □ 完成病历书写 □ 开实验室检查单	□ 上级医师查房 □ 分析病情，初步诊断，制订诊疗计划 □ 根据病情调整基础用药 □ 申请相关科室会诊 □ 向患者及家属交代病情 □ 签署各种必要的知情同意书、自费用品协议书 □ 必要时协助患者完成检查 □ 书写病程记录	□ 上级医师查房 □ 评估检查结果，明确诊断 □ 病情评估，根据病情调整治疗方案 □ 观察药物不良反应 □ 确认有无并发症 □ 书写病程记录 □ 必要时完成诊断证明书 □ 患者教育
重点医嘱	**长期医嘱：** □ 风湿病护理常规 □ 一级或二级护理 □ 膳食选择 □ 既往基础用药 □ 对症处理：氧疗、改善右心功能、防治继发感染 □ 心电监护（必要时） **临时医嘱：** □ 血常规、尿常规、大便常规、肝功能、肾功能、血糖、血脂、电解质、ESR、CRP、凝血功能、传染病四项、ANA谱、RF、抗CCP抗体、免疫球蛋白及补体 □ 心电图、心脏彩超、胸部HRCT、肝胆胰脾彩超、骨密度、病毒检测、心电图、肺功能 □ 必要时进行：自身免疫性肝炎相关抗体谱、抗磷脂抗体谱、KL-6、血气分析、肾小管酸化功能、溶血试验、泌尿系彩超和MRI、HBV-DNA、HCV-RNA、PCT、^{13}C呼气试验、消化内镜检查	**长期医嘱：** □ 风湿病护理常规 □ 一级或二级护理 □ 膳食选择 □ 实验室检查结果调整抗风湿药，可给予非甾体抗炎药，糖皮质激素类药物，免疫抑制剂（抗疟药、环磷酰胺、甲氨蝶呤、硫唑嘌呤、环孢素等），抗纤维化药物（吡非尼酮），抗氧化药物（乙酰半胱氨酸）植物制剂（白芍总苷），生物制剂，IVIg □ 必要时给予质子泵抑制剂、胃黏膜保护剂、抗感染、保肝治疗 □ 需要时给予钙剂、阿法骨化醇、双膦酸盐防治骨质疏松治疗 □ 必要时调整既往基础用药 □ 对症处理：氧疗、改善右心功能、防治继发感染 □ 心电监护（必要时） **临时医嘱：** □ 其他特殊或补充医嘱 □ 请相应的口腔科、眼科、呼吸科及其他相应的科室会诊	**长期医嘱：** □ 风湿免疫科护理常规 □ 一级或二级护理 □ 膳食选择 □ 必要时调整既往用药 □ 实验室检查结果调整抗风湿药，可给予非甾体抗炎药，糖皮质激素类药物，免疫抑制剂（抗疟药、环磷酰胺、甲氨蝶呤、硫唑嘌呤、环孢素等），抗纤维化药物（吡非尼酮），抗氧化药物（乙酰半胱氨酸）植物制剂（白芍总苷），生物制剂，IVIg □ 必要时给予质子泵抑制剂、胃黏膜保护剂、抗感染、保肝治疗 □ 需要时给予钙剂、阿法骨化醇、双膦酸盐防治骨质疏松治疗 □ 对症处理：氧疗、改善右心功能、防治继发感染 □ 心电监护（必要时） **临时医嘱：** □ 必要时复查血常规、CRP、ESR、补体、肝功能、肾功能、电解质、胸部HRCT □ 异常指标复查

续　表

时间	住院第 1 天	住院第 2~10 天	住院第 11~20 天
病情 变异 记录	□无　□有，原因： 1. 2.	□无　□有，原因： 1. 2.	□无　□有，原因： 1. 2.
医师 签名			

（二）护士表单

干燥综合征伴肺间质纤维化临床路径护士表单

适用对象：第一诊断为干燥综合征伴肺间质纤维化（ICD-10：M35.002+J99.1*）

患者姓名：		性别：	年龄：	门诊号：	住院号：
住院日期：	年　月　日	出院日期：	年　月　日		标准住院日：10~20 天

时间	住院第 1 天	住院第 2~20 天
健康宣教	□ 介绍病房环境、设施和设备 □ 入院护理评估 　　风湿免疫病慢病管理（心理、康复、自我评估、用药指导、数据库录入）	□ 用药前宣教 　　使用的药物名称，作用及可能出现的不良反应做好自我防护，避免感染 □ 患者教育 □ 观察患者病情变化 □ 观察药物疗效和不良反应 □ 心理与生活护理
护理处置	□ 核对患者，佩戴腕带 □ 建立入院护理病历 □ 卫生处置：剪指（趾）甲、更换病号服 □ 测量生命体征 □ 遵医嘱采血 □ 遵医嘱留取尿便送检 □ 影像、心肺功能检查	□ 遵医嘱完成使用药物阶段相关监测指标 □ 遵医嘱完成各种药物的发放和液体的输注
基础护理	□ 二级护理 □ 晨晚间护理 □ 患者安全管理	□ 一级或二级护理 □ 晨晚间护理 □ 患者安全管理
专科护理	□ 测体温、脉搏、血压、血糖	□ 遵医嘱晨 8：30 给予激素 □ 遵医嘱监测血压、血糖的变化 □ 遵医嘱观察有无感染的出现 □ 遵医嘱观察有无服用激素后兴奋等神经系统表现
重点医嘱	□ 详见医嘱执行单	□ 详见医嘱执行单
病情变异记录	□ 无　□ 有，原因： 1. 2.	□ 无　□ 有，原因： 1. 2.
护士签名		

（三）患者表单

干燥综合征伴肺间质纤维化临床路径患者表单

适用对象：第一诊断为干燥综合征伴肺间质纤维化（ICD-10：M35.002+J99.1*）

患者姓名：	性别： 年龄： 门诊号：	住院号：
住院日期： 年 月 日	出院日期： 年 月 日	标准住院日：10~20 天

时间	入院第 1~3 天	住院第 4~20 天	出院日
医患配合	□ 配合询问病史、收集资料，请务必详细告知既往史、用药史、过敏史 □ 如需进行有创性检查如支气管镜检查及活检等，签署手术知情同意书等	□ 配合签署关于治疗用药的各种必要的知情同意书 □ 治疗中使用药物如有不适，及时告诉医师	□ 接受出院前指导 □ 知道复诊程序 □ 获取出院诊断书
护患配合	□ 配合测量体温、脉搏、呼吸、血压 □ 配合完成入院护理评估（简单询问病史、过敏史、用药史） □ 接受入院宣教（环境介绍、病室规定、订餐制度、贵重物品保管等） □ 有任何不适请告知护士	□ 接受术后宣教 □ 配合静脉输液、皮下及肌内注射用药等之类 □ 有任何不适请告知护士 □ 配合定时测量生命体征、每日询问尿便，监测血糖 □ 配合做好病房消毒，避免感染 □ 配合执行探视及陪伴	□ 接受出院宣教 □ 办理出院手续 □ 获取出院带药 □ 知道服药方法、作用、注意事项 □ 了解复查的时间及项目 □ 知道复印病历方法
饮食	□ 如无禁忌，正常饮食	□ 如无禁忌，正常饮食	□ 正常饮食
排泄	□ 正常排尿便	□ 正常排尿便	□ 正常排尿便
活动	□ 如果没有缺氧情况，正常活动 □ 如果有缺氧情况，应吸氧，在医师指导下活动	□ 加强防护，避免感染	□ 加强防护，避免感染

附：原表单（2016 年版）

干燥综合征伴肺间质纤维化临床路径表单

适用对象：第一诊断为干燥综合征伴肺间质纤维化（ICD-10：M35.002+J99.1*）

患者姓名：	性别：	年龄：	门诊号：	住院号：
住院日期： 年 月 日	出院日期： 年 月 日			标准住院日：10~20 天

时间	住院第 1 天	住院第 2 天	住院第 3~10 天
主要诊疗工作	□ 询问病史及体格检查 □ 进行病情初步评估 □ 完成病历书写 □ 开实验室检查单	□ 上级医师查房 □ 分析病情，初步诊断，制订诊疗计划 □ 根据病情调整基础用药 □ 申请相关科室会诊 □ 向患者及家属交代病情 □ 签署各种必要的知情同意书、自费用品协议书 □ 必要时协助患者完成检查 □ 书写病程记录	□ 上级医师查房 □ 评估检查结果，明确诊断 □ 病情评估，根据病情调整治疗方案 □ 观察药物不良反应 □ 确认有无并发症 □ 书写病程记录 □ 必要时完成诊断证明书 □ 患者教育
重点医嘱	长期医嘱： □ 风湿病护理常规 □ 一级或二级护理 □ 膳食选择 □ 既往基础用药 □ 对症处理：氧疗、改善右心功能、防治继发感染 □ 心电监护（必要时） 临时医嘱： □ 血常规、尿常规、大便常规、肝功能、肾功能、血糖、血脂、电解质、ESR、CRP、凝血功能、传染病四项、ANA 谱、RF、抗 CCP 抗体、免疫球蛋白及补体 □ 心电图、心脏彩超、胸部 HRCT、肝胆胰脾彩超、骨密度、病毒检测、心电图、肺功能 □ 必要时进行：自身免疫性肝炎相关抗体谱、抗磷脂抗体谱、KL-6、血气分析、肾小管酸化功能、溶血试验、泌尿系彩超和 MRI、HBV-DNA、HCV-RNA、PCT、^{13}C 呼气试验、消化内镜检查	长期医嘱： □ 风湿病护理常规 □ 一级或二级护理 □ 膳食选择 □ 必要时调整既往基础用药 □ 对症处理：氧疗、改善右心功能、防治继发感染 □ 心电监护（必要时） 临时医嘱： □ 其他特殊或补充医嘱	长期医嘱： □ 风湿免疫科护理常规 □ 一级或二级护理 □ 膳食选择 □ 必要时调整既往用药 □ 实验室检查结果调整抗风湿药，可给予非甾体抗炎药，糖皮质激素类药物，免疫抑制剂（抗疟药、环磷酰胺、甲氨蝶呤、硫唑嘌呤、环孢素等），抗纤维化药物（吡非尼酮）、抗氧化药物（乙酰半胱氨酸），植物制剂（白芍总苷），生物制剂，IVIg □ 必要时给予质子泵抑制剂、胃黏膜保护剂、抗感染、保肝治疗 □ 需要时给予钙剂、阿法骨化醇、双膦酸盐防治骨质疏松治疗 □ 对症处理：氧疗、改善右心功能、防治继发感染 □ 心电监护（必要时） 临时医嘱： □ 必要时复查血常规、CRP、ESR、补体、肝功能、肾功能、电解质、胸部 HRCT □ 异常指标复查

续　表

时间	住院第 1 天	住院第 2 天	住院第 3~10 天
主要护理工作	□ 介绍病房环境、设施和设备 □ 入院护理评估 □ 风湿免疫病慢病管理（心理、康复、自我评估、用药指导、数据库录入）	□ 患者教育 □ 观察患者病情变化 □ 观察药物疗效和不良反应 □ 静脉取血，用药指导	□ 患者教育 □ 观察患者病情变化 □ 观察药物疗效和不良反应 □ 心理与生活护理
病情变异记录	□ 无　□ 有，原因： 1. 2.	□ 无　□ 有，原因： 1. 2.	□ 无　□ 有，原因： 1. 2.
护士签名			
医师签名			

时间	出院前 1~3 天	住院第 10~20 天 （出院日）
主要 诊疗 工作	□ 上级医师查房 □ 病情评估、疗效及不良反应评估 □ 确定出院后长期系统的治疗方案 □ 明确出院时间	□ 完成出院相关医疗文件 □ 交代出院后的注意事项及就医指征 □ 预约复诊日期 □ 交代复查项目
重 点 医 嘱	**长期医嘱：** □ 风湿免疫科护理常规 □ 一级或二级护理 □ 根据病情调整长期用药 □ 对症处理：氧疗、改善右心功能、防治继发 　 感染 □ 心电监护（必要时） **临时医嘱：** □ 根据需要复查相关指标	**出院医嘱：** □ 出院带药
主要 护理 工作	□ 患者教育 □ 观察患者病情变化 □ 观察药物疗效和不良反应 □ 生活和心理护理 □ 出院准备指导	□ 指导患者办理出院手续 □ 风湿免疫病慢病管理（心理、康复、自我评 　 估、用药指导、数据库录入）
病情 变异 记录	□ 无　□ 有，原因： 1. 2.	□ 无　□ 有，原因： 1. 2.
护士 签名		
医师 签名		

第十一章

干燥综合征临床路径释义

【医疗质量控制指标】

指标一、诊断需要结合口腔科、眼科、病理科检查。

指标二、治疗前应系统评估脏器受累情况。

指标三、糖皮质激素的应用需有指证，尤其是针对单纯口眼干燥的患者。

指标四、多脏器受累者应与相关科室合作进行诊疗。

一、干燥综合征编码

1. 原编码：

疾病名称及编码：干燥综合征［舍格伦］（ICD-10：M35.000)

2. 修改编码：

疾病名称及编码：干燥综合征［舍格伦］（ICD-10：M35.0)

二、临床路径检索方法

M35.0

三、国家医疗保障疾病诊断相关分组（CHS-DRG）

MDCI 肌肉、骨骼疾病及功能障碍

IT2 慢性炎症性肌肉骨骼结缔组织疾患

四、干燥综合征临床路径标准住院流程

（一）适用对象

第一诊断为干燥综合征（ICD-10：M35.000)。

> 释义
>
> ■ 干燥综合征是一种以外分泌腺受累为主要临床表现的自身免疫性疾病。其病因不明，主要表现为口眼干燥，也可有多器官系统的损害，并伴有一系列的临床和血清学表现。本路径适用于干燥综合征。

（二）诊断依据

根据 2002 年干燥综合征国际分类标准（表 11-1、表 11-2），《临床诊疗指南·风湿病学分册》（中华医学会编著，人民卫生出版社），《干燥综合征诊断及治疗指南》（中华医学会风湿病学分会，2010 年）。

表 11-1　2002 年干燥综合征国际分类标准项目

Ⅰ. 口腔症状：3 项中有 1 项或 1 项以上
　　1. 每日感口干持续 3 个月以上
　　2. 成年后腮腺反复或持续肿大
　　3. 吞咽干性食物时需用水帮助

Ⅱ. 眼部症状：3 项中有 1 项或 1 项以上
　　1. 每日感到不能忍受的眼干持续 3 个月以上
　　2. 有反复的砂子进眼或砂磨感觉
　　3. 每日需用人工泪液 3 次或 3 次以上

Ⅲ. 眼部体征：下述检查有 1 项或 1 项以上阳性
　　1. Schirmer Ⅰ 试验（+）（≤5mm/5min）
　　2. 角膜染色（+）（≥4，van Bijsterveld 计分法）

Ⅳ. 组织学检查：下唇腺病理示淋巴细胞灶≥1（指 4mm^2 组织内至少有 50 个淋巴细胞聚集于唇腺间质者为 1 灶）

Ⅴ. 涎腺受损：下述检查有 1 项或 1 项以上阳性
　　1. 涎液流率（+）（≤1.5ml/15min）
　　2. 腮腺造影（+）
　　3. 涎腺同位素检查（+）

Ⅵ. 自身抗体：抗 SSA 抗体或抗 SSB 抗体（+）（双扩散法）

表 11-2　分类标准项目的具体分类

1. 干燥综合征：无任何潜在疾病的情况下，有下述 2 条则可诊断：
　　a. 符合表 7-1 中 4 条或 4 条以上，但必须含有条目Ⅳ（组织学检查）和/或条目Ⅵ（自身抗体）
　　b. 条目Ⅲ、Ⅳ、Ⅴ、Ⅵ 4 条中任 3 条阳性

2. 必须除外：颈头面部放疗史，丙型肝炎病毒感染，艾滋病，淋巴瘤，结节病，格雷夫斯病，抗乙酰胆碱药的应用（如阿托品、莨菪碱、溴丙胺太林、颠茄等）

释义

　　■ 目前临床上干燥综合征分类标准多采用 2002 年美欧共识（国际）标准。该标准同时包含患者口眼干燥的主观症状和客观检查结果，同时要求患者必须具备自身免疫表现，即小唾液腺活检阳性或者血清学抗体阳性才能诊断，除外了其他原因（如肝炎）造成的口眼干燥的表现，与之前的标准相比增加了诊断的特异度。
　　■ 2012 年，美国风湿病协会推出了干燥综合征的美国风湿病学会（ACR）分类标准，此标准主要依靠三个客观标准来评估干燥综合征的三个主要方面（血清学、眼、唾液腺检查），去除了主观症状。血清学方面加入了 RF 阳性并且 ANA 高效价，

以增加诊断的敏感度。眼诊断方面，提出了眼染色评分（OSS）——角膜荧光素染色及结膜丽丝胺绿染色联合。其较之前的眼评分标准更省时间，但目前国内部分医院尚未开展此种检测方法。

■ 2016 年 ACR 和欧洲风湿病防治联合会（EULAR）共同制定了干燥综合征的国际统一分类标准如下：

1. 纳入标准：至少有眼干或口干症状之一者，即下述至少一项为阳性：①每日感到不能忍受的眼干，持续 3 个月以上；②眼中反复砂砾感；③每日需用人工泪液 3 次或 3 次以上；④每日感到口干，持续 3 个月以上；⑤吞咽干性食物需频繁饮水帮助。或在 EULAR 的 SS 疾病活动度指数（ESSDAI）问卷中出现至少一个系统阳性的可疑 SS 者。

2. 排除标准：患者出现下列疾病，因可能有重叠的临床表现或干扰诊断试验结果，应予以排除：①头颈部放疗史；②活动性丙型肝炎病毒感染；③艾滋病；④结节病；⑤淀粉样变性；⑥移植物抗宿主病；⑦IgG$_4$ 相关性疾病。

3. 适用于任何满足上述纳入标准并除外排除标准者，且下述 5 项评分总和 ≥4 者诊断为 pSS：①唇腺灶性淋巴细胞浸润，且灶性指数 ≥1 个灶/4mm^2，为 3 分；②血清抗 SSA 抗体阳性，为 3 分；③至少单眼角膜染色计分（OSS）≥5 或 Van Bijsterveld 评分 ≥4 分，为 1 分；④至少单眼泪液分泌试验（Schirmer 试验）≤5mm/5min，为 1 分；⑤未刺激的全唾液流率 ≤0.1ml/min（Navazesh 和 Kumar 测定法），为 1 分。常规使用胆碱能药物者应充分停药后再行上述③、④、⑤项评估口眼干燥的检查。此分类标准受到了 ACR 和 EULAR 的共同认可，目前已广泛用于干燥综合征临床实践中。

（三）治疗方案的选择

根据《临床诊疗指南·风湿病学分册》（中华医学会编著，人民卫生出版社），《干燥综合征诊断及治疗指南》（中华医学会风湿病学分会，2010 年）。

1. 一般治疗：休息，对症治疗。
2. 药物治疗：非甾体抗炎药、糖皮质激素、改善病情的抗风湿药物（DMARDs）、植物制剂。
3. 其他治疗：IVIg、生物靶向制剂等。

> **释义**
>
> ■ 干燥综合征的临床异质性很强，因此治疗方法也差异较大，依据疾病活动程度、受累器官及严重程度而采取不同的治疗手段。
> ■ 口眼干燥症的治疗包括局部治疗和系统治疗，局部治疗不可轻视。

（四）标准住院日 7~10 天

> **释义**
>
> ■ 完善相关实验室检查，口腔科及眼科等相关科室会诊，判断病情制订治疗方

案 1~4 天，药物（如糖皮质激素、免疫抑制剂等）使用在第 5~7 天实施，如患者行组织活检，或需使用糖皮质激素冲击或丙种球蛋白冲击治疗，可延长住院日 3 天。总住院时间不超过 10 天均符合路径要求。

（五）进入路径标准

1. 第一诊断必须符合 ICD-10：M35.000 干燥综合征疾病编码。
2. 当患者同时具有其他疾病诊断，但在住院期间不需要特殊处理也不影响第一诊断的临床路径流程实施时，可以进入路径。
3. 有明显影响干燥综合征常规治疗的情况，不进入干燥综合征临床路径。

释义

■ 进入路径的标准必须是符合指南中明确诊断的干燥综合征患者。

■ 需要除外患者患有未经治疗的其他较为重要的疾病，如恶性肿瘤、感染等疾患。

■ 患者如合并糖尿病、高血压等疾病，未对患者目前的干燥综合征诊治有显著影响，也可以进入本路径，但应密切监测血糖、血压等，并及时调整相关药物的使用。

（六）住院期间的检查项目

1. 必需的检查项目：
（1）血常规、尿常规、大便常规。
（2）肝功能、肾功能、血糖、血脂、电解质、红细胞沉降率（ESR）、C 反应蛋白（CRP）、凝血功能、感染性疾病筛查（乙型肝炎、丙型肝炎、梅毒、艾滋病等）。
（3）抗核抗体谱、类风湿因子、抗 CCP 抗体、免疫球蛋白及补体。
（4）心电图、心脏彩超、胸部 CT、肝胆胰脾彩超、骨密度。
（5）眼科：Schirmer I 试验、角膜荧光染色、泪膜破裂时间；口腔科：唾液分泌试验。
2. 根据患者病情可选择进行：唇腺活检（推荐）、自身免疫性肝炎抗体、抗磷脂抗体谱、血气分析、肾小管酸化功能、溶血试验、泌尿系彩超和磁共振检查、HBV-DNA、HCV-RNA、PCT、^{13}C 呼气试验、消化内镜检查。
3. 必要时可检测免疫固定电泳、血尿轻链等排查淋巴瘤的实验室检查。

释义

■ 必需的检查项目是初步诊断干燥综合征，评估患者干燥综合征的病情活动性以及严重性，患者存在的潜在其他疾病以及是否存在药物使用禁忌的必要检查。相关人员应认真分析检查结果，以便及时发现异常情况并采取对应处置。

■ 唇腺活检、自身免疫性肝炎抗体、抗磷脂抗体的检查，血气分析，肾小管酸化功能，溶血试验、泌尿系彩超和磁共振检查等有助于做好鉴别诊断以及准确判断脏器的损害程度，有助于制订治疗方案。

■HBV-DNA、HCV-RNA 定量检查是对于初筛中发现既往感染 HBV、HCV 的患者，进一步评价其病毒复制情况，为使用免疫抑制剂治疗提供参考。PCT 检查则是评估患者是否存在急性感染，以备在不明确是否存在感染的情况下及时诊断感染，给予抗感染治疗，避免感染加重。^{13}C 呼气试验、消化内镜的检查则是为了解患者胃肠道是否存在溃疡等疾患或潜在风险，从而在加用糖皮质激素或非甾体抗炎药治疗时及时给予胃黏膜保护。

（七）治疗方案与药物选择

1. 一般治疗：休息，针对口眼干燥对症治疗，纠正低钾、改善外分泌腺体功能。
2. 药物治疗：非甾体抗炎药（水杨酸类、吲哚衍生物类），糖皮质激素，抗疟药，DMARDs（环磷酰胺、甲氨蝶呤、硫唑嘌呤、环孢素），植物制剂（白芍总苷等），生物靶向制剂、IVIg。
3. 必要时抗感染、保护胃黏膜、保肝、防治骨质疏松等治疗。

释义

■患者治疗期间应注意休息，注意口腔卫生，避免感染。
■口眼干燥的治疗以局部对症治疗为主，口腔科及眼科随诊，避免使用加重干燥的药物，如抗胆碱能药物。
■如无重要脏器损害，以对症治疗为主，纠正电解质紊乱。对于非特异性疲劳，也可考虑使用抗疟药、植物制剂白芍总苷等治疗。非特异性关节肌肉疼痛的一线治疗药物为对乙酰氨基酚，神经痛时可加用加巴喷丁、普瑞巴林等药物。
■如有重要脏器损害，可考虑使用糖皮质激素和/或 DMARDs/植物制剂治疗，如环磷酰胺、甲氨蝶呤、硫唑嘌呤、环孢素、雷公藤多苷等。脏器受累严重时，也可以考虑联合 IVIg 或生物制剂（如 CD20 单抗）治疗，必要时可糖皮质激素冲击治疗。
■用免疫抑制剂和激素治疗时，应注意患者出现继发感染的可能，必要时可给予抗感染治疗。
■病情稳定的患者，可在医师指导下调整用药。
■患者使用糖皮质激素同时即应给予钙制剂和骨化三醇等预防骨质疏松。对于合并肾小管酸中毒、低钾血症的患者，应注意纠正酸碱平衡及电解质紊乱。
■有消化道溃疡或出血的高风险患者，应给予质子泵抑制剂和胃黏膜保护剂。
■有肝功能异常的患者，应同时应用保肝药物。

（八）出院标准

1. 症状明显缓解。
2. 病情稳定。
3. 没有需要继续住院治疗的合并症和/或并发症。

释义

■ 患者出院前应完成必须复查的项目，如血常规、肝肾功能、电解质等，同时临床表现缓解或明显减轻。服用糖皮质激素和免疫抑制剂等药物，无特殊不适和并发症发生。活检部位无出血和感染。无其他需要继续住院治疗的并发症。

（九）变异及原因分析

1. 伴有其他疾病，需要进行相关诊断和治疗，导致住院时间延长。
2. 治疗无效或者病情进展，需要进行相关诊断和治疗，导致住院时间延长。
3. 伴有影响本病治疗效果的合并症和并发症，需要进行相关诊断和治疗。

释义

■ 变异是指入选临床路径的患者未能按路径流程完成医疗行为或未达到预期的医疗质量控制目标。这包含三方面情况：①按路径流程完成治疗，但出现非预期结果，可能需要后续进一步处理。如本路径治疗后患者出现严重并发症，如急性消化道出血或严重肺部感染，必须进行必要的治疗。②按路径流程完成治疗，但超出了路径规定的时限。实际住院日超出标准住院日要求，或未能在规定的时间内达到患者重要脏器急性损害的缓解，如患者生命体征仍不平稳，仍有因肺间质病变造成的呼吸衰竭。③不能按路径流程完成治疗，患者需要中途退出路径。如治疗过程中出现严重并发症，导致必须终止路径或需要转入其他路径进行治疗等。对这些患者，主管医师均应进行变异原因的分析，并在临床路径的表单中予以说明。

■ 干燥综合征治疗常见的并发症有：激素和免疫抑制剂使用后患者出现血压增高，血糖增高，肝功能异常，以及恶心、呕吐等胃肠道不耐受表现。包括革兰阳性菌、革兰阴性菌、真菌等多种微生物在内的各器官感染；急性消化道出血；穿刺部位出血，如肾脏包膜下大量出血、唇腺活检后伤口不愈合等。

■ 医师认可的变异原因主要指患者入选路径后，医师在检查及治疗过程中发现患者合并存在一些事前未预知的对本路径治疗可能产生影响的情况，需要终止执行路径或是延长治疗时间、增加治疗费用。医师需在表单中明确说明。

■ 因患者方面的主观原因导致执行路径出现变异，也需要医师在表单中予以说明。

五、干燥综合征临床路径给药方案

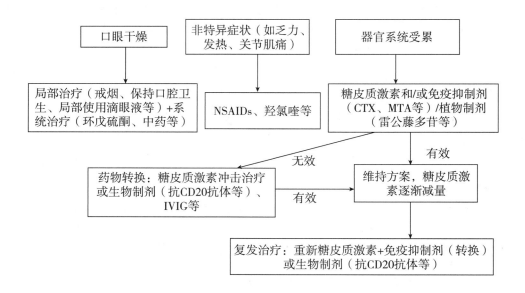

【用药选择】

1. 对于口眼干燥的症状表现，治疗上以局部治疗和系统治疗相结合。局部治疗首选非药物治疗，包括口干可以多饮水，戒烟，避免进食可能加重口干的咖啡等食物，保持口腔卫生，眼干避免长时间使用电脑、手机，使用加湿器等。应用含透明质酸或羧甲基纤维素且不含防腐剂的人工泪液滴眼。难治或严重眼干可局部使用含有免疫抑制剂（如环孢素）的滴眼液及经处理后的自体血清。系统治疗针对口干者可服用环戊硫酮，促进唾液分泌。某些中药也可能对口干有一定的作用。

2. 对于发热、乏力、关节肌痛等非特异性症状的治疗，主要选择非甾体抗炎药（NSAIDs）和羟氯喹，偶尔需要短时间使用低剂量糖皮质激素。

3. 对于腺外器官系统受累，常用糖皮质激素和免疫抑制剂以及植物制剂。根据受累脏器的不同以及脏器受累的严重程度不同选择不同的糖皮质激素剂量（中至大量）和免疫抑制剂以及植物制剂。如关节受累常选择 MTX、来氟米特或雷公藤多苷，肺间质病变选择 CTX 等。对于治疗效果不佳，病情仍在进展者，根据患者的情况，可选择激素冲击治疗、换用其他免疫抑制剂、应用生物制剂（如 CD20 单抗）等。病情稳定后，激素逐渐减量。

【药学提示】

1. 患者在需要长期使用免疫抑制治疗时，使用前应除外急性感染、结核感染、病毒性肝炎等疾病，依此决定治疗干燥综合征时是否必要给予相应的抗感染治疗。

2. 患者使用免疫抑制剂治疗前（除使用激素外），需检查血常规、肝肾功能等，如有严重异常，应慎重使用。

3. 使用激素及免疫制剂治疗的患者，应关注患者血糖、血压等信息，根据情况给予必要的治疗。

【注意事项】

1. 患者因长期使用糖皮质激素，应监测血糖、血压等事件，并注意防治骨质疏松、白内障、青光眼等激素带来的不良反应。血压升高、血糖升高时，应积极对症治疗。骨质疏松则应在开始加用激素治疗时同时予以预防骨质疏松的治疗。激素应尽可能地减量，以防止白内障、青光眼等发生，如有相应临床症状，建议患者眼科会诊治疗。

2. 患者长期使用糖皮质激素，应注意观察患者有无继发胃溃疡的发生，必要时给予质子泵抑制剂。

3. 患者使用环孢素、甲氨蝶呤、来氟米特、吗替麦考酚酯、环磷酰胺等免疫抑制剂时，要定期检查血常规、肝肾功能、尿常规等，监测药物对血液系统、肝功能是否造成损害，以便早期调整治疗；注意羟氯喹可能引起的眼黄斑变性；注意环磷酰胺可能引起的出血性膀胱炎；注意监测来氟米特、环孢素可能引起的血压升高。出现上述情况，可停用或换用其他药物治疗，并于相应专科诊治。

4. 患者使用免疫抑制药物治疗期间应避免接种活疫苗及减活疫苗。

六、干燥综合征患者护理规范

1. 口干的患者应注意口腔护理，避免口腔感染。

2. 伴有严重肺间质病变的患者应监测生命体征，呼吸困难或发绀者应给予吸氧，加强支持治疗，注意维护心肺功能。

3. 合并肾小管酸中毒低钾血症的患者需避免患者跌倒，监测电解质，避免低钾血症，分别监测日间及夜间出入量。

七、干燥综合征患者营养治疗规范

1. 规律进食，戒烟忌酒。

2. 饮食原则以清淡为宜，少食多餐。宜高维生素、高热量、高蛋白、易消化的高汁饮食，忌辛辣刺激性食物。不吃过硬或温度过高的食物。

3. 针对住院患者的《临床营养风险筛查》（WS/T 427—2013），针对老年人的《老年人营养不良风险评估》（WS/T 552—2017）等筛查工具以及全球共识营养不良诊断方法（GLIM）等，对存在营养风险和/或符合营养不良，无营养支持禁忌证者应给予营养支持。

4. 胃肠道受累的患者少食多餐，营养吸收障碍的患者可适当营养支持。

5. 根据胃肠功能状况尽早经口营养补充肠内营养制剂。如口服摄入不足目标量的60%时，推荐管饲肠内营养。肠内营养不能达到目标量60%时可选用肠外营养药物，以全合一的方式实施（应包含氨基酸、脂肪乳、葡萄糖、维生素、微量元素、电解质注射制剂等）。根据病情变化及营养耐受性选择或调整肠外肠内营养方案。

6. 动态评估患者的营养和体重恢复情况。

八、干燥综合征患者健康宣教

1. 保持良好的口腔卫生习惯，饭后漱口，定期口腔科清洁口腔。

2. 避免长时间使用电脑、手机，室内干燥可使用加湿器，保持环境湿润。

3. 避免或减少应用隐形眼镜的时间。

4. 戒烟，避免进食可能加重口干的咖啡等食物。

5. 适当进行户外体育锻炼，提高身体的抵抗力。

九、推荐表单

（一）医师表单

干燥综合征临床路径医师表单

适用对象：第一诊断为干燥综合征（ICD-10：M35.000）

患者姓名：	性别： 年龄： 门诊号：	住院号：
住院日期： 年 月 日	出院日期： 年 月 日	标准住院日：7~10天

时间	住院第1天	住院第2~4天	住院第5~10天
主要诊疗工作	□ 询问病史及体格检查 □ 进行病情初步评估 □ 完成病历书写 □ 开实验室检查单	□ 上级医师查房 □ 分析病情，初步诊断，制订诊疗计划 □ 根据病情调整基础用药 □ 申请相关科室会诊 □ 向患者及家属交代病情 □ 签署各种必要的知情同意书、自费用品协议书 □ 必要时协助患者完成检查 □ 书写病程记录	□ 上级医师查房 □ 评估检查结果，明确诊断 □ 病情评估，根据病情调整治疗方案 □ 观察药物不良反应 □ 确认有无并发症 □ 书写病程记录 □ 必要时完成诊断证明书 □ 患者教育
重点医嘱	**长期医嘱：** □ 风湿免疫科护理常规 □ 膳食选择 □ 一级或二级护理 □ 对症治疗 □ 既往基础用药 **临时医嘱：** □ 血常规、尿常规、大便常规 □ 肝功能、肾功能、血糖、血脂、电解质、ESR、CRP、凝血功能、传染病四项、ANA谱、RF、蛋白电泳、免疫球蛋白及补体 □ 心电图、心脏彩超、胸部CT、肝胆胰脾彩超、骨密度 □ 必要时进行：自身免疫性肝炎抗体、抗CCP抗体、抗磷脂抗体谱、血气分析、肾小管酸化功能、溶血试验、泌尿系彩超和MRI、HBV-DNA、HCV-RNA、PCT、^{13}C呼气试验、消化内镜检查	**长期医嘱：** □ 风湿免疫科护理常规 □ 膳食选择 □ 一级或二级护理 □ 继续对症治疗 □ 必要时调整既往用药 **临时医嘱：** □ 其他特殊或补充医嘱	**长期医嘱：** □ 风湿病护理常规 □ 一级或二级护理 □ 膳食选择 □ 继续对症治疗 □ 根据实验室检查结果调整抗风湿药，可给予非甾体抗炎、糖皮质激素类药物，DMARDs（抗疟药、环磷酰胺、甲氨蝶呤、硫唑嘌呤、环孢素等），植物制剂（白芍总苷等），生物制剂，IVIg □ 必要时给予质子泵抑制剂、胃黏膜保护剂、抗感染、保肝治疗 □ 需要时给予钙剂、阿法骨化醇、双膦酸盐防治骨质疏松治疗 **临时医嘱：** □ 必要时复查血常规、CRP、ESR、补体、肝功能、肾功能、血糖、电解质、胸部CT □ 异常指标复查
病情变异记录	□ 无 □ 有，原因： 1. 2.	□ 无 □ 有，原因： 1. 2.	□ 无 □ 有，原因： 1. 2.
医师签名			

（二）护士表单

干燥综合征临床路径护士表单

适用对象：第一诊断为干燥综合征（ICD-10：M35.000）

患者姓名：	性别：　　年龄：　　门诊号：	住院号：
住院日期：　　年　月　日	出院日期：　　年　月　日	标准住院日：7~10 天

时间	住院第 1 天	住院第 2~10 天
健康宣教	□ 入院宣教 　介绍主管医师、护士 　介绍环境、设施 　介绍住院注意事项	□ 用药前宣教 　使用的药物名称，作用及可能出现的不良反 　应做好自我防护，避免感染
护理处置	□ 核对患者，佩戴腕带 □ 建立入院护理病历 □ 卫生处置：剪指（趾）甲、更换病号服 □ 测量生命体征 □ 遵医嘱采血 □ 遵医嘱留取尿便送检 □ 影像、心肺功能检查	□ 遵医嘱完成使用药物阶段相关监测指标 □ 遵医嘱完成各种药物的发放和液体的输注
基础护理	□ 二级护理 □ 晨晚间护理 □ 患者安全管理	□ 一级或二级护理 □ 晨晚间护理 □ 患者安全管理
专科护理	□ 测体温、脉搏、血压、血糖	□ 遵医嘱给药 □ 遵医嘱监测血压，血糖的变化
重点医嘱	□ 详见医嘱执行单	□ 详见医嘱执行单
病情变异记录	□ 无　□ 有，原因： 1. 2.	□ 无　□ 有，原因： 1. 2.
护士签名		

（三）患者表单

干燥综合征临床路径患者表单

适用对象：第一诊断为干燥综合征（ICD-10：M35.000）

患者姓名：	性别： 年龄： 门诊号：	住院号：
住院日期： 年 月 日	出院日期： 年 月 日	标准住院日：7~10 天

时间	入院第 1~4 天	住院第 5~10 天	出院日
医患配合	□ 配合询问病史、收集资料，请务必详细告知既往史、用药史、过敏史 □ 如需进行活检，签署手术知情同意书等	□ 配合签署关于治疗用药的各种必要的知情同意书 □ 治疗中使用药物如有不适，及时告诉医师	□ 接受出院前指导 □ 知道复诊程序 □ 获取出院诊断书
护患配合	□ 配合测量体温、脉搏、呼吸、血压 □ 配合完成入院护理评估（简单询问病史、过敏史、用药史） □ 接受入院宣教（环境介绍、病室规定、订餐制度、贵重物品保管等） □ 有任何不适请告知护士	□ 接受术后宣教 □ 配合静脉输液、皮下及肌内注射用药等之类 □ 有任何不适请告知护士 □ 配合定时测量生命体征、每日询问尿便，监测血糖 □ 配合做好病房消毒，避免感染 □ 配合执行探视及陪伴	□ 接受出院宣教 □ 办理出院手续 □ 获取出院带药 □ 知道服药方法、作用、注意事项 □ 了解复查的时间及项目 □ 知道复印病历方法
饮食	□ 如无禁忌，正常饮食	□ 如无禁忌，正常饮食	□ 正常饮食
排泄	□ 正常排尿便	□ 正常排尿便	□ 正常排尿便
活动	□ 如无须活检，正常活动	□ 加强防护，避免感染	□ 加强防护，避免感染

附：原表单（2016 年版）

干燥综合征临床路径表单

适用对象：第一诊断为干燥综合征（ICD-10：M35.000）

患者姓名：	性别：	年龄：	门诊号：	住院号：
住院日期：　　年　月　日	出院日期：　　年　月　日		标准住院日：7~10 天	

时间	住院第 1 天	住院第 2 天	住院第 3~6 天
主要诊疗工作	□ 询问病史及体格检查 □ 进行病情初步评估 □ 完成病历书写 □ 开实验室检查单	□ 上级医师查房 □ 分析病情，初步诊断，制订诊疗计划 □ 根据病情调整基础用药 □ 申请相关科室会诊 □ 向患者及家属交代病情 □ 签署各种必要的知情同意书、自费用品协议书 □ 必要时协助患者完成检查 □ 书写病程记录	□ 上级医师查房 □ 评估检查结果，明确诊断 □ 病情评估，根据病情调整治疗方案 □ 观察药物不良反应 □ 确认有无并发症 □ 书写病程记录 □ 必要时完成诊断证明书 □ 患者教育
重点医嘱	**长期医嘱：** □ 风湿免疫科护理常规 □ 膳食选择 □ 一级或二级护理 □ 对症治疗 □ 既往基础用药 **临时医嘱：** □ 血常规、尿常规、大便常规 □ 肝功能、肾功能、血糖、血脂、电解质、ESR、CRP、凝血功能、传染病四项、ANA 谱、RF、抗 CCP 抗体、免疫球蛋白及补体 □ 心电图、心脏彩超、胸部 CT、肝胆胰脾彩超、骨密度 □ 必要时进行：自身免疫性肝炎抗体、抗磷脂抗体谱、血气分析、肾小管酸化功能、溶血试验、泌尿系彩超和 MRI、HBV-DNA、HCV-RNA、PCT、^{13}C 呼气试验、消化内镜检查	**长期医嘱：** □ 风湿免疫科护理常规 □ 膳食选择 □ 一级或二级护理 □ 继续对症治疗 □ 必要时调整既往用药 **临时医嘱：** □ 其他特殊或补充医嘱	**长期医嘱：** □ 风湿病护理常规 □ 一级或二级护理 □ 膳食选择 □ 继续对症治疗 □ 根据实验室检查结果调整抗风湿药，可给予非甾体抗炎、糖皮质激素类药物，DMARDs（抗疟药、环磷酰胺、甲氨蝶呤、硫唑嘌呤、环孢素等），植物制剂（白芍总苷），生物制剂，IVIg □ 必要时给予质子泵抑制剂、胃黏膜保护剂、抗感染、保肝治疗 □ 需要时给予钙剂、阿法骨化醇、双膦酸盐防治骨质疏松治疗 **临时医嘱：** □ 必要时复查血常规、CRP、ESR、补体、肝功能、肾功能、血糖、电解质、胸部 CT □ 异常指标复查

续　表

时间	住院第 1 天	住院第 2 天	住院第 3~6 天
主要护理工作	□ 介绍病房环境、设施和设备 □ 入院护理评估 □ 风湿免疫病慢病管理（心理、康复、自我评估、用药指导、数据库录入）	□ 患者教育 □ 观察患者病情变化 □ 观察药物疗效和不良反应 □ 静脉取血，用药指导	□ 患者教育 □ 观察患者病情变化 □ 观察药物疗效和不良反应 □ 心理与生活护理
病情变异记录	□ 无　□ 有，原因： 1. 2.	□ 无　□ 有，原因： 1. 2.	□ 无　□ 有，原因： 1. 2.
护士签名			
医师签名			

时间	出院前 1~3 天	住院第 7~10 天 （出院日）
主要 诊疗 工作	□ 上级医师查房 □ 病情评估、疗效及不良反应评估 □ 确定出院后长期系统的治疗方案 □ 明确出院时间	□ 完成出院相关医疗文件 □ 交代出院后的注意事项及就医指征 □ 预约复诊日期 □ 交代复查项目
重 点 医 嘱	**长期医嘱：** □ 风湿免疫科护理常规 □ 一级或二级护理 □ 根据病情调整长期用药 **临时医嘱：** □ 根据需要复查相关指标	**出院医嘱：** □ 出院带药
主要 护理 工作	□ 患者教育 □ 观察患者病情变化 □ 观察药物疗效和不良反应 □ 生活和心理护理 □ 出院准备指导	□ 指导患者办理出院手续 □ 风湿免疫病慢病管理（心理、康复、自我评估、用药指导、数据库录入）
病情 变异 记录	□ 无 □ 有，原因： 1. 2.	□ 无 □ 有，原因： 1. 2.
护士 签名		
医师 签名		

第十二章
白塞病（贝赫切特病）临床路径释义

【医疗质量控制指标】

指标一、诊断需满足 2014 年国际白塞病标准评分系统。

指标二、注意与其他疾病引起的口腔溃疡鉴别。

指标三、及时抑制炎症的加剧和复发，防止不可逆的器官损伤。

指标四、根据年龄、性别、疾病类型、器官严重程度和患者的医院进行个体化治疗。

一、白塞病（贝赫切特病）编码

疾病名称及编码：贝赫切特病（ICD-10：M35.2）

二、临床路径检索方法

M35.2

三、国家医疗保障疾病诊断相关分组（CHS-DRG）

MDCI 肌肉、骨骼疾病及功能障碍

IT2 慢性炎症性肌肉骨骼结缔组织疾患

四、白塞病临床路径标准住院流程

（一）适用对象

第一诊断为白塞病（贝赫切特病，BD）。

> **释义**
>
> ■ 白塞病又称贝赫切特病，是一种以血管炎为基本病理表现的累及多系统、多器官的全身性疾病。主要临床表现为反复发作的口腔溃疡、生殖器溃疡，以及关节炎、血管疾病、眼、皮肤、胃肠道和神经系统损害。2012 年教堂山共识会议将白塞病归类于"变异性多血管炎"。2018 年最新白塞氏综合征临床管理欧洲抗风湿病联盟（European League Against Rheumatism，EULAR）指南更倾向于将该病命名为白塞综合征，但该指南作者对白塞综合征命名的在线投票并未达成一致，尚需进一步在更大的专家组中讨论。

（二）诊断依据

根据《临床诊疗指南·风湿病学分册》（中华医学会编著，人民卫生出版社，2010 年）。

1989 年白塞病国际诊断标准：

1. 复发性口腔溃疡：口腔阿弗他溃疡或疱疹性溃疡，＞3 次/年。

2. 复发性外阴溃疡（经医师确诊或本人确认有把握的外阴溃疡或瘢痕）。

3. 眼病。

4. 皮肤病变：结节性红斑，假性毛囊炎。

5. 针刺反应（+）。

具备第一条者，加上其余 4 项中任何 2 项。

> **释义**
>
> ■ 由于缺乏特异性实验室检查，白塞病的诊断有时颇为困难，容易误诊。1989年的白塞病国际诊断标准将口腔溃疡作为诊断必要条件，对于具有典型三联征的患者相对容易诊断，对于不典型表现，主要是预后不良的系统病变发病者却难以确诊。在使用该诊断标准进行诊断时，还需注意其他与本病密切相关并有利于诊断的症状：关节痛（关节炎）、皮下栓塞性静脉炎、深部静脉栓塞、动脉栓塞和/或动脉瘤、中枢神经系统病变、消化道溃疡、附睾炎和家族史。
>
> ■ 目前的诊断标准主要采用 2014 年由国际白塞病研究组（ISGBD）专家提出的白塞病国际标准（ICBD）（表 12-1）。
>
> ■ 口腔黏膜溃疡还需与感染性疾病（口腔结核、梅毒、深部真菌感染、口腔单纯疱疹）、恶性溃疡（原发性口腔肿瘤、恶性淋巴瘤、白血病）、免疫/血管性溃疡（重型口疮、天疱疮）等相鉴别；瑞特综合征以无菌性尿道炎、结膜炎和关节炎为基本特征，可引起皮疹和生殖器溃疡；强直性脊柱炎可累及眼、主动脉瓣、肠道等；克罗恩病也可伴有口腔溃疡、眼炎、关节炎等肠外表现，临床上需注意鉴别。
>
> **表 12-1　2014 年国际白塞病标准评分系统（得分≥4 提示诊断白塞病）**
>
> | 症状/体征 | 得分 |
> | --- | --- |
> | 眼部损害 | 2 |
> | 生殖器溃疡 | 2 |
> | 口腔溃疡 | 2 |
> | 皮肤损害 | 1 |
> | 神经系统表现 | 1 |
> | 血管表现 | 1 |
> | 针刺试验阳性 | 1* |
>
> 注：* 针刺试验是非必须的，最初的评分系统未包括其在内。但如果进行了针刺试验，且结果为阳性，则加上额外的 1 分

（三）治疗方案的选择

根据《临床诊疗指南·风湿病学分册》（中华医学会编著，人民卫生出版社，2010 年）。

1. 一般治疗：休息、健康教育。

2. 对症治疗：皮肤黏膜处理，必要的眼科处理。

3. 糖皮质激素与免疫抑制剂治疗：根据病情选择糖皮质激素剂量和疗程，必要时可冲击治疗。同时或配合使用免疫抑制剂。

4. 血浆置换、免疫吸附、生物靶向制剂或免疫细胞治疗。

> **释义**
>
> 　■ 治疗方案依据《临床诊疗指南·风湿病学分册》，并参考 2018 年 EULAR 关于白塞病治疗的推荐建议。
>
> 　■ 皮肤黏膜的处理：口腔和生殖器溃疡一般使用局部糖皮质激素治疗。预防黏膜及皮肤病变复发首选秋水仙碱，尤其是结节性红斑或生殖器溃疡。丘疹脓疱性或痤疮样病变治疗的局部和全身措施同寻常痤疮。白塞病腿部溃疡可能是静脉淤血或闭塞性脉管炎所致，应在皮肤科医师和血管外科医师的协同下进行治疗。
>
> 　■ 眼科处理：初发或反复发作的急性威胁视力的葡萄膜炎时，应给予高剂量糖皮质激素、英夫利昔单抗或 α-干扰素治疗。伴有单眼葡萄膜炎恶化者在系统治疗基础上，可选择玻璃体内糖皮质激素注射。
>
> 　■ 糖皮质激素主要用于中重度白塞病患者的治疗。急性危及生命或器官的病例给予大剂量糖皮质激素；而对于非急重患者则给予小剂量。大剂量冲击治疗常用于进展的、严重的危及器官功能或生命的病例。
>
> 　■ 硫唑嘌呤可用于炎症性眼病后段受累、急性深静脉血栓、胃肠道受累、中枢性神经系统受累和顽固性皮肤黏膜受累，以及肺动脉瘤诱导缓解后的维持治疗。环磷酰胺主要用于白塞病大血管受累者。环孢素主要用于急性深静脉血栓、胃肠道受累和白塞病眼病的治疗。使用环孢素可能出现血肌酐升高、高血压和神经毒性等不良反应，对于中枢神经系统受累患者不建议应用，即使中枢神经系统受累不再活动。
>
> 　■ 单抗类 TNF-α 抑制剂推荐用于传统激素联合免疫抑制剂无效的难治性或重症器官受累者（包括白塞病眼炎、血管受累、消化道和中枢神经受累）。α-干扰素可用于复发性难治性白塞病相关眼葡萄膜炎。对有出血风险的动脉瘤和严重主动脉瓣关闭不全病例，尽量在病情稳定期进行手术治疗，并在围术期坚持应用激素和免疫抑制剂和/或生物制剂。

（四）标准住院日 10~14 天

> **释义**
>
> 　■ 重要脏器受累且病情活动的白塞病患者入院后，进行脏器受累程度和疾病活动度评估，并制订治疗计划，观察药物不良反应。在第 6~9 天再次进行病情及治疗反应评估，拟定后续治疗方案。第 10~14 天评估病情稳定可出院。总住院天数在 10~14 天均符合本路径要求。如需要使用糖皮质激素冲击或生物制剂，可延长住院日 5~7 天。

（五）进入路径标准

1. 第一诊断必须符合白塞病。
2. 达到住院标准：符合白塞病诊断标准，且重要脏器受累。
3. 当患者同时具有其他疾病诊断，如在住院期间不需特殊处理也不影响第一诊断的临床路径流程实施时，可以进入路径。

> **释义**
>
> ■ 进入路径的患者必须符合白塞病诊断标准。
>
> ■ 本路径适用于伴有重要脏器受累的白塞病患者，如大血管、眼、神经系统、肠道等系统受累。
>
> ■ 当患者同时患有其他非血管炎性疾病，本次住院期间不需要检查和治疗，且本次入院第一诊断为白塞病，也可以进入本路径。
>
> ■ 需除外合并未经治疗的肿瘤、活动性结核病及急性严重感染的病例。如合并一般可去除的感染，稳定的糖尿病、消化性溃疡，可进入路径，同时密切监测糖皮质激素等药物不良反应。

（六）住院期间的检查项目

1. 必需的检查项目：
（1）血常规、尿常规、大便常规。
（2）肝功能、肾功能、电解质、血糖、免疫球蛋白、补体、自身抗体系列。
（3）红细胞沉降率、CRP。
（4）抗核抗体谱、ANCA、感染性疾病筛查（结核菌素试验）。
（5）胸部正侧位 X 线片、心电图、腹部+泌尿系彩超、电子胃镜、肠镜。
2. 根据患者病情进行的检查项目：
（1）巨细胞病毒、EB 细胞病毒、骨髓穿刺、咽拭子、血培养、降钙素原、真菌葡聚糖。
（2）眼部检查、心脏彩超、关节彩超、关节 X 线检查、CT、增强 CT、CTA、MRA（颅脑、肺、腹部）。
（3）腰穿、骨髓穿刺。

> **释义**
>
> ■ 必查项目是为了评估患者的脏器受累、病情活动情况，同时排除其他风湿免疫性疾病、感染性疾病、血液病、肿瘤的诊断，应在药物治疗前完成。相关人员应认真分析检查结果，以便及时发现异常情况并采取对应处置。
>
> ■ 对于发热原因不明的患者可进行病原学检查，病原学检查还有助于免疫抑制治疗强度调整。对于伴有眼、心脏、关节、肠道、神经系统、心脏大血管等系统受累的患者，可予以相关部位的影像学及专科检查。消化道受累者建议内镜检查（胃镜、肠镜），神经白塞病患者还应给予脑脊液检查。对于血细胞减少原因不明的患者可给予骨髓穿刺。
>
> ■ 为尽早完成患者入院时病情的评估，部分检查项目可以在门诊完成。
>
> ■ 3 个月内曾做胸部正侧位 X 线片、腹部+泌尿系彩超，本次住院无特殊其他表现，可以考虑不再重复上述检查。

（七）治疗方案与药物选择

根据《临床诊疗指南·风湿病学分册》（中华医学会编著，人民卫生出版社，2010 年）。
1. 口腔/外阴溃疡：皮质激素、局部涂抹；秋水仙碱、沙利度胺口服。
2. 皮肤病变：秋水仙碱、沙利度胺。

3. 关节炎：非甾体抗炎药、柳氮磺胺吡啶、秋水仙碱。

4. 眼病：皮质激素滴眼和/或眼部注射。

5. 全葡萄膜炎和/或视网膜血管炎：皮质激素、硫唑嘌呤、甲氨蝶呤、环孢素、他克莫司、环磷酰胺。

6. 内脏损害：皮质激素或环磷酰胺冲击、静脉滴注。

7. 血栓性病变：动脉（溶栓——尿激酶、tPA）。

   深静脉（抗凝——低分子肝素、华法林）。

   浅静脉（抗血小板——阿司匹林）。

8. 中枢神经病变：甲氨蝶呤+地塞米松，鞘内注射。

9. 消化道溃疡：环磷酰胺、沙利度胺。

10. 其他：生物制剂。

释义

　　■ 白塞病的治疗根据《临床诊疗指南·风湿病学分册》，并参考 2018 年 EULAR 关于白塞病治疗的推荐建议。

　　■ 口腔/外阴溃疡：可进行专科局部糖皮质激素和对症治疗。治疗和预防黏膜病变复发可选用秋水仙碱、沙利度胺，口服。

　　■ 皮肤病变：可选用秋水仙碱或沙利度胺。

　　■ 关节炎：白塞病伴有急性关节炎患者一般首选秋水仙碱治疗。非甾体抗炎药和柳氮磺胺吡啶对关节炎也有一定疗效。

　　■ 眼病：单纯前葡萄膜炎以激素局部滴眼治疗为主，如伴有预后不良因素（如青年、男性及早期发病）应考虑全身激素联合免疫抑制剂。白塞病累及眼球后段患者，应给予全身糖皮质激素联合免疫抑制剂（如硫唑嘌呤、环孢素 A）。伴有单眼恶化者在系统治疗基础上，可选择玻璃体内糖皮质激素注射。

　　■ 血管病变：血管受累者可采用糖皮质激素联合免疫抑制，如环磷酰胺、环孢素或硫唑嘌呤。动脉血栓，可给予尿激酶或 tPA 溶栓；深静脉血栓，可给予低分子肝素、华法林抗凝治疗；浅静脉血栓，应给予阿司匹林抗血小板治疗。

　　■ 中枢神经系统病变：在糖皮质激素联合免疫抑制剂的基础上，可给予甲氨蝶呤、地塞米松鞘内注射。

　　■ 消化道溃疡：给予糖皮质激素联合免疫抑制剂，如环磷酰胺或沙利度胺治疗，穿孔、大出血和梗阻时手术治疗。

　　■ 其他：包括各种生物制剂如单抗类 TNF-α 抑制剂、α-干扰素等，用于传统糖皮质激素、免疫抑制剂治疗无效的难治性白塞病。单抗类 TNF-α 抑制剂可用于严重眼病、难治性胃肠道受累及中枢神经系统病变。α-干扰素可用于顽固性眼炎。

（八）出院标准

1. 明确诊断。

2. 治疗有效。

3. 没有需要住院治疗的合并症和/或并发症。

释义

■ 出院前应完成诊断所需各项检查，明确诊断，并完成病情评估的复查。出院前器官受累症状及炎症表现较前缓解，病情活动度较入院时减低，无其他需要继续住院治疗的合并症和/或并发症。

（九）变异及原因分析

1. 对于重症型白塞病，且伴有影响本病治疗效果的合并症和/或并发症，需要进行相关检查及治疗，导致住院时间延长。
2. 严重的肺部动脉瘤、腹部动脉瘤、肠系膜血栓等需手术治疗者。
3. 严重的消化道溃疡或出血需外科手术者。

释义

■ 变异是指入选临床路径的患者未能按路径流程完成医疗行为或未达到预期的医疗质量控制目标。这包含三方面情况：①按路径流程完成治疗，但出现非预期结果，可能需要后续进一步处理；②按路径流程完成治疗，但超出了路径规定的时限，实际住院日超出标准住院日要求；③不能按路径流程完成治疗，患者需要中途退出路径，如治疗过程中出现严重并发症，导致必须终止路径或需要转入其他路径进行治疗等，如本路径中血管或肠道受累需要外科手术者。对这些患者，主管医师均应进行变异原因的分析，并在临床路径的表单中予以说明。

■ 白塞病的并发症有：动脉瘤、静脉血栓、心脏瓣膜病、消化道溃疡、出血、穿孔、骨髓异常增生综合征（MDS）、肿瘤等。

■ 医师认可的变异原因主要指患者入选路径后，医师在检查及治疗过程中发现患者合并存在一些事前未预知的对本路径治疗可能产生影响的情况，需要终止执行路径或者是延长治疗时间、增加治疗费用。如合并活动性结核，或不能耐受药物不良反应等，医师需在表单中明确说明。

■ 因患者方面的主观原因导致执行路径出现变异，也需要医师在表单中予以说明。

五、白塞病临床路径给药方案

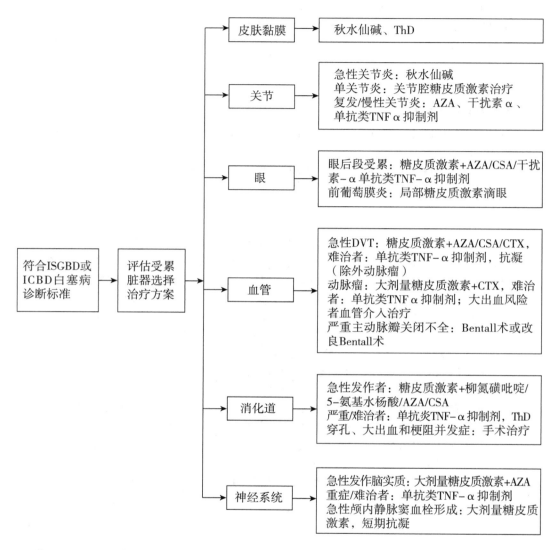

注：AZA：硫唑嘌呤；CTX：环磷酰胺；CSA：环孢素；ThD：沙利度胺

【用药选择】

白塞病的治疗目的是迅速抑制炎症的加重和复发，预防不可逆的器官损伤。具体用药如下：

（1）口腔和生殖器溃疡一般使用局部糖皮质激素治疗。预防黏膜及皮肤病变复发可选用秋水仙碱和沙利度胺治疗。

（2）白塞病伴有急性关节炎患者应选用非甾体抗炎药、秋水仙碱治疗。急性单关节疾病可采用关节内糖皮质激素治疗。慢性/复发性关节炎可用硫唑嘌呤、α-干扰素和单抗类 TNF-α 抑制剂治疗。

（3）单纯前葡萄膜炎以激素局部滴眼治疗为主，如伴有预后不良因素（如青年、男性及早期发病）应考虑全身激素联合免疫抑制剂。白塞病累及眼球后段患者，应给予全身糖皮质激素联合免疫抑制剂（如硫唑嘌呤、环孢素 A）。对于初发或反复发作的急性威胁视力的葡萄膜炎患者，应给予大剂量糖皮质激素、单抗类 TNF-α 抑制剂（如英夫利昔单抗）或 α-干扰素治疗。伴有单眼恶化者在系统治疗基础上，可选择玻璃体内糖皮质激素注射。

（4）急性深静脉血栓推荐使用糖皮质激素联合免疫抑制剂，如硫唑嘌呤、环磷酰胺或环孢素 A。难治性静脉血栓若患者出血风险低，在排除动脉瘤的情况下，可同时加入抗凝治疗。肺动脉瘤推荐使用大剂量糖皮质激素和环磷酰胺治疗。难治性静脉血栓和肺动脉瘤患者可考虑采用单抗类 TNF-α 抑制剂治疗。对动脉瘤破裂或即将破裂和严重动脉闭塞患者，可行外科手术和血管介入治疗。严重主动脉瓣关闭不全患者可行主动脉瓣置换术。围术期应使用糖皮质激素、免疫抑制剂和/或生物制剂以减少术后并发症。

（5）急性发作的脑实质受累患者应给予大剂量糖皮质激素联合免疫抑制剂（如硫唑嘌呤）治疗。不宜使用环孢素 A。重症或难治性患者可选用单抗类 TNF-α 抑制剂。急性颅内静脉窦血栓形成患者应给予大剂量糖皮质激素治疗，可短期使用抗凝药物，但需对颅外血管疾病进行筛查。

（6）对有腹痛、腹泻等消化道症状的白塞病患者，应先通过内镜和/或影像学检查确定其是否有胃肠道受累。在排除其他疾病后应用糖皮质激素和免疫抑制剂。急性发作期患者，应给予糖皮质激素联合免疫抑制剂，如 5-氨基水杨酸或硫唑嘌呤。对于严重和/或难治性患者应考虑使用单抗类 TNF-α 抑制剂和/或沙利度胺治疗。有穿孔、大出血和梗阻并发症应与外科共同商议治疗方案，但术后复发率和二次手术率高。术后药物治疗可以减少手术后复发危险。

【药学提示】

1. 糖皮质激素可抑制巨噬细胞吞噬和处理抗原的作用，改变淋巴细胞数量和分布，干扰和阻断淋巴细胞的识别，抑制炎症因子生成。对于存在严重活动性感染、未控制的糖尿病、高血压等合并情况的患者，需要慎重评估使用皮质激素的风险和获益，密切观察调整剂量。

2. 环磷酰胺可引起骨髓抑制、脱发、消化道反应、口腔炎和出血性膀胱炎，具有致畸性。甲氨蝶呤可导致叶酸耗竭，故使用甲氨蝶呤的患者需补充叶酸。硫唑嘌呤可导致骨髓移植，出现白细胞或血小板减少的患者应减量或停用硫唑嘌呤。环孢素 A 可引起多毛症，具有肝、肾毒性，应密切监测肝肾功能。柳氮磺吡啶可引起恶心、厌食等胃肠道不适，磺胺过敏者禁用此药，服用本药期间多饮水，保持高尿流率，防止结晶尿的发生，必要时碱化尿液。

【注意事项】

1. 相关药物应用时应熟知其不良反应、禁忌证、药物间相互作用及慎用人群。

2. 患者因长期使用糖皮质激素，应监测血糖、血压等事件，并注意防止骨质疏松、白内障、青光眼等激素带来的不良反应。血压升高、血糖升高时，应积极对症治疗。骨质疏松则应在开始加用激素同时补钙治疗。激素应在尽可能情况下减量，以防止白内障、青光眼等发生，如确有发生，建议患者眼科会诊治疗。

3. 患者使用免疫抑制剂维持治疗时，需定期检测血压、血常规、肝肾功能、尿便常规等，避免骨髓抑制、肝肾功能损伤、出血性膀胱炎，生育期女性合理用药，注意避孕。

六、白塞病患者护理规范

1. 心理护理：关心体贴患者，帮助患者认识疾病，消除顾虑，树立信心，积极配合治疗。

2. 口腔溃疡护理：每天 2 次口腔护理，500ml 生理盐水+2 支利多卡因的混合液含漱，以减轻疼痛。

3. 生殖器溃疡的护理：每天温开水淋洗患处，保持局部清洁，溃疡期禁止性生活，避免骑自行车或长时间步行。

4. 皮肤护理：每日温水清洁皮肤，避免刺激性洗涤用品。避免挤压皮疹，可用 0.5%碘伏涂擦，卧床患者定时翻身。

5. 消化道护理：密切观察有无腹痛、腹胀、恶心、嗳气等肠道症状，及时肠镜检查。

6. 加强病情观察，做好对症护理。

七、白塞病患者营养治疗规范

1. 规律进食，戒烟忌酒。

2. 饮食原则以清淡为宜，少食多餐。宜高维生素、高热量、高蛋白、易消化的少渣饮食，忌辛辣刺激性食物。不吃过硬或温度过高的食物。

3. 针对住院患者的《临床营养风险筛查》（WS/T 427—2013），针对老年人的《老年人营养不良风险评估》（WS/T 552—2017）等筛查工具以及全球共识营养不良诊断方法（GLIM）等，对存在营养风险和/或符合营养不良，无营养支持禁忌证者应给予营养支持。

4. 胃肠道受累的患者少食多餐，营养吸收障碍的患者可适当营养支持。

5. 根据胃肠功能状况尽早经口营养补充肠内营养制剂。如口服摄入不足目标量的60%时，推荐管饲肠内营养。肠内营养不能达到目标量60%时可选用肠外营养药物，以全合一的方式实施（应包含氨基酸、脂肪乳、葡萄糖、维生素、微量元素、电解质注射制剂等）。根据病情变化及营养耐受性选择或调整肠外肠内营养方案。

6. 动态评估患者的营养和体重恢复情况。

八、白塞病患者健康宣教

1. 保持心情舒畅，正确对待疾病，积极配合治疗。

2. 饮食起居生活规律，杜绝不良生活卫生习惯。避免熬夜等过度劳累，适当锻炼身体，增强体质，注意保暖。

3. 遵医嘱用药，定期复查。定期复查血尿常规及肝肾功能等，密切监测药物反应，调整治疗方案。

九、推荐表单

（一）医师表单

白塞病临床路径医师表单

适用对象：第一诊断为白塞病（BD）

患者姓名：		性别： 年龄： 门诊号：	住院号：
住院日期： 年 月 日		出院日期： 年 月 日	标准住院日：10~14 天

时间	住院第 1 天	住院第 2~5 天
主要诊疗工作	□ 询问病史及体格检查 □ 开实验室检查单，完成病历书写 □ 上级医师查房 □ 完成初步的疾病严重程度及疾病活动度的评价	□ 上级医师查房 □ 根据辅助检查结果，完成病情评估，并制订治疗计划 □ 观察药物不良反应 □ 住院医师书写病程记录
重点医嘱	**长期医嘱：** □ 风湿免疫科护理常规 □ 一级或二级护理 □ 膳食选择 □ 必要时监测生命体征 □ 基本药物及对症治疗 **临时医嘱：** □ 血常规、尿常规、大便常规+隐血 □ 肝功能、肾功能、血脂分析、电解质、血糖、免疫球蛋白、补体、自身抗体系列、ANCA、感染性疾病筛查 □ 红细胞沉降率、C 反应蛋白 □ 心电图、心脏彩超、胸部 X 线或 CT □ 腹部和盆腔增强 CT、胃镜和/或肠镜 □ 视力测定、眼部检查 □ 血管彩超、CTA □ 必要时行头颅或脊髓 MRI、头颅 MRA/MRV、腰椎穿刺、骨髓穿刺等	**长期医嘱：** □ 风湿免疫科护理常规 □ 一级或二级护理 □ 膳食选择 □ 非甾体抗炎药：分选择性 COX-2 抑制剂与非选择性 COX-2 抑制剂，视病情需要 □ 糖皮质激素类药物：分口服、静脉或外用，视病情需要 □ 秋水仙碱 □ 免疫抑制剂：视病情需要，给予甲氨蝶呤/柳氮磺胺吡啶/沙利度胺/硫唑嘌呤/雷公藤多苷/环磷酰胺/吗替麦考酚酯/他克莫司/环孢素 A □ 视病情需要予以抗凝及抗血小板治疗 □ 视病情需要予以生物制剂 □ 必要时给予质子泵抑制剂、胃黏膜保护剂、抗感染、保肝治疗 □ 需要时给予钙剂、阿法骨化醇、双膦酸盐防治骨质疏松治疗 □ 其他对症支持治疗 **临时医嘱：** □ 复查炎症指标
病情变异记录	□ 无　□ 有，原因： 1. 2.	□ 无　□ 有，原因： 1. 2.
医师签名		

时间	住院第 6~9 天	住院第 10~14 天 （出院日）
主要 诊疗 工作	□ 上级医师查房，治疗效果评估 □ 再次进行病情评估，完成会诊 □ 交代病情 □ 拟定出院后治疗方案 □ 完成上级医师查房纪录	□ 上级医师进行病情评估，确定患者是否可以 　 出院 □ 完成出院小结 □ 向患者交代出院后注意事项 □ 预约复诊日期
重 点 医 嘱	**长期医嘱：** □ 根据病情调整长期用药 **临时医嘱：** □ 根据需要，复查有关检查 □ 评估药物不良反应	**出院医嘱：** □ 出院带药 □ 门诊监测指标 □ 门诊随诊
病情 变异 记录	□ 无　□ 有，原因： 1. 2.	□ 无　□ 有，原因： 1. 2.
医师 签名		

（二）护士表单

白塞病临床路径护士表单

适用对象：第一诊断为白塞病（BD）

患者姓名：		性别：	年龄：	门诊号：	住院号：
住院日期：	年 月 日	出院日期：	年 月 日		标准住院日：10~14 天

时间	住院第 1 天	住院第 2~14 天
健康宣教	□ 入院宣教 　　介绍主管医师、护士 　　介绍环境、设施 　　介绍住院注意事项	□ 用药前宣教 　　使用的药物名称，作用及可能出现的不良反应做好自我防护，避免感染
护理处置	□ 核对患者，佩戴腕带 □ 建立入院护理病历 □ 卫生处置：剪指（趾）甲、更换病号服 □ 测量生命体征 □ 遵医嘱采血 □ 遵医嘱留取尿便送检 □ 影像、心肺功能检查	□ 遵医嘱完成使用药物阶段相关监测指标 □ 遵医嘱完成各种药物的发放和液体的输注
基础护理	□ 二级护理 □ 晨晚间护理 □ 患者安全管理	□ 一级或二级护理 □ 晨晚间护理 □ 患者安全管理
专科护理	□ 测体温、脉搏、血压、血糖	□ 遵医嘱晨 8：30 给予激素 □ 遵医嘱监测血压，血糖的变化
重点医嘱	□ 详见医嘱执行单	□ 详见医嘱执行单
病情变异记录	□ 无　□ 有，原因： 1. 2.	□ 无　□ 有，原因： 1. 2.
护士签名		

（三）患者表单

白塞病临床路径患者表单

适用对象：第一诊断为白塞病（BD）

患者姓名：	性别： 年龄： 门诊号：	住院号：
住院日期： 年 月 日	出院日期： 年 月 日	标准住院日：10~14 天

时间	入院第 1~3 天	住院第 4~14 天	出院日
医患配合	□ 配合询问病史、收集资料，请务必详细告知既往史、用药史、过敏史 □ 如需进行活检，签署手术知情同意书等	□ 配合签署关于治疗用药的各种必要的知情同意书 □ 治疗中使用药物如有不适，及时告诉医师	□ 接受出院前指导 □ 知道复诊程序 □ 获取出院诊断书
护患配合	□ 配合测量体温、脉搏、呼吸、血压 □ 配合完成入院护理评估（简单询问病史、过敏史、用药史） □ 接受入院宣教（环境介绍、病室规定、订餐制度、贵重物品保管等） □ 有任何不适请告知护士	□ 接受术后宣教 □ 配合静脉输液、皮下及肌内注射用药等之类 □ 有任何不适请告知护士 □ 配合定时测量生命体征、每日询问尿便，监测血糖 □ 配合做好病房消毒，避免感染 □ 配合执行探视及陪伴	□ 接受出院宣教 □ 办理出院手续 □ 获取出院带药 □ 知道服药方法、作用、注意事项 □ 了解复查的时间及项目 □ 知道复印病历方法
饮食	□ 如无禁忌，正常饮食	□ 如无禁忌，正常饮食	□ 正常饮食
排泄	□ 正常排尿便	□ 正常排尿便	□ 正常排尿便
活动	□ 如无须活检，正常活动	□ 加强防护，避免感染	□ 加强防护，避免感染

附：原表单（2016 年版）

<h2 style="text-align:center">白塞病临床路径表单</h2>

适用对象：第一诊断为白塞病（BD）

患者姓名：		性别：	年龄：	门诊号：		住院号：
住院日期：	年 月 日	出院日期：		年 月 日		标准住院日：10~14 天

时间	住院第 1 天	住院第 2~5 天
主要诊疗工作	□ 询问病史及体格检查 □ 开实验室检查单，完成病历书写 □ 上级医师查房 □ 完成初步的疾病严重程度及疾病活动度的评价	□ 上级医师查房 □ 根据辅助检查结果，完成病情评估，并制订治疗计划 □ 观察药物不良反应 □ 住院医师书写病程记录
重点医嘱	长期医嘱： □ 风湿免疫科护理常规 □ 一级或二级护理 □ 膳食选择 □ 必要时监测生命体征 □ 基本药物及对症治疗 临时医嘱： □ 血常规、尿常规、大便常规+隐血 □ 肝功能、肾功能、血脂分析、电解质、血糖、免疫球蛋白、补体、自身抗体系列、ANCA、感染性疾病筛查（结核菌素试验） □ 红细胞沉降率、C 反应蛋白 □ 针刺反应 □ 心脏彩超、心电图、胸部 X 线或 CT □ 胃镜和/或肠镜 □ 钡餐透视 □ 视力测定、眼部检查 □ 必要时行头颅或脊髓 MRI、腰椎穿刺、神经诱发电位、关节 X 线片	长期医嘱： □ 风湿免疫科护理常规 □ 一级或二级护理 □ 膳食选择 □ 非甾体抗炎药：分选择性 COX-2 抑制剂与非选择性 COX-2 抑制剂，视病情需要 □ 糖皮质激素类药物：分口服、静脉或外用，视病情需要 □ 秋水仙碱 □ 免疫抑制剂：甲氨蝶呤/柳氮磺胺吡啶/沙利度胺/硫唑嘌呤/雷公藤多苷/环磷酰胺/吗替麦考酚酯/他克莫司/环孢素 A，视病情需要 □ 视病情需要予以抗凝及抗血小板治疗 □ 视病情需要予以生物制剂 □ 必要时给予质子泵抑制剂、胃黏膜保护剂、抗感染、保肝治疗 □ 需要时给予钙剂、阿法骨化醇、双膦酸盐防治骨质疏松治疗 临时医嘱：
主要护理工作	□ 介绍病房环境、设施和设备 □ 入院护理评估，制订护理计划 □ 协助患者完成实验室检查及辅助检查 □ 风湿免疫病慢病管理（心理、康复、自我评估、用药指导、数据库录入）	□ 观察患者一般情况及病情变化 □ 观察疗效和药物不良反应 □ 进行疾病相关健康教育
病情变异记录	□ 无 □ 有，原因： 1. 2.	□ 无 □ 有，原因： 1. 2.
护士签名		
医师签名		

时间	住院第 6~9 天	住院第 10~14 天 （出院日）
主要 诊疗 工作	□ 上级医师查房，治疗效果评估 □ 再次进行病情评估 □ 确定出院后治疗方案 □ 完成上级医师查房纪录	□ 上级医师进行病情评估，确定患者是否可以 　出院 □ 完成出院小结 □ 向患者交代出院后注意事项 □ 预约复诊日期
重 点 医 嘱	**长期医嘱：** □ 根据病情调整长期用药 **临时医嘱：** □ 根据需要，复查有关检查	**出院医嘱：** □ 出院带药 □ 门诊随诊
主要 护理 工作	□ 观察患者一般情况 □ 观察疗效和药物不良反应 □ 恢复期生活和心理护理 □ 出院准备指导	□ 告知复诊计划，就医指征 □ 帮助患者办理出院手续 □ 出院指导 □ 风湿免疫病慢病管理（心理、康复、自我评 　估、用药指导、数据库录入）
病情 变异 记录	□ 无　□ 有，原因： 1. 2.	□ 无　□ 有，原因： 1. 2.
护士 签名		
医师 签名		

第十三章

自身免疫性肝炎临床路径释义

【医疗质量控制指标】

指标一、自身免疫性肝炎规范诊断率。

指标二、自身免疫性肝炎肝脏功能评估率。

指标三、自身免疫性肝炎住院患者临床分期比率。

指标四、自身免疫性肝炎患者严重不良反应发生率。

指标五、自身免疫性肝炎治疗时长。

指标六、难治性病例及疾病复发治疗比例。

指标七、自身免疫性肝炎肝硬化的比例。

一、自身免疫性肝炎编码

自身免疫性肝炎是指自身免疫导致肝功能异常，尚未达到肝硬化失代偿。

1. 原编码：

疾病名称及编码：自身免疫性肝炎（ICD-10：K75.400）

2. 修改编码：

疾病名称及编码：自身免疫性肝炎（ICD-10：K75.4）

二、临床路径检索方法

K75.4

三、国家医疗保障疾病诊断相关分组（CHS-DRG）

MDCH 肝、胆、胰疾病及功能障碍

HZ1 其他肝脏疾患

四、自身免疫性肝炎临床路径标准住院流程

（一）适用对象

第一诊断为自身免疫性肝炎（ICD-10：K75.400）。

> 释义
>
> ■ 自身免疫性肝炎是指一种有针对肝细胞的自身免疫反应所介导的肝脏实质炎症，具有血清自身抗体阳性、高免疫球蛋白 G 和/或 γ-球蛋白血症、肝组织学上存在界面性肝炎等特点。如果不规范治疗，易导致肝硬化、肝衰竭等重症。治疗主要包括免疫抑制治疗和肝硬化治疗等。本路径适用于早中期自身免疫性肝炎需免疫抑制治疗的患者。

（二）诊断依据

根据《实用内科学》（14 版，陈灏珠、林果为、王吉耀主编，人民卫生出版社，2013 年）

以及 2011 年英国胃肠病学会和 2010 年美国肝病研究协会发布自身免疫性肝炎的实践指南。

1. 具有相符的临床症状与体征。

2. 实验室检查的异常：如转氨酶（ALT、AST）升高，免疫球蛋白 G（IgG）或 γ-球蛋白水平升高，血清学标志物如抗核抗体（ANA）、抗平滑肌抗体（SMA）、抗肝肾微粒体 1 型抗体（anti-LKM1）或抗肝细胞胞质 1 型抗体（anti-LC1）阳性。

3. 肝组织学表现为界面性肝炎。

4. 排除其他导致慢性肝炎的病因，如病毒性、遗传代谢性、药物性、胆汁淤积性等。

5. 对于临床表现不典型、难以确定的患者，可采用国际标准化的诊断积分系统进行评估（表 13-1）。此外，2008 年 Mayo 临床中心推出了简化的自身免疫性肝炎诊断标准，便于临床应用（表 13-2）。根据血清学特征，自身免疫性肝炎通常分为 2 型：1 型的特征性抗体为 ANA 和 SMA 阳性，任何年龄均可发病。2 型特征性抗体为 anti-LKM1 和 anti-LC1 阳性，多见于儿童，成人相对少见。

表 13-1　自身免疫性肝炎的诊断积分系统（IAIHG，1999）

项目	因素	评分
性别	女性	+2
ALP/AST（或 ALT）比值	＞3	−2
	＜1.5	+2
Γ-球蛋白或 IgG（大于正常值的倍数）	＞2.0	+3
	1.5~2.0	+2
	1.0~1.5	+1
	＜1.0	0
ANA、SMA 或 anti-LKM1 滴度	＞1∶80	+3
	1∶80	+2
	1∶40	+1
	＜1∶40	0
AMA	阳性	−4
病毒感染活动性标志物	阳性	−3
	阴性	+3
肝毒性药物服用史	有	−4
	无	+1
乙醇摄入量	＜25g/d	+2
	＞60g/d	−2
伴随的免疫性疾病	任何其他非肝脏免疫系统疾病	+2
其他自身抗体	Anti-SLA/LP、anti-LC1、pANCA	+2
组织学特征	界面性肝炎	+3
	浆细胞浸润	+1
	玫瑰花结改变	+1
	无上述改变	−5
	胆管病变	−3
	非典型特征	−3

续 表

项目	因素	评分
HLA	DR3 或 DR4	+1
对治疗的应答	完全缓解	+2
	缓解后复发	+3
治疗前		
确诊自身免疫性肝炎		＞15
疑诊自身免疫性肝炎		10~15
治疗后		
确诊自身免疫性肝炎		＞17
疑诊自身免疫性肝炎		12~17

表 13-2　自身免疫性肝炎诊断的简化标准

分类	变量	积分
自身抗体		
ANA 或 SMA	1∶40	+1
ANA 或 SMA	≥1∶80	+2
或 Anti-LKM1	≥1∶40	多项同时出现时最多2分
或抗可溶性肝抗原抗体（anti-SLA）	阳性	
免疫球蛋白水平		
IgG	＞正常值上限（ULN）	+1
	＞1.1ULN	+2
组织学改变		
形态学特点	符合自身免疫性肝炎	+1
	自身免疫性肝炎典型表现	+2
病毒性肝炎		
无病毒性肝炎	病毒标志物阴性	+2
治疗前总积分		
确诊		≥7
疑诊		6

注：界面性肝炎、汇管区和小叶内淋巴浆细胞浸润、肝细胞玫瑰花结样改变被认为是特征性自身免疫性肝炎组织学改变，3 项同时出现时为典型自身免疫性肝炎表现

釋义

■ 自身免疫性肝炎是一种慢性免疫性肝细胞损伤型改变的疾病。大多数自身免疫性肝炎患者血清中存在1种或多种高滴度自身抗体。肝组织学检查对自身免疫性肝炎的诊断和治疗非常重要，可以明确诊断、精确评价肝病分级分期；对于抗体滴度不高或缺乏者是确诊的唯一依据；有助于鉴别诊断及判断合适的停药时机。综合积分系统诊断自身免疫性肝炎具有良好的敏感度和特异度。

（三）治疗方案的选择

根据《实用内科学》（14 版，陈灏珠、林果为、王吉耀主编，人民卫生出版社，2013 年）以及 2011 年英国胃肠病学会和 2010 年美国肝病研究协会发布的自身免疫性肝炎实践指南。应积极对自身免疫性肝炎进行治疗，免疫抑制剂是治疗自身免疫性肝炎首选药物。最常用的免疫抑制剂为糖皮质激素（泼尼松或泼尼松龙），可单独应用也可与硫唑嘌呤联合应用。治疗包括诱导缓解治疗与维持治疗两阶段。

尽管自身免疫性肝炎对免疫抑制剂有很好的应答，但免疫抑制剂治疗的不良反应较多，应掌握治疗指征。通常情况下，组织学检查发现界面性肝炎，无论有无肝纤维化或肝硬化均应给予治疗；需要强调的是转氨酶和 γ-球蛋白升高程度并非与肝组织损伤严重程度相一致。

> **释义**
>
> ■ 治疗方案的选择与治疗依据还可参考 2015 年自身免疫性肝炎诊断和治疗的共识与 2015 年 EASL 临床实践指南。
> ■ 药物治疗和肝移植手术是现代自身免疫性肝炎治疗的主要方法，其中药物治疗是最基本的手段。肝移植不适用本路径。药物治疗中糖皮质激素和硫唑嘌呤，如无禁忌建议长期使用，免疫抑制治疗一般应维持 3 年以上，或获得生化指标缓解后至少 2 年以上。临床治疗目标是：获得生化指标缓解（血清转氨酶、IgG 和/或 γ-球蛋白水平恢复正常）和肝组织学缓解，防止疾病进展。

（四）标准住院日 12~20 天

> **释义**
>
> ■ 计划接受免疫抑制治疗的自身免疫性肝炎患者，肝脏功能及肝纤维化评估 3~7 天，在第 3~5 天根据患者情况给予免疫抑制剂及激素的选择，治疗方案初次评估 5~7 天出院。总住院时间不超过 20 天均符合路径要求。

（五）进入路径标准

1. 第一诊断必须符合 ICD-10：K75.400。
2. 符合需要住院的指征：转氨酶升高超过 2.5 倍正常值上限（ULN）；转氨酶超过 2ULN 同时伴有临床症状或结合胆红素升高；血清-球蛋白超过 2ULN；肝活检存在桥接样坏死或多小叶坏死的组织学表现。
3. 当患者同时具有其他疾病诊断，但在住院期间不需要特殊处理，也不影响第一诊断的临床路径流程实施时，可以进入路径。

> **释义**
>
> ■ 进入本路径的标准必须是符合指南中明确诊断的自身免疫性肝炎的患者。
> ■ 需要除外患者有病毒性肝炎、非酒精性脂肪性肝病等疾患。

■ 当患者同时患有其他自身免疫疾病，本次住院期间不需要检查和治疗，且本次入院第一诊断为自身免疫性肝炎，也可以进入本路径。

■ 本路径不适用于已发生肝硬化患者。

（六）住院期间检查项目

1. 必需的检查项目：

（1）血常规、尿常规、大便常规+隐血。

（2）肝功能、肾功能、电解质、血糖、血脂、凝血功能、胆碱酯酶、血清蛋白电泳、肝炎病毒标志物全套、免疫球蛋白、自身抗体（ANA、SMA、AMA、anti-LKM1、anti-LC1 和 pANCA 等）、AFP 和肝癌相关指标、肝硬化相关指标。

（3）X 线胸片、心电图、腹部超声。

2. 根据患者情况可选择：铜蓝蛋白、甲状腺功能等其他生化指标；上腹部 CT 或 MRI、肝穿刺活组织检查、肝血管造影和 PET-CT。

3. 疑有肝硬化门静脉高压者可选择：上、下消化道内镜检查。

释义

■ 必查项目是为了确保治疗精准性和有效性，在给药前必须完成。相关人员应认真分析检查结果，以便及时发现异常情况并采取对应处置。

■ 肝硬化是在治疗前必须评估的；若 3 个月内曾做消化道内镜检查，本次住院无特殊其他表现，可以考虑不再重复检查。

（七）治疗方案与药物选择

1. 激素和免疫抑制剂治疗：通常采用糖皮质激素单药治疗诱导缓解治疗，泼尼松或泼尼松龙初始剂量 40~60mg/d，并于 4 周内逐渐减量至 15~20mg/d；也可采用糖皮质激素联合硫唑嘌呤（50mg/d）诱导治疗，尤其是对于糖皮质激素不良反应风险增加的患者（如具有脆性糖尿病、骨质疏松、情感不稳定、精神病史和控制不良的高血压患者），泼尼松或泼尼松龙初始剂量为 30mg/d，并于 4 周内逐渐减量至 10mg/d，硫唑嘌呤无须减量。维持治疗可采用泼尼松或泼尼松龙（2.5~10mg/d）单药或联合硫唑嘌呤（50mg/d）治疗，也可单用硫唑嘌呤（50mg/d）维持治疗。治疗应强调个体化的原则。

对上述经典治疗疗效不佳的患者，建议考虑选择其他免疫抑制剂，如环孢素 A、霉酚酸酯、羟氯喹和雷公藤制剂等。

2. 其他保肝药物及对症治疗：

（1）根据肝功能损伤程度可应用多烯磷脂酰胆碱、甘草酸类及谷胱甘肽等药物静脉应用以及中草药治疗。

（2）给予质子泵抑制剂（PPI）和其他胃保护药口服，每天 2 次，以保护胃黏膜，预防消化道出血。对已有胃肠道出血病史的患者，给予胃镜下止血或手术治疗。

（3）骨质疏松的预防和治疗，给予口服钙剂、肌注维生素 D_3 注射液及磷酸盐类等药物的应用。

3. 对于慢加急性肝衰竭患者，经过上述治疗，病情无缓解，推荐肝移植前的评估。

4. 针对难治性重症患者，有条件的医院可考虑在专家组指导下使用免疫吸附、血浆置换或免疫细胞治疗。

> **释义**
>
> ■ 给药前应联合消化内科或肝炎科、影像科等 MDT，通过影像学、检验指标等根据肝脏损伤的程度和合并并发症，对疾病进行分层；根据疾病所处状态给予不同药物组合治疗。药物治疗是自身免疫性肝炎的基础治疗。到目前为止，糖皮质激素和硫唑嘌呤药物已经成为标准治疗，吗替麦考酚酯、环孢素A、他克莫司、甲氨蝶呤等可作为二线免疫抑制剂选择。
>
> ■ 甘草酸制剂（如甘草酸单铵半胱氨酸）、水飞蓟素制剂、多不饱和卵磷脂制剂以及双环醇等，有不同程度的抗炎、抗氧化、保护肝细胞膜及细胞器等作用，临床应用可改善肝脏生化指标。
>
> ■ 协同应用保肝药物及对抗激素和免疫抑制剂不良反应药物。

（八）出院标准

1. 临床症状改善或消失。
2. 血清转氨酶、胆红素和 γ-球蛋白水平的改善。

> **释义**
>
> ■ 患者出院前不仅应完成必须复查的项目，且复查项目应无明显异常。无其他需要继续住院治疗的并发症。

（九）变异及原因分析

1. 经治疗后，临床症状及生化指标反而恶化，考虑重叠其他肝脏疾病如肝窦状核变性、原发性胆汁性肝硬化和原发性硬化性胆管炎、慢性丙型病毒性肝炎者，则退出该路径。
2. 入院后评估发现诊断不能确定、已经是肝硬化失代偿期或合并有原发性肝癌者，则退出该路径，进入相应的临床路径。
3. 经治疗后，临床症状与实验室指标进行性进展，有急性肝衰竭或慢加急性肝衰竭时，则退出该路径，进入相应的临床路径。

> **释义**
>
> ■ 变异是指入选临床路径的患者未能按路径流程完成医疗行为或未达到预期的医疗质量控制目标。这包含三方面情况：①按路径流程完成治疗，但出现非预期结果，可能需要后续进一步处理；②按路径流程完成治疗，但超出了路径规定的时限，实际住院日超出标准住院日要求，或未能在规定的时间完成评估等；③不能按路径流程完成治疗，患者需要中途退出路径，如治疗过程中出现严重并发症，导致必须终止路径或需要转入其他路径进行治疗等。对这些患者，主管医师均应进行变异原因的分析，并在临床路径的表单中予以说明。

■ 自身免疫性肝炎的并发症有：脾功能亢进、自发性腹膜炎、肝性脑病、凝血功能障碍等。

■ 医师认可的变异原因主要指患者入选路径后，医师在检查及治疗过程中发现患者合并存在一些事前未预知的对本路径治疗可能产生影响的情况，需要终止执行路径或者是延长治疗时间、增加治疗费用。医师需在表单中明确说明。

■ 因患者方面的主观原因导致执行路径出现变异，也需要医师在表单中予以说明。

五、自身免疫性肝炎临床路径给药方案

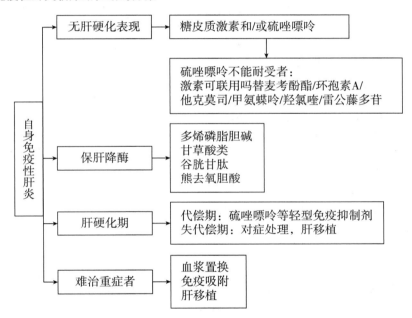

【用药选择】

自身免疫性肝炎治疗目的是得到肝组织学缓解、防止肝纤维化的发展和肝衰竭的发生，提高患者的生存期和生存质量。临床上的治疗目标是获得完全生化缓解，即血清转氨酶（ALT/AST）和 IgG 水平均恢复正常。具体用药如下：

1. 初治自身免疫性肝炎、中重度自身免疫性肝炎、急性表现、活动性肝硬化等活动性自身免疫性肝炎患者均建议行免疫抑制治疗（1A）。以肝组织学为依据，存在中、重度界面性肝炎的患者应行免疫抑制治疗。轻度界面性肝炎的年轻患者亦推荐行免疫抑制治疗，而存在轻度界面性肝炎的老年（＞65 岁）患者可暂不予免疫抑制治疗（1B）。免疫抑制治疗一般应维持 3 年以上，或获得生化缓解后至少 2 年以上。建议停药前行肝组织学检查，肝内无炎症活动时方可考虑停药（1B）。停药后复发或维持治疗中反跳的自身免疫性肝炎患者应以初始治疗相似的方案进行治疗，并推荐尽可能联合治疗并长期维持（1C）。需长期接受糖皮质激素治疗的自身免疫性肝炎患者，建议治疗前行基线骨密度测定并每年监测随访，并适当补充维生素 D 和钙剂（1B）。在治疗前已存在血细胞减少者或肝硬化者，慎用硫唑嘌呤。硫唑嘌呤用药过程中也应注意检测全血细胞计数，防止骨髓抑制的发生。有条件的情况下可检测

TPMT 基因型或活性以指导临床用药。对于硫唑嘌呤应答但不能耐受者可考虑在泼尼松的基础上加用吗替麦考酚酯（0.5~1.0g/d，分 2 次服用），但也应严密监测血常规变化（1B）。

2. 保肝降酶药物：甘草酸制剂如甘草酸二铵、复方甘草酸苷和甘草酸单铵半胱氨酸（静脉缓慢滴注，一次 100~250ml，一天 1 次）有较好的抗炎、稳定细胞膜作用。有口服和静脉剂型，适合序贯治疗。双环醇等有很好地降低转氨酶作用。多烯磷脂酰胆碱可提供肝细胞代谢所需的能量，改善脂质代谢，磷脂是肝细胞膜的构成组分。

【药学提示】

1. 长期使用糖皮质激素可出现明显不良反应（包括 cushing 貌），还可干扰代谢（如骨质疏松、糖尿病、高脂血症、白内障、高血压），而且与消化道不良事件、感染和精神疾病的发生有关。患者由于不能接受其外貌上的变化或肥胖是造成治疗中断的最常见原因（占 47%），其次为骨量减少造成的脊柱压缩（占 27%）和脆性糖尿病（占 20%）等。应尽量采用联合治疗方案，尽量减少糖皮质激素剂量，并最终经过渡至硫唑嘌呤单药维持治疗方案。

需长期接受糖皮质激素治疗的自身免疫性肝炎患者，建议治疗前做基线骨密度检测并每年监测随访。骨病的辅助治疗包括：坚持规律的负重锻炼、补充维生素 D_3 和钙质，适时给予骨活性制剂（如双膦酸盐）治疗。

2. 硫唑嘌呤最常见不良反应是血细胞减少，可能与红细胞内巯基嘌呤甲基转移酶（TPMT）活性低有关。因此，加用硫唑嘌呤的患者需严密监测血常规变化，特别是用药的前 3 个月。如发生血白细胞的快速下降或白细胞计数 $< 3.5 \times 10^9/L$ 需紧急停用硫唑嘌呤。硫唑嘌呤的其他不良反应包括肝内胆汁淤积、静脉闭塞性疾病、胰腺炎、严重恶心呕吐、皮疹等。少于 10% 的患者在接受硫唑嘌呤（50mg/d）时会出现上述不良反应，一般均可在减量或停用后改善。以下人群不推荐使用硫唑嘌呤：基础状态下已存在血细胞减少（白细胞计数 $< 3.5 \times 10^9/L$ 或血小板 $< 50 \times 10^9/L$）、恶性肿瘤、已知 TPMT 功能缺陷等。硫唑嘌呤治疗前或治疗过程中出现血细胞减少的自身免疫性肝炎患者，建议检测其血 TPMT 活性。

【注意事项】

1. 相关药物应用时应熟知其不良反应、禁忌证、药物间相互作用及慎用人群。

2. 患者因长期使用糖皮质激素，应监测血糖、血压等事件，并注意防止骨质疏松、白内障、青光眼等激素带来的不良反应。血压升高，血糖升高时，应积极对症治疗。骨质疏松则应在开始加用激素同时补钙治疗。激素应尽可能地减量，以防止白内障、青光眼等发生，如确有发生，建议患者眼科会诊治疗。

3. 患者使用免疫抑制剂维持治疗时，需定期检测血压、血常规、肝功能、肾功能、尿常规、大便常规等，避免骨髓抑制、肝肾功能损伤等。

六、自身免疫性肝炎患者护理规范

1. 休息与活动：

（1）疾病活动期尤其是有黄疸者应卧床休息。

（2）缓解期应逐步调整活动量及活动时间，避免出现疲乏感。

2. 用药护理：

（1）糖皮质激素：关注糖皮质激素的不良反应，如水钠潴留、骨质疏松、血糖血压升高、脂肪重分布、感染风险增高、消化道出血等。在服药期间，应给予低盐、优质蛋白、补钙等饮食，定期测量血压、血糖；关注消化道症状及大便性状；做好个人清洁卫生护理。

（2）免疫抑制剂：主要不良反应有白细胞减少、淋巴细胞减少、肝肾功损害、脱发、口腔溃疡、高血压、感染风险增高等。定期监测血压，检测肝功能、肾功能、血常规、小便常规，并做好心理护理。

3. 并发症预防及护理：多脏器功能受损。

（1）保持环境清洁，温、湿度适宜。

（2）严密监测患者的生命体征、意识状态，及时发现肝性脑病等并发症。

（3）心电监护，严密观察血压、心率和心律的变化，严格记录和控制出入量。

（4）监测血象及生命体征，及时发现出血等严重并发症。

（5）血液系统损伤严重者，加强皮肤、黏膜护理，选择合适的漱口液，做好基础护理，保持清洁卫生，预防感染。

4. 动态病情监测：

（1）观察患者意识状态有无好转，摄入状态有无改善等。

（2）观察体温、呼吸、血压、心率、二便等变化，是否存在继发感染及容量是否充足。

七、自身免疫性肝炎患者营养治疗规范

1. 治疗期间，饮食宜清淡，忌食刺激性食物，如辣椒、咖喱、芥末、蒜等。减少高糖、高油、高盐分的食物。

2. 坚持营养平衡饮食，每日不少于 13 种食物，包含谷薯类、蔬菜水果类、肉蛋奶及豆制品类以及适量的油脂类。保持优质蛋白质食物占总蛋白质 50% 以上。

3. 戒烟。

4. 补充优质蛋白质，优选瘦肉、奶类、蛋类、大豆类制品。

5. 补充富含丰富维生素的蔬菜及水果。避免服用成分、作用不明的保健品和药物。

八、自身免疫性肝炎患者健康宣教

1. 指导患者认识疾病，了解疾病，配合规范治疗。

2. 避免劳累、受寒、情绪波动等；给予正向引导，培养患者积极配合治疗的信心，保持情绪稳定。

3. 指导患者规范饮食，制订合理摄入蛋白质、富含多种维生素等膳食方案。

4. 合理进行康复训练，协助患者建立良好的社交环境及习惯。

5. 指导患者用药的方法和注意事项，强调遵医嘱用药；学会观察疗效及不良反应。

6. 自我监测有无各系统的受累症状，如乏力、食欲缺乏、腹胀、呕心、呕吐、大便变黑、心慌心悸等。

7. 进入慢病管理随访系统，规律检测血常规、尿常规、肝功能、肾功能及免疫学指标，及时评估脏器受累状况。

九、推荐表单

（一）医师表单

自身免疫性肝炎临床路径医师表单

适用对象：第一诊断为自身免疫性肝炎（ICD-10：K75.400）

患者姓名：	性别： 年龄： 门诊号：	住院号：
住院日期： 年 月 日	出院日期： 年 月 日	标准住院日：12~20 天

时间	住院第 1 天	住院第 2 天
主要诊疗工作	□ 完成询问病史和体格检查 □ 完成入院病历及首次病程记录 □ 拟定检查项目 □ 上级医师查房 □ 评估疾病严重程度及活动度	□ 上级医师查房 □ 明确下一步诊疗计划 □ 完成上级医师查房记录 □ 根据其他检查结果进行鉴别诊断 □ 向患者及家属交代病情，解释免疫抑制剂治疗的必要性及不良反应
重点医嘱	**长期医嘱：** □ 内科护理常规 □ 一级或二级护理 □ 普通饮食 □ 保肝治疗药物 **临时医嘱：** □ 血常规、尿常规、大便常规+隐血 □ 肝功能、肾功能、电解质、血糖、铜蓝蛋白、凝血功能、甲状腺功能、凝血功能、血清蛋白电泳、免疫球蛋白、AFP、HBV、HCV、ANA、SMA、AMA、抗 LKM1、抗 LC1、pANCA 等 □ 腹部超声、胸正侧位 X 线片、心电图 □ 必要时肝穿刺检查及胃镜检查 □ 其他检查（酌情）	**长期医嘱：** □ 内科护理常规 □ 二级护理 □ 普通饮食 □ 泼尼松或泼尼松龙 □ 免疫抑制剂 □ PPI 和其他胃肠保护药治疗 □ 保肝治疗药物 **临时医嘱：** □ 必要时骨密度检测 □ 必要时胃镜检查（大便隐血阳性或疑食管静脉曲张推荐） □ 必要时腹部增强 MRI
病情变异记录	□ 无 □ 有，原因： 1. 2.	□ 无 □ 有，原因： 1. 2.
医师签名		

时间	住院第 3~7 天	住院第 8~10 天
主要诊疗工作	□ 上级医师查房 □ 完成入院检查 □ 继续治疗 □ 观察药物治疗的反应及不良反应 □ 必要的相关科室会诊 □ 完成上级医师查房记录等病历书写	□ 上级医师查房 □ 观察临床症状改善情况及体征变化 □ 根据生化指标的改善情况酌情减量泼尼松或泼尼松龙 □ 视病情变化进行相关科室会诊 □ 完成病程记录
重点医嘱	长期医嘱： □ 内科护理常规 □ 二级或三级护理 □ 普通饮食 □ 泼尼松或泼尼松龙 □ 免疫抑制剂 □ PPI 和其他胃肠保护药治疗 □ 保肝药物 □ 对症及支持治疗 临时医嘱： □ 大便隐血 □ 血常规 □ 血糖 □ 肝功能、血清蛋白电泳和免疫球蛋白 □ 其他医嘱	长期医嘱： □ 内科护理常规 □ 二级或三级护理 □ 普通饮食 □ 对症及支持治疗 □ 酌情减量泼尼松或泼尼松龙 □ 免疫抑制剂 □ PPI 和其他胃肠保护药治疗 □ 保肝药物 □ 其他医嘱 临时医嘱： □ 大便隐血 □ 血常规（必要时） □ 血糖（必要时） □ 肝功能、血清蛋白电泳和免疫球蛋白 □ 其他医嘱
病情变异记录	□ 无　□ 有，原因： 1. 2.	□ 无　□ 有，原因： 1. 2.
医师签名		

时间	住院第 10~20 天 （出院日）
主要 诊疗 工作	□ 上级医师查房，进行评估，明确是否可出院 □ 完成出院记录、病案首页、出院证明书等 □ 向患者交代出院后的注意事项，如返院复诊的时间、地点，服用免疫抑制剂需要注意的问题，发生 　　紧急情况时的处理等
重 点 医 嘱	出院医嘱： □ 出院带药：泼尼松或泼尼松龙 □ 免疫抑制剂 □ PPI 和其他胃肠保护药治疗 □ 复合维生素 B、钙剂 □ 其他医嘱 □ 定期门诊随访
病情 变异 记录	□ 无　□ 有，原因： 1. 2.
医师 签名	

（二）护士表单

自身免疫性肝炎临床路径护士表单

适用对象：第一诊断为自身免疫性肝炎（ICD-10：K75.400）

患者姓名：	性别：　年龄：　门诊号：	住院号：
住院日期：　　年　月　日	出院日期：　　年　月　日	标准住院日：12~20 天

时间	住院第 1 天	住院第 2~20 天
健康宣教	□ 入院宣教 　　介绍主管医师、护士 　　介绍环境、设施 　　介绍住院注意事项	□ 用药前宣教使用的药物名称、作用及可能出现的不良反应 　　做好自我防护，避免感染
护理处置	□ 核对患者，佩戴腕带 □ 建立入院护理病历 □ 卫生处置：剪指（趾）甲、更换病号服 □ 测量生命体征 □ 遵医嘱采血 □ 遵医嘱留取尿便送检 □ 影像、心肺功能检查	□ 遵医嘱完成使用药物阶段相关监测指标 □ 遵医嘱完成各种药物的发放和液体的输注
基础护理	□ 二级护理 □ 晨晚间护理 □ 患者安全管理 □ 基本生活和心理护理	□ 一级或二级护理 □ 晨晚间护理 □ 患者安全管理 □ 基本生活和心理护理
专科护理	□ 测生命体征 □ 风湿免疫病慢病管理（心理、康复、自我评估、用药指导、数据库录入）	□ 正确执行医嘱 □ 认真完成交接班
重点医嘱	□ 详见医嘱执行单	□ 详见医嘱执行单
病情变异记录	□ 无　□ 有，原因： 1. 2.	□ 无　□ 有，原因： 1. 2.
护士签名		

（三）患者表单

自身免疫性肝炎临床路径患者表单

适用对象：第一诊断为自身免疫性肝炎（ICD-10：K75.400）

患者姓名：	性别： 年龄： 门诊号：	住院号：
住院日期： 年 月 日	出院日期： 年 月 日	标准住院日：12~20天

时间	入院第1~3天	住院第4~14天	出院日
医患配合	□ 配合询问病史、收集资料，务必详细告知既往史、用药史、过敏史 □ 如需进行肝穿刺，签署手术知情同意书等	□ 配合签署关于治疗用药的各种必要的知情同意书 □ 治疗中使用药物如有不适，及时告诉医师	□ 接受出院前指导 □ 知道复诊程序 □ 获取出院诊断书
护患配合	□ 配合测量体温、脉搏、呼吸、血压 □ 配合完成入院护理评估（简单询问病史、过敏史、用药史） □ 接受入院宣教（环境介绍、病室规定、订餐制度、贵重物品保管等） □ 有任何不适告知护士	□ 接受术后宣教 □ 配合静脉输液、皮下及肌内注射用药等之类 □ 有任何不适告知护士 □ 配合定时测量生命体征、每日询问尿便，监测血糖 □ 配合做好病房消毒，避免感染 □ 配合执行探视及陪伴	□ 接受出院宣教 □ 办理出院手续 □ 获取出院带药 □ 知道服药方法、作用、注意事项 □ 了解复查的时间及项目 □ 知道复印病历方法
饮食	□ 如无禁忌，正常饮食	□ 如无禁忌，正常饮食	□ 正常饮食
排泄	□ 正常排尿便	□ 正常排尿便	□ 正常排尿便
活动	□ 如无须活检，正常活动	□ 加强防护，避免感染	□ 加强防护，避免感染

附：原表单（2016 年版）

自身免疫性肝炎临床路径表单

适用对象：第一诊断为自身免疫性肝炎（ICD-10：K75.400）

患者姓名：	性别：　年龄：　门诊号：	住院号：
住院日期：　年　月　日	出院日期：　年　月　日	标准住院日：12~20 天

时间	住院第 1 天	住院第 2 天
主要诊疗工作	□ 完成询问病史和体格检查 □ 完成入院病历及首次病程记录 □ 拟定检查项目 □ 制订初步治疗方案 □ 对患者进行有关肝功能异常的宣教	□ 上级医师查房 □ 明确下一步诊疗计划 □ 完成上级医师查房记录 □ 根据其他检查结果进行鉴别诊断 □ 向患者及家属交代病情，解释免疫抑制剂治疗的必要性及不良反应
重点医嘱	**长期医嘱：** □ 内科护理常规 □ 二级护理 □ 普通饮食 □ 保肝治疗药物 **临时医嘱：** □ 血常规、尿常规、大便常规+隐血 □ 肝功能、肾功能、电解质、血糖、铜蓝蛋白、凝血功能、甲状腺功能、凝血功能、血清蛋白电泳、免疫球蛋白、AFP、HBV、HCV、ANA、SMA、AMA、抗 LKM1、抗 LC1、pANCA 等 □ 腹部超声、胸 X 线正侧位片、心电图 □ 必要时肝穿刺检查及胃镜检查 □ 其他检查（酌情）	**长期医嘱：** □ 内科护理常规 □ 二级护理 □ 普通饮食 □ 泼尼松或泼尼松龙 □ 免疫抑制剂 □ PPI 和其他胃肠保护药治疗 □ 保肝治疗药物 **临时医嘱：** □ 必要时骨密度检测 □ 必要时胃镜检查（大便隐血阳性或疑食管静脉曲张推荐）
主要护理工作	□ 入院宣教 □ 健康宣教：疾病相关知识 □ 根据医师医嘱指导患者完成相关检查 □ 完成护理记录 □ 记录入院时患者体重 □ 风湿免疫病慢病管理（心理、康复、自我评估、用药指导、数据库录入）	□ 基本生活和心理护理 □ 指导药物服用方法及注意不良反应 □ 正确执行医嘱 □ 认真完成交接班
病情变异记录	□ 无　□ 有，原因： 1. 2.	□ 无　□ 有，原因： 1. 2.
护士签名		
医师签名		

时间	住院第 3~7 天	住院第 8~10 天
主要诊疗工作	□ 上级医师查房 □ 完成入院检查 □ 继续治疗 □ 观察药物治疗的反应及不良反应 □ 必要的相关科室会诊 □ 完成上级医师查房记录等病历书写	□ 上级医师查房 □ 观察临床症状改善情况及体征变化 □ 根据生化指标的改善情况酌情减量泼尼松或泼尼松龙 □ 视病情变化进行相关科室会诊 □ 完成病程记录
重点医嘱	**长期医嘱:** □ 内科护理常规 □ 二级或三级护理 □ 普通饮食 □ 泼尼松或泼尼松龙 □ 免疫抑制剂 □ PPI 和其他胃肠保护药治疗 □ 保肝药物 □ 对症及支持治疗 **临时医嘱:** □ 大便隐血 □ 血常规 □ 血糖 □ 肝功能、血清蛋白电泳和免疫球蛋白 □ 其他医嘱	**长期医嘱:** □ 内科护理常规 □ 二级或三级护理 □ 普通饮食 □ 对症及支持治疗 □ 酌情减量泼尼松或泼尼松龙 □ 免疫抑制剂 □ PPI 和其他胃肠保护药治疗 □ 保肝药物 □ 其他医嘱 **临时医嘱:** □ 大便隐血 □ 血常规（必要时） □ 血糖（必要时） □ 肝功能、血清蛋白电泳和免疫球蛋白 □ 其他医嘱
主要护理工作	□ 观察患者症状改善，注意药物不良反应 □ 监测患者生命体征变化	□ 观察患者症状改善情况 □ 满足患者的各种生活需要 □ 做好用药的指导及注意事项
病情变异记录	□ 无　□ 有，原因： 1. 2.	□ 无　□ 有，原因： 1. 2.
护士签名		
医师签名		

时间	住院第 10~20 天 （出院日）
主要 诊疗 工作	□ 上级医师查房，进行评估，明确是否可出院 □ 完成出院记录、病案首页、出院证明书等 □ 向患者交代出院后的注意事项，如返院复诊的时间、地点，服用免疫抑制剂需要注意的问题，发生 　　紧急情况时的处理等
重 点 医 嘱	出院医嘱： □ 出院带药：泼尼松或泼尼松龙 □ 免疫抑制剂 □ PPI 和其他胃肠保护药治疗 □ 复合维生素 B、钙剂 □ 其他医嘱 □ 定期门诊随访
主要 护理 工作	□ 指导患者办理出院手续 □ 做好患者出院后的饮食指导
病情 变异 记录	□ 无　□ 有，原因： 1. 2.
护士 签名	
医师 签名	

第十四章
炎性肌病（多发性肌炎/皮肌炎）临床路径释义

【医疗质量控制指标】

指标一、诊断需结合患者的临床表现、实验室检查及肌肉病理特点。

指标二、对诊断明确的病例应及时应用糖皮质激素加免疫抑制剂治疗。

指标三、不同患者的临床特点不全相同，治疗应强调个体化。

指标四、患者教育及功能康复锻炼是改善预后的重要因素。

一、炎性肌病编码

1. 原编码：

疾病名称及编码：多发性肌炎（PM，ICD-10：M33.200）

皮肌炎（DM，ICD-10：M33.101）

2. 修改名称：

疾病名称及编码：皮多肌炎（ICD-10：M33）

二、临床路径检索方法

M33

三、国家医疗保障疾病诊断相关分组（CHS-DRG）

MDCB 神经系统疾病及功能障碍

BZ1 神经系统其他疾患

四、炎性肌病（包括多发性肌炎/皮肌炎）临床路径标准住院流程

（一）适用对象

第一诊断为炎性肌病的患者，包括多肌炎（PM，ICD-10：M33.200）、皮肌炎（DM，ICD-10：M33.101）。

> 释义
>
> ■ 特发性炎性肌病（idiopathic inflammatory myopathy，IIM）是一组以炎症性骨骼肌病变为特征的异质性自身免疫性疾病，临床上最常见的类型是多发性肌炎（polymyositis，PM）和皮肌炎（dermatomyositis，DM）。PM 主要见于成人，对称性四肢近端肌无力、血清肌酶升高、肌电图提示肌源性损害，特征性的病理学表现为骨骼肌 CD8$^+$ T 淋巴细胞环绕在非坏死的肌纤维周围，MHC-I 类分子在肌组织中广泛表达。DM 除了上述 PM 特点，还有特征性的皮肤损害，即眶周皮疹（heliotrope rash）和 Gottron 疹，骨骼肌病理特点是肌细胞坏死多发生在肌束周围，即束周萎缩，CD4$^+$ T 淋巴细胞、B 淋巴细胞在肌束膜、血管周围浸润。

（二）诊断依据

根据《多发性肌炎皮肌炎》（中华医学会风湿学分会，2010 年）和《临床诊疗指南风湿病分册第二版》（中华医学会编著，2010 年），应用 1975 年 Bohan/Peter 建议的诊断标准。

1. 对称性近端肌无力表现：肩胛带肌和颈前伸肌对称性无力，持续数周至数月，伴或不伴吞咽困难或呼吸肌受累。

2. 肌肉活检异常：肌纤维变性、坏死，细胞吞噬、再生、嗜碱变性，核膜变大，核仁明显，束周萎缩，纤维大小不一，伴炎性渗出。

3. 血清肌酶升高：血清肌酶升高，如 CK、醛缩酶、ALT、AST 和 LDH。

4. 肌电图示肌源性损害：肌电图有三联征改变，即：低波幅、短程的多相运动电位；纤颤电位、正锐波；插入性激惹增强和异常高频放电。

5. 典型皮疹：①眶周皮疹：眼睑呈淡紫色，眶周水肿；②Gottron 疹：掌指及近端指间关节背面的红斑性鳞屑疹；③膝、肘、踝关节、面部、颈部和上半身出现的红斑性皮疹。

*具备上述 1、2、3、4 者可确诊 PM；具备上述 1~4 项中的 3 项可能为 PM；只具备 2 项为疑诊 PM。具备第 5 项，再加 3 项或 4 项可确诊为 DM；具备第 5 项，加上 2 项可能为 DM；加上 1 项为可疑 DM。

释义

■ 近年来人们逐渐认识到应用 Bohan/Peter 标准（B/P 标准）诊断 IIM 存在较大的局限性，其对诊断 PM 的特异度只有 23%，很容易造成 PM 的过度诊断。因此，在 2017 年 EULAR/ACR 提出了 IIM 新的分类诊断标准（表 14-1）；但此标准仍然不能区分 PM 与 IMNM。IMNM 的诊断建议采用 2016ENMC 标准。

表 14-1　2017 年 EULAR/ACR 发表了新的 IIM 诊断标准：

条目	分值		定义
	无肌活检	有肌活检	
发病年龄			
首次出现症状的年龄≥18 岁和＜40 岁	1.3	1.5	首次出现症状年龄≤18 岁可以认为是＜40 岁
首次出现症状的年龄≥40 岁	2.1	2.2	首次出现症状的年龄≥40 岁
肌无力			
上肢近端对称性肌无力，逐渐进展	0.7	0.7	徒手肌力测定或其他客观的肌力测定存在上肢近端肌无力，并随时间逐渐进展
下肢近端对称性肌无力，逐渐进展	0.8	0.5	徒手肌力测定或其他客观的肌力测定存在下肢近端肌无力，并随时间逐渐进展
颈屈肌肌力较颈伸肌肌力	1.9	1.6	徒手肌力测定或其他客观的肌力测定存在颈屈肌肌力较颈伸肌肌力差
腿近端的肌力较远端的肌力差	0.9	1.2	徒手肌力测定或其他客观的肌力测定存在腿近端的肌无力较远端的肌力差
皮肤症状			

续　表

条目	分值		定义
	无肌活检	有肌活检	
向阳征	3.1	3.2	分布于眼睑或眶周的紫色，淡紫色或红斑，常伴眶周水肿
Gottron 疹	2.1	2.7	手指，肘，膝，踝和足趾关节伸面的红色到紫红色斑丘疹
Gottron 征	3.3	3.7	手指，肘，膝，踝和足趾关节伸面的红色到紫红色斑疹可能触及不到
其他症状			
吞咽困难或食道运动功能障碍	0.7	0.6	吞咽困难或客观证据证实食道运动功能异常
实验室指标			
抗 Jo-1（组氨酰 tRNA 合成酶）抗体阳性	3.9	3.8	标准化或经验证的实验证实血清抗体阳性
血清 CK 或 LDH 或 AST 或 ALT 升高	1.3	1.4	病程中这些酶的指标高于正常值的上限
存在如下肌活检特征			
肌内膜单个核细胞的浸润，单个核细胞包绕（但不是浸入）肌纤维		1.7	肌活检显示单个核细胞浸润正常的未坏死的肌细胞，但无浸入肌细胞
肌束膜和/或血管周围单个核细胞的浸润		1.2	单个核细胞浸润肌束膜和/或血管周围（肌束膜或肌内膜的血管）
束周萎缩		1.9	肌活检显示肌细胞大小变异，直径较小的肌细胞主要分布在束周而非肌束中间区域
镶边空泡		3.1	HE 染色下蓝色和 MGT 染色下红色的镶边空泡

　　A：有肌肉活检：

　　可能 IIMs：累计积分（可能性 ≥55% 但＜90%）≥6.7 但＜8.7。

　　确定 IIMs：累计积分（可能性≥90%）≥8.7。

　　B：无肌活检：

　　可能 IIMs：累计积分（可能性 ≥55% 但＜90%）≥5.5 但＜7.5。

　　确定 IIMs：累计积分（可能性≥90%）≥7。

　　进一步，在诊断 IIM 的基础上，根据以下树状图对 IIM 进行亚型分类（图 14-1）。

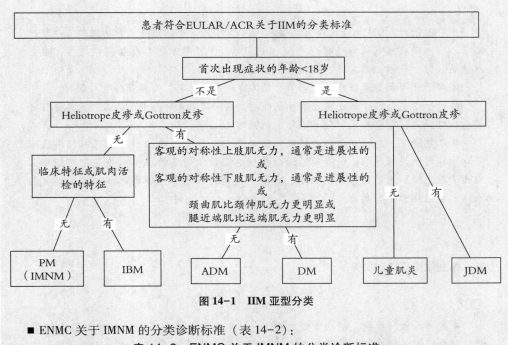

图 14-1　IIM 亚型分类

■ ENMC 关于 IMNM 的分类诊断标准（表 14-2）：

表 14-2　ENMC 关于 IMNM 的分类诊断标准

临床亚型	血清学标准	肌活检特点	临床标准
抗 SRP 型肌病	抗 SRP 抗体阳性	不要求	高 CK 近端肌无力
抗 HMGCR 型肌病	抗 HMGCR 抗体阳性	不要求	高 CK 近端肌无力
肌炎抗体阴性的 IMNM	无肌炎特异性抗体	肌纤维坏死 不同的程度： 坏死 肌细胞吞噬现象； 肌细胞再生 寡淋巴细胞浸润	高 CK 近端肌无力

（三）治疗方案的选择

根据《多发性肌炎皮肌炎》（中华医学会风湿学分会，2010 年）和《临床诊疗指南风湿病分册第二版》（中华医学会编著，2010 年）。

1. 糖皮质激素。

2. 免疫抑制剂。

3. 抗疟药。

4. 丙种球蛋白输注。

5. 生物制剂。

> **释义**
>
> ■ 一般治疗：DM 患者皮疹常与光敏相关，应采取有效的日光防护措施，包括防晒霜、防晒服。环咽肌功能障碍导致吞咽困难的 PM/DM 患者存在误吸风险，应采取措施预防，包括抬高床头、糊状餐、留置胃管等。
>
> ■ 对于使用大剂量糖皮质激素治疗的 DM 和 PM 患者，需要预防骨质疏松。
>
> ■ 对于使用大剂量糖皮质激素和免疫抑制剂治疗的 DM 和 PM 患者，尤其是合并间质性肺病者，需要卡氏肺孢子菌肺炎的预防。
>
> ■ 康复锻炼，急性期适当进行肢体被动活动，防止过度活动加重肌肉损害或不活动出现失用性肌萎缩；稳定期的活动量应达正常活动量的 30%；恢复期可根据肌肉力量确定增加活动的频率、强度、时间和类型，以不感到肌肉疼痛、疲劳加重和血清肌酸激酶水平升高为宜。

（四）标准住院日 7~15 天

> **释义**
>
> ■ 完善检验、检查，明确诊断、评估、确定治疗方案 3~5 天，在住院第 4~6 日开始药物治疗，观察疗效及安全性 1~3 天后出院。如果住院期间进行肌肉活检、大剂量甲泼尼龙冲击、丙种球蛋白或利妥昔单抗治疗，可延长住院日 3~7 天。总住院时间不超过 15 天均符合路径要求。

（五）进入临床路径

1. 第一诊断必须符合多肌炎（ICD-10：M33.200）或皮肌炎（ICD-10：M33.101）诊断标准。

2. 当患者同时具有其他疾病诊断，但在住院期间不需要特殊处理也不影响第一诊断的临床路径流程实施时，可以进入路径。

3. 当患者同时具有其他疾病诊断或危及生命的严重并发症（如急进性间质性肺炎、呼吸肌或心肌病变导致呼吸衰竭、心力衰竭或恶性心律失常），在住院期间需特殊处理、影响第一诊断的临床路径流程实施时，不进入路径。

> **释义**
>
> ■ 进入路径的标准必须是符合多发性肌炎和皮肌炎诊断标准的患者。
>
> ■ 进入临床路径前，注意排除感染相关性肌病、内分泌疾病相关性肌病、药物性肌病、结缔组织病相关性肌炎以及肿瘤相关性肌炎。

（六）住院期间的检查项目

1. 必需的检查项目：

（1）血常规、尿常规、大便常规。

（2）肝功能、肾功能、电解质、血糖、血脂、凝血功能、感染性疾病筛查（乙型肝炎、丙型肝炎、梅毒、艾滋病等）。

（3）肌酶谱（CK、CK-MB、LDH、AST）、肌电图。

（4）红细胞沉降率、CRP、免疫球蛋白、补体、ANA、抗 ds-DNA、抗 ENA 谱（应包括抗 Jo-1抗体）、抗磷脂抗体、类风湿关节炎的相关自身抗体谱（含 RF、抗 CCP 抗体）、自身免疫性肝病相关抗体（含抗线粒体抗体）。

（5）胸部影像、心电图、腹部超声（肝、胆、胰、脾、肾）、超声心动图、骨密度检查。

2. 根据患者病情，有条件可选择：肌活检、皮肤活检、肿瘤标志物、肌炎相关抗体谱、肺高分辨率 CT、肺通气及弥散功能、脑钠肽/N 末端尿钠肽原、感染相关检查（HBV-DNA、HCV-RNA、PCT、T-SPOT. TB）等。

> **释义**
>
> ■ 必需的检查项目是诊断炎性肌病，评估患者的病情活动性以及严重性，患者存在的潜在其他疾病以及是否存在药物使用禁忌的必要检查。相关人员应认真分析检查结果，以便及时发现异常情况并采取对应处置。必做和选做兼顾临床意义和不同地区检验、检查项目实际开展的具体情况。
>
> ■ 根据具体情况可选做的项目：①肌炎抗体谱、肌肉 MRI、皮肤活检、肌肉酶组织化学染色、代谢性物质染色、免疫组化染色；②动脉血气分析、涎液化糖链抗原（KL-6）、胸部高分辨 CT、支气管镜、支气管肺泡灌洗、经支气管镜肺活检；③脑钠肽/N 末端尿钠肽原、肌钙蛋白 I。肌炎抗体谱、肌肉酶组织化学染色、代谢性物质染色、免疫组化染色的目的是诊断和鉴别诊断、病情评估以及判读预后；动脉血气分析、涎液化糖链抗原（KL-6）、胸部高分辨 CT、支气管镜、支气管肺泡灌洗、经支气管镜肺活检的目的是对合并 ILD 患者进一步评估；脑钠肽/N 末端尿钠肽原、肌钙蛋白 I 的目的是对心肌受累患者进一步评估。

（七）治疗方案与药物选择

1. 糖皮质激素：醋酸泼尼松（龙）/甲泼尼龙，用药剂量及时间视病情而定。严重的肌病患者或伴严重吞咽困难、心肌受累或进展性肺间质病变的患者，可加用甲泼尼龙冲击治疗。

2. 免疫抑制剂：甲氨蝶呤/硫唑嘌呤/环孢素 A/他克莫司/环磷酰胺/霉酚酸酯/来氟米特/羟氯喹/雷公藤多苷，选用何种药物及用药时间视病情而定。

3. 大剂量丙种球蛋白输注：视病情而定。

4. 生物靶向制剂：抗 CD20 单抗，视病情而定。

5. 钙剂、维生素 D、双膦酸酸盐防治骨质疏松治疗。

6. 胃黏膜保护剂、保肝药：视病情而定。

> **释义**
>
> ■ 甲氨蝶呤（MTX）和硫唑嘌呤（AZA）是 PM/DM 常用的一线免疫抑制剂，环孢素（CsA）及其他钙调素抑制剂如他克莫司、霉酚酸酯（MMF）、环磷酰胺（CTX）可作为备选。

■ 对于不存在预后不良因素的 PM/DM 选择糖皮质激素单药或联合一种免疫抑制剂治疗；对于存在预后不良因素者选择糖皮质激素联合 1 种免疫抑制剂，可联合静注免疫球蛋白；上述治疗无效的难治性病例可以考虑利妥昔单抗。存在光敏性皮损的 DM 选择抗疟药。羟氯喹（HCQ）对 DM 的皮肤病变有效，但对肌肉病变无明显作用。

（八）出院标准

1. 临床症状及生化指标好转。
2. 没有需要继续住院处理的并发症。

> 释义
>
> ■ 皮疹、肌无力症状减轻，无药疹、胃肠道反应，复查肌酶呈下降趋势，监测血压、血糖、血象、肝肾功能、电解质、血脂稳定。无感染，没有需要继续住院治疗的脏器损伤。

（九）变异及原因分析

1. 治疗过程中出现并发症，如急进性间质性肺炎、呼吸肌或心肌病变导致呼吸衰竭、心力衰竭或恶性心律失常。
2. 伴有其他疾病（如恶性肿瘤），需要相关诊断治疗。

> 释义
>
> ■ 治疗无效、病情进展以及合并其他疾病需要住院进行相关诊断和治疗的情况，如急进性间质性肺炎，呼吸肌或心肌病变导致呼吸衰竭、心力衰竭或恶性心律失常，严重感染等。

五、炎性肌病（多发性肌炎、皮肌炎）临床路径给药方案

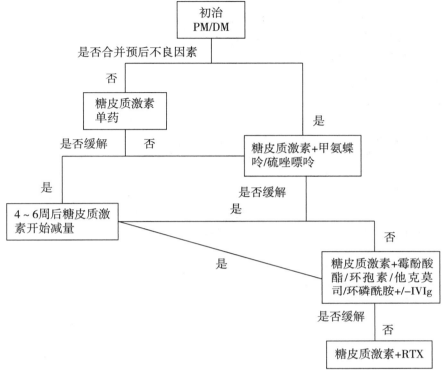

【用药选择】

1. PM/DM 是一组异质性疾病，药物选择应遵循个体化的原则。

2. 糖皮质激素起始用量相当于醋酸泼尼松 1~2mg/（kg·d），4~6 周后开始逐渐减量，每 1~2 周减原剂量 10% 左右，直至维持量。大剂量甲泼尼龙冲击治疗：甲泼尼龙 500/1000mg 静点 qd，连续 3 天。

3. HCQ 治疗剂量 300~400mg/d，维持剂量 200mg/d。MTX 对皮损、肌炎均有效，起始剂量 7.5mg 每周 1 次，逐渐加量至 10~20mg 每周 1 次。AZA 起始剂量 50mg/d，逐渐加量至 2~3mg/（kg·d），起效较慢。CsA 常用剂量为 3mg/（kg·d），起效较快。CTX 主要用于伴有 ILD 的病例，用法为口服 1~2mg/（kg·d）或每月静脉滴注 0.8~1.0g/m²。MMF 起始剂量 1.0g/d，逐渐加量至 1.5~2.0g/d。

4. IVIg 用法 400mg/（kg·d），连续 3~5 天，每月 1 次，连续 3~6 个月。

5. RTX 用法 1000mg 静脉滴注第 1 天和第 15 天。

【药学提示】

1. 巯嘌呤甲基转移酶缺乏者使用硫唑嘌呤可发生严重的粒细胞缺乏，用药前检测巯嘌呤甲基转移酶水平。无条件检测单位应密切监测患者血常规。

2. 甲氨蝶呤具有潜在肺毒性，间质性肺炎患者使用时应注意。

【注意事项】

1. 治疗期间应检测血压、血糖，定期复查血象、肝功能、肾功能、血脂、T 细胞亚群、C 反应蛋白、血清铁蛋白。

2. 糖皮质激素和 HCQ 可引发药物相关性肌病，患者出现进行性肌无力，易与肌炎进展混淆，

肌肉活检有助于鉴别。

六、多发性肌炎/皮肌炎患者护理规范

1. 肌无力明显的患者应加强护理，避免跌倒等意外伤发生。

2. 有吞咽困难的患者应避免误吸发生吸入性肺炎。

3. 有呼吸困难者积极加强吸氧治疗。

七、多发性肌炎/皮肌炎患者营养治疗规范

1. 规律进食，戒烟忌酒。

2. 饮食原则以清淡为宜，少食多餐。宜高维生素、高热量、高蛋白、易消化的少渣饮食，忌辛辣刺激性食物。不吃过硬或温度过高的食物。

3. 针对住院患者的《临床营养风险筛查》（WS/T 427—2013），针对老年人的《老年人营养不良风险评估》（WS/T 552—2017）等筛查工具以及全球共识营养不良诊断方法（GLIM）等，对存在营养风险和/或符合营养不良，无营养支持禁忌证者应给予营养支持。

4. 胃肠道受累的患者少食多餐，营养吸收障碍的患者可适当营养支持。

5. 根据胃肠功能状况尽早经口营养补充肠内营养制剂。如口服摄入不足目标量的 60% 时，推荐管饲肠内营养。肠内营养不能达到目标量 60% 时可选用肠外营养药物，以全合一的方式实施（应包含氨基酸、脂肪乳、葡萄糖、维生素、微量元素、电解质注射制剂等）。根据病情变化及营养耐受性选择或调整肠外肠内营养方案。

6. 动态评估患者的营养和体重恢复情况。

八、多发性肌炎/皮肌炎患者健康宣教

1. 指导患者正确认识 IIM 是一类慢性疾病，需要长期治疗。

2. 指导患者应到专科进行随访，根据疾病的变化及时调整治疗方案。

3. 在疾病的缓解期应加强四肢肌肉的功能康复锻炼。

4. 让患者认识到 IIM 患者大部分预后良好，树立战胜疾病的信心。

九、推荐表单

（一）医师表单

多发性肌炎/皮肌炎临床路径医师表单

适用对象：第一诊断为多发性肌炎（ICD-10：M33.200）、皮肌炎（ICD-10：M33.101）

患者姓名：	性别： 年龄： 门诊号：	住院号：
住院日期： 年 月 日	出院日期： 年 月 日	标准住院日：7~14 天

时间	住院第 1 天	住院第 2~3 天	住院第 4~10 天
主要诊疗工作	□ 询问病史及体格检查 □ 进行病情初步评估 □ 完成病历书写 □ 开实验室检查单	□ 上级医师查房 □ 分析病情，初步诊断，制定诊疗计划 □ 根据病情调整基础用药 □ 申请相关科室会诊 □ 向患者及家属交代病情 □ 签署各种必要的知情同意书、自费用品协议书 □ 书写病程记录	□ 上级医师查房 □ 评估检查结果，明确诊断 □ 病情评估，根据病情调整治疗方案 □ 书写病程记录 □ 患者教育
重点医嘱	**长期医嘱：** □ 风湿免疫科护理常规 □ 膳食选择 □ 一级或二级护理 □ 对症治疗 □ 既往基础用药 **临时医嘱：** □ 血常规、尿常规、大便常规 □ 肝功能、肾功能、电解质、血糖、心肌酶、血脂、凝血功能、术前检查、肿瘤标志物、ESR、CRP、血清铁蛋白、免疫球蛋白、补体、ANA 谱、RF、抗 Jo-1 抗体、自身免疫性肝抗体谱 □ 心电图、心脏彩超、X 线胸片/胸部 CT、肝胆胰脾肾彩超、肌电图、肺功能、骨密度 □ 必要时进行：肌炎抗体谱、肌肉 MRI、脉血气分析、胸部高分辨率 CT、脑钠肽/N 末端尿钠肽原、肌钙蛋白 I	**长期医嘱：** □ 风湿免疫科护理常规 □ 膳食选择 □ 一级或二级护理 □ 继续对症治疗 □ 必要时调整既往用药 **临时医嘱：** □ 肌肉活检 □ 必要时进行：皮肤活检、肌肉酶组织化学染色、代谢物质染色、免疫组化染色、涎液化糖链抗原（KL-6）、支气管镜及支气管肺泡灌洗、经支气管镜肺活检	**长期医嘱：** □ 风湿病护理常规 □ 一级或二级护理 □ 膳食选择 □ 继续对症治疗 □ 糖皮质激素，免疫抑制剂（甲氨蝶呤、硫唑嘌呤、环孢素、他克莫司、霉酚酸酯、环磷酰胺），IVIg、利妥昔单抗 □ 给予钙剂、阿法骨化醇、双膦酸盐防治骨质疏松治疗 □ 必要时给予复方磺胺甲噁唑预防卡氏肺孢子菌治疗 **临时医嘱：** □ 必要时复查血常规、肝功能、肾功能、血糖、电解质、血脂 □ 异常指标复查
病情变异记录	□ 无 □ 有，原因： 1. 2.	□ 无 □ 有，原因： 1. 2.	□ 无 □ 有，原因： 1. 2.
医师签名			

时间	出院前 1~3 天	住院第 7~15 天 （出院日）
主要 诊疗 工作	□ 上级医师查房 □ 病情评估、疗效及不良反应评估 □ 确定出院后长期系统的治疗方案 □ 明确出院时间	□ 完成出院相关医疗文件 □ 交代出院后的注意事项及就医指征 □ 预约复诊日期 □ 交代复查项目
重 点 医 嘱	**长期医嘱：** □ 风湿免疫科护理常规 □ 一级或二级护理 □ 根据病情调整长期用药 **临时医嘱：** □ 根据需要复查相关指标	**出院医嘱：** □ 出院带药
病情 变异 记录	□ 无　□ 有，原因： 1. 2.	□ 无　□ 有，原因： 1. 2.
医师 签名		

（二）护士表单

多发性肌炎/皮肌炎临床路径护士表单

适用对象：第一诊断为多发性肌炎（ICD-10：M33.200）、皮肌炎（ICD-10：M33.101）

患者姓名：	性别：	年龄：	门诊号：	住院号：
住院日期：　　年　月　日	出院日期：　　年　月　日			标准住院日：7~15 天

时间	住院第 1 天	住院第 2~15 天
健康宣教	□ 入院宣教 　　介绍主管医师、护士 　　介绍环境、设施 　　介绍住院注意事项	□ 用药前宣教 　　使用的药物名称，作用及可能出现的不良反 　　应做好自我防护，避免感染
护理处置	□ 核对患者，佩戴腕带 □ 建立入院护理病历 □ 卫生处置：剪指（趾）甲、更换病号服 □ 测量生命体征 □ 遵医嘱采血 □ 遵医嘱留取尿便送检 □ 影像、心肺功能检查	□ 遵医嘱完成使用药物阶段相关监测指标 □ 遵医嘱完成各种药物的发放和液体的输注
基础护理	□ 二级护理 □ 晨晚间护理 □ 患者安全管理	□ 一级或二级护理 □ 晨晚间护理 □ 患者安全管理
专科护理	□ 测体温、脉搏、血压、血糖	□ 遵医嘱晨 8：30 给予激素 □ 遵医嘱监测血压，血糖的变化
重点医嘱	□ 详见医嘱执行单	□ 详见医嘱执行单
病情变异记录	□ 无　□ 有，原因： 1. 2.	□ 无　□ 有，原因： 1. 2.
护士签名		

（三）患者表单

多发性肌炎/皮肌炎临床路径患者表单

适用对象：第一诊断为多发性肌炎（ICD-10：M33.200）、皮肌炎（ICD-10：M33.101）

患者姓名：	性别：	年龄：	门诊号：	住院号：

住院日期：	年　月　日	出院日期：	年　月　日	标准住院日：7~15 天

时间	入院第 1~3 天	住院第 4~15 天	出院日
医患配合	□ 配合询问病史、收集资料，请务必详细告知既往史、用药史、过敏史 □ 如需进行活检，签署手术知情同意书等	□ 配合签署关于治疗用药的各种必要的知情同意书 □ 治疗中使用药物如有不适，及时告诉医师	□ 接受出院前指导 □ 知道复诊程序 □ 获取出院诊断书
护患配合	□ 配合测量体温、脉搏、呼吸、血压 □ 配合完成入院护理评估（简单询问病史、过敏史、用药史） □ 接受入院宣教（环境介绍、病室规定、订餐制度、贵重物品保管等） □ 有任何不适请告知护士	□ 接受术后宣教 □ 配合静脉输液、皮下及肌内注射用药等之类 □ 有任何不适请告知护士 □ 配合定时测量生命体征、每日询问尿便，监测血糖 □ 配合做好病房消毒，避免感染 □ 配合执行探视及陪伴	□ 接受出院宣教 □ 办理出院手续 □ 获取出院带药 □ 知道服药方法、作用、注意事项 □ 了解复查的时间及项目 □ 知道复印病历方法
饮食	□ 如无禁忌，正常饮食	□ 如无禁忌，正常饮食	□ 正常饮食
排泄	□ 正常排尿便	□ 正常排尿便	□ 正常排尿便
活动	□ 如无须活检，正常活动	□ 加强防护，避免感染	□ 加强防护，避免感染

附：原表单（2016 年版）

炎性肌病临床路径表单

适用对象：第一诊断为炎性肌病的患者，包括多肌炎（PM，ICD-10：M33.200）、皮肌炎（DM，ICD-10：M33.101）

患者姓名：		性别： 年龄： 门诊号：	住院号：
住院日期： 年 月 日		出院日期： 年 月 日	标准住院日：7~15 天

时间	住院第 1 天	住院第 2~5 天
主要诊疗工作	□ 询问病史及体格检查 □ 开实验室检查单，完成病历书写 □ 上级医师查房 □ 完成初步的疾病严重程度及疾病活动度的评价	□ 上级医师查房 □ 根据辅助检查结果，完成病情评估，并制订治疗计划 □ 观察药物不良反应 □ 住院医师书写病程记录
重点医嘱	长期医嘱： □ 风湿免疫科护理常规 □ 一级或二级护理 □ 膳食选择 临时医嘱： □ 血常规、尿常规、大便常规 □ 电解质、肝功能、肾功能、血糖、血脂、凝血功能、肿瘤性疾病筛查、感染性疾病筛查 □ 红细胞沉降率、CRP、免疫球蛋白、补体、ANA、抗 ds-DNA、抗 ENA 谱、抗磷脂抗体、RA 相关抗体检查、自身免疫性肝病相关抗体 □ 胸部高分辨 CT、心电图、超声心动图、腹部超声 □ 风湿免疫病慢病管理（心理、康复、自我评估、用药指导）	长期医嘱： □ 风湿免疫科护理常规 □ 一级或二级护理 □ 膳食选择 □ 糖皮质激素类药物：分口服、静脉或外用，视病情需要 □ 免疫抑制剂：甲氨蝶呤/硫唑嘌呤/环孢素 A/他克莫司/环磷酰胺/霉酚酸酯/来氟米特/羟氯喹/雷公藤多苷，视病情需要 □ 防治激素相关骨质疏松治疗：钙剂、维生素 D 等 □ 必要时给予：双膦酸盐、质子泵抑制剂、胃黏膜保护剂、抗感染、保肝治疗 临时医嘱： □ 根据患者病情，选择性行肌活检、皮肤活检、肿瘤标志物、肌炎相关抗体谱、肺高分辨率 CT、肺通气及弥散功能、脑钠肽/N 末端尿钠肽原、感染相关检查（HBV-DNA、HCV-RNA、PCT、T-SPOT. TB）、消化内镜检查
主要护理工作	□ 介绍病房环境、设施和设备 □ 入院护理评估，制订护理计划 □ 协助患者完成实验室检查及辅助检查	□ 观察患者一般情况及病情变化 □ 观察疗效和药物不良反应 □ 进行疾病相关健康教育
病情变异记录	□ 无 □ 有，原因： 1. 2.	□ 无 □ 有，原因： 1. 2.
护士签名		
医师签名		

时间	出院前 1~3 天	住院第 7~15 天 （出院日）
主要 诊疗 工作	□ 上级医师查房，治疗效果评估 □ 再次进行病情评估 □ 确定出院后治疗方案 □ 完成上级医师查房纪录	□ 上级医师进行病情评估，确定患者是否可以出院 □ 完成出院小结 □ 向患者交代出院后注意事项 □ 预约复诊日期
重 点 医 嘱	**长期医嘱：** □ 根据病情调整长期用药 **临时医嘱：** □ 根据需要，复查有关检查	**出院医嘱：** □ 出院带药 □ 门诊随诊
主要 护理 工作	□ 观察患者一般情况 □ 观察疗效和药物不良反应 □ 恢复期生活和心理护理 □ 出院准备指导	□ 告知复诊计划，就医指征 □ 帮助患者办理出院手续 □ 出院指导
病情 变异 记录	□ 无　□ 有，原因： 1. 2.	□ 无　□ 有，原因： 1. 2.
护士 签名		
医师 签名		

第十五章

系统性硬化症临床路径释义

【医疗质量控制指标】

指标一、诊断需结合症状、体征和实验室检查。

指标二、治疗前应对脏器受累情况进行评估，尤其是肺间质病变、肺动脉高压及胃肠道情况，从而决定是否用药及治疗选择。

指标三、糖皮质激素的应用需有指证，应用期间密切监测血压。

指标四、多脏器受累者应与相关科室合作进行诊疗。

一、系统性硬化症编码

疾病名称及编码：系统性硬化症（ICD-10：M34）

二、临床路径检索方法

M34

三、国家医疗保障疾病诊断相关分组（CHS-DRG）

MDCI 肌肉、骨骼疾病及功能障碍

IT2 慢性炎症性肌肉骨骼结缔组织疾患

四、系统性硬化症临床路径标准住院流程

（一）适用对象

第一诊断为系统性硬化症（ICD-10：M34）。

> 释义
>
> ■ 系统性硬化症是一种病因不明、临床表现各异、慢性的自身免疫性疾病。结缔组织异常增生，不仅在皮肤真皮层内增生造成皮肤肿胀，继以变厚变硬，最终萎缩，还累及血管、肺、消化道、肾、心等出现内脏受损的症状。本路径适用于系统性硬化症。

（二）诊断依据

根据《系统性硬化病诊断及治疗指南》[中华风湿病学杂志，2011，15（4）：256-259]，以及 1980 年美国风湿病学会提出的系统性硬化症（SSc）分类标准。

A. 主要条件：

近端硬皮病：手指及掌指（跖趾）关节近端皮肤增厚、紧绷、肿胀。这种改变可累及整个肢体、面部、颈部和躯干。

B. 次要条件：

1. 指硬化：上述皮肤改变仅限手指。

2. 指尖凹陷性瘢痕或指垫消失：由于缺血导致指尖凹陷性瘢痕，或指垫消失。

3. 双肺基底部纤维化：在立位 X 线胸片上，可见条状或结节状致密影，以双肺底为著，也可呈弥漫性斑点或蜂窝状肺。要除外原发性肺病所引起的这种改变。

具有主要条件或 2 条以上次要条件者，可诊为系统性硬化症。

> **释义**
>
> ■ 目前临床上系统性硬化症的分类多采用 1980 年美国风湿病学会提出的标准。此标准以出现明确的一定范围的皮肤增厚为主要的诊断依据，诊断特异性较高，但是按照此标准诊断的患者已出现了明确的脏器受累（肺间质病变）或者缺血性改变（指尖凹陷性瘢痕或指垫消失），不利于早期诊断患者。并且近 30 年的科学发展——系统性硬化症相关自身抗体和特征性的甲襞毛细血管镜特征等未包括在内。由此，2013 年美国风湿病学会/欧洲抗风湿病联盟（ACR/EULAR）共同提出了新的诊断（分类）标准。此标准以计分作为诊断依据，总分≥9 分可以诊断（如表 15-1）。

表 15-1 美国风湿病协会/欧洲抗风湿病联盟（ACR/EULAR）新的诊断（分类）标准

项目	亚项	评分
双手手指皮肤增厚，并向近端扩展超过掌指关节（充分条件）	—	9
手指皮肤增厚（只算较高得分）	手指肿胀	2
	手指硬指（掌指关节远端，近端指间关节近端）	4
指端损伤（PIP 远端）（只算较高得分）	指端溃疡	2
	指端凹陷性瘢痕	3
毛细血管扩张	—	2
甲襞毛细血管异常	—	2
肺动脉高压和/或间质性肺病（最多得 2 分）	肺动脉高压	2
	间质性肺病	2
雷诺现象	—	3
SSc 相关自身抗体（抗着丝点抗体、抗拓扑异构酶 I 抗体［anti-Scl-70］、抗 RNA 聚合酶 III 抗体）（最多得 3 分）	抗着丝点抗体	3
	抗拓扑异构酶 I 抗体［anti-Scl-70］	
	抗 RNA 聚合酶 III 抗体	

> ■ 总得分由对每个类别中的最高权重（得分）求和得出。
> ■ 2013 年的标准较 1980 年诊断敏感性明显增加，特异性相近，有利于系统性硬化症患者的早期诊断。

（三）进入路径标准

1. 第一诊断必须符合 SSc 诊断标准（疾病编码 ICD-10：M34）。

2. 当患者同时具有其他疾病诊断，在住院期间不需特殊处理、不影响第一诊断的临床路径流程实施时，可以进入路径。

> **释义**
>
> ■ 进入本路径的标准必须是符合指南中明确诊断的 SSc 患者。
>
> ■ 需要除外患者患有未经治疗的其他较为重要的疾病，如恶性肿瘤、感染等疾患。
>
> ■ 患者如合并糖尿病、高血压等疾病，未对患者目前的 SSc 诊治有显著影响，也可以进入本路径，但应密切监测血糖、血压等，并及时调整相关药物的使用。

（四）标准住院日 14~21 天

> **释义**
>
> ■ 完善相关实验室和影像学检查，判断病情制订治疗方案 1~6 天，药物（如糖皮质激素、免疫抑制剂、扩血管药等）使用在第 7~14 天实施，如患者需行组织活检，或需使用丙种球蛋白冲击治疗，可延长住院日 7 天。总住院时间不超过 21 天均符合路径要求。

（五）住院期间检查项目

1. 必需的检查项目：
（1）血常规、尿常规、大便常规及大便隐血检查。
（2）肝功能、肾功能、电解质、血糖、血脂、心肌酶、感染性疾病筛查（乙型肝炎、丙型肝炎、梅毒、艾滋病等）。
（3）免疫球蛋白、补体、红细胞沉降率、C 反应蛋白。
（4）抗核抗体谱。
（5）胸部正侧位 X 线片（或肺 CT）、心电图、心脏彩超、泌尿系彩超。
2. 根据患者病情选择检查的项目：
（1）抗环瓜氨酸肽抗体、类风湿因子、抗 RNA 聚合酶Ⅲ、HBV-DNA、HCV-RNA、自身免疫性肝炎抗体、抗磷脂抗体谱、24 小时尿蛋白定量、尿微量蛋白、血清肾素水平、血淀粉酶、尿淀粉酶、淋巴细胞亚群检测、免疫固定电泳、血清蛋白电泳、甲状腺功能。
（2）胃镜、X 线钡餐、结肠镜、肝胆胰脾彩超、关节影像学检查、腹部影像学检查、骨髓穿刺、甲襞微循环检测、骨密度、肺功能、右心导管。
（3）皮肤、肾脏或其他组织活检。
（4）其他相关检查。

> **释义**
>
> ■ 必需的检查项目是诊断 SSc，评估患者 SSc 的病情活动性以及严重性，患者存在的潜在其他疾病以及是否存在药物使用禁忌的必要检查。相关人员应认真分析检查结果，以便及时发现异常情况并采取对应处置。
>
> ■ 抗 RNA 聚合酶Ⅲ、甲襞微循环检测被列在了 2013 年 ACR/EULAR 系统性硬化症诊断（分类）标准中，其检测有利于 SSc 的早期诊断。但该两项检查并未普遍开展。

　　■ 抗环瓜氨酸肽抗体、类风湿因子、抗磷脂抗体谱、24 小时尿蛋白定量、血清肾素水平、免疫固定电泳、血清蛋白电泳、甲状腺功能、X 线钡餐、结肠镜、腹部影像学检查、心肌磁共振、右心导管、皮肤活检等有助于做好 SSc 的鉴别诊断以及准确判断脏器的损害程度，有助于制订治疗方案。

　　■ HBV-DNA、HCV-RNA 定量检查是对于初筛中发现既往感染 HBV、HCV 的患者，进一步评价其病毒复制情况，为使用免疫抑制剂治疗提供参考。PCT 检查则是评估患者是否存在急性感染，以备在不明确是否存在感染的情况下及时诊断感染，给予抗感染治疗，避免感染加重。消化内镜的检查同时是为了解患者胃肠道是否存在溃疡、肿瘤等疾患或潜在风险，从而在加用糖皮质激素或非甾体抗炎药治疗时及时给予胃黏膜保护以及早期发现肿瘤。

（六）治疗方案的选择

根据《系统性硬化病诊断及治疗指南》（中华风湿病学杂志，2011，15（4）：256-259）。

1. 一般原则：戒烟、加强营养、手足保暖、避免精神刺激。

2. 抗炎及免疫调节治疗：

（1）糖皮质激素：用药剂量及疗程视病情而定。

（2）免疫抑制剂：环磷酰胺、环孢素 A、硫唑嘌呤、甲氨蝶呤、他克莫司、青霉胺、霉酚酸酯等，选择何种药物及疗程视病情而定。

（3）丙种球蛋白输注：视病情而定。

3. 血管病变治疗：

（1）血管扩张剂：钙离子拮抗剂、前列环素及其类似物、内皮素-1 受体阻断剂、5 型磷酸二酯酶抑制剂及一氧化氮等，选择何种药物及疗程视病情而定。

（2）氧疗、利尿剂及强心剂：视病情而定。

（3）血管紧张素转换酶抑制剂（ACEI）：视病情而定。

4. 抗纤维化治疗：除免疫抑制剂外，视病情情况酌情加用乙酰半胱氨酸等。

5. 对症治疗：根据脏器受累及治疗药物的不良反应，酌情加用相关对症药物。

> **释义**
>
> 　　■ SSc 的临床异质性很强，因此治疗方法也差异较大。治疗主要针对患者的炎症情况、血管病变和纤维化情况而采用不同的治疗手段。
>
> 　　■ 雷诺现象、指溃疡等在 SSc 患者中多见，戒烟、保暖等治疗有助于改善症状。
>
> 　　■ 如有炎症表现，可考虑使用糖皮质激素联合 DMARDs 治疗，如环磷酰胺、甲氨蝶呤、硫唑嘌呤等。应用激素和环孢素的过程中需监测血压，警惕出现硬皮病肾危象。植物制剂雷公藤多苷可用于肺间质病变及关节炎的治疗。
>
> 　　■ 血管病变的患者根据其累及的脏器选择应用不同的扩血管药物，如肺动脉高压的患者应用内皮素-1 受体阻断剂、5 型磷酸二酯酶抑制剂等。肾危象诊断明确的患者需尽早开始应用 ACEI 类药物。
>
> 　　■ 根据纤维化的部位不同选择相应的抗纤维化治疗的药物，肺间质纤维化可选择尼达尼布抗纤维化治疗。

■胃肠道受累时应根据不同的表现选择不同的药物，如胃食管反流应用质子泵抑制剂，反复腹泻可轮替使用抗生素。某些中药也可减轻患者雷诺现象、皮肤硬化的程度，可根据病情选用。用免疫抑制剂和激素治疗时，应注意患者出现继发感染的可能。

■血浆置换：合并微血管病溶血性贫血时视病情而定。

（七）出院标准

1. 临床症状好转。
2. 没有需要住院治疗的合并症和/或并发症。

释义

　　■患者出院前应完成必须复查项目，如血常规、肝肾功能、电解质等，同时临床表现缓解或明显减轻。服用糖皮质激素和免疫抑制剂等药物，无特殊不适和并发症发生。活检部位无出血和感染。无其他需要继续住院治疗的并发症。

（八）变异及原因分析

1. 出现了并发症和/或合并症、影响本病治疗效果，需要住院期间处理。
2. 病情加重，需要延长住院时间。

释义

　　■变异是指入选临床路径的患者未能按路径流程完成医疗行为或未达到预期的医疗质量控制目标。这包含三方面情况：①按路径流程完成治疗，但出现非预期结果，可能需要后续进一步处理。如本路径治疗后患者出现严重并发症，如急性消化道出血或严重肺部感染，必须进行必要的治疗。②按路径流程完成治疗，但超出了路径规定的时限。实际住院日超出标准住院日要求，或未能在规定的时间内达到患者重要脏器急性损害的缓解，如患者生命体征仍不平稳，仍有因肺间质病变造成的呼吸衰竭。③不能按路径流程完成治疗，患者需要中途退出路径。如治疗过程中出现严重并发症，导致必须终止路径或需要转入其他路径进行治疗等。对这些患者，主管医师均应进行变异原因的分析，并在临床路径的表单中予以说明。

　　■SSc 治疗常见的并发症有：激素和免疫抑制剂使用后患者出现血压增高，血糖增高，肝功能异常，以及恶心、呕吐等胃肠道不耐受表现；包括 G^+ 菌、G^- 菌、真菌等多种微生物在内的各器官感染；急性消化道出血；穿刺部位出血，如肾脏包膜下大量出血，皮肤活检后伤口不愈合等。

　　■医师认可的变异原因主要指患者入选路径后，医师在检查及治疗过程中发现患者合并存在一些事前未预知的对本路径治疗可能产生影响的情况，需要终止执行路径或者是延长治疗时间、增加治疗费用。医师需在表单中明确说明。

　　■因患者方面的主观原因导致执行路径出现变异，也需要医师在表单中予以说明。

五、系统性硬化症临床路径给药方案

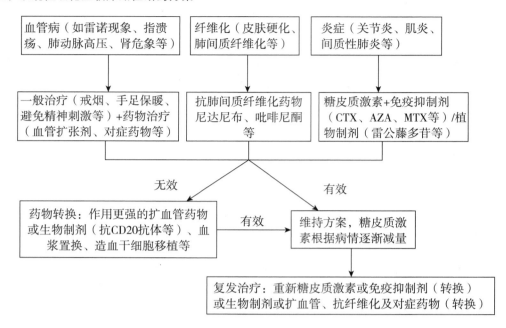

【用药选择】

1. 对于血管病变，治疗上以一般治疗和药物治疗相结合。一般治疗包括戒烟，注意手足保暖和避免精神刺激等。药物治疗方面，采用扩血管药物，不同脏器的血管病变应用不同类型的扩血管药物。雷诺现象首选二氢吡啶类钙通道阻滞剂，通常是硝苯地平。对于严重的雷诺现象，也可应用 5 磷酸二酯酶抑制剂、静脉依洛前列素或其他有效的静脉类前列腺素。指溃疡可应用 5 磷酸二酯酶抑制剂，静脉类前列腺素。波生坦可减少新发指溃疡的数目，但对活动性指溃疡的治疗没有已证实的有效性。肺动脉高压的患者可应用内皮素受体阻断剂（波生坦、安利生坦等）、5 磷酸二酯酶抑制剂（西地那非、他达拉非）、利奥西呱，严重的可以应用静脉伊前列醇、曲前列尼尔治疗。此外，硬皮病肾危象时应尽早使用血管紧张素转换酶抑制剂（ACEI）类药物，监测血压，控制在正常范围内。即使肌酐升高也应坚持使用，根据血压调整用量。诊断存疑的患者在条件允许下应行肾穿明确诊断。肾危象合并微血管病溶血性贫血时可考虑同时进行血浆置换。

2. 严重肺间质纤维化的患者可考虑应用尼达尼布、吡啡尼酮等抗纤维化治疗。

3. 抗炎药和免疫抑制剂：

（1）泼尼松每天 7.5~30mg，对早期发热、皮肤肿胀、关节疼痛、肌痛、浆膜炎和间质性肺炎有一定疗效，症状控制后即应减药。后期皮肤硬化糖皮质激素无效。如出现弥漫性肺间质病变、心包积液和肌炎等，泼尼松可用至 0.5~1.0mg/kg 体重。

（2）甲氨蝶呤可改善早期弥漫性 SSc 的皮肤硬化。其他药物如 CTX、霉酚酸酯、小剂量糖皮质激素及生物制剂（如利妥昔单抗）对改善皮肤硬化可能有效。

（3）间质性肺病的患者可以应用环磷酰胺、霉酚酸酯，植物制剂雷公藤多苷对间质性肺病可能也有一定效果。硫唑嘌呤可用于间质性肺病的维持治疗。部分生物制剂也可能对间质性肺病有效（如托珠单抗、利妥昔单抗等）。

（4）造血干细胞移植可用于快速进展的弥漫性系统性硬化症患者，但需警惕其不良反应，由有经验的专业团队进行。

【药学提示】

1. 患者在需要长期使用免疫抑制治疗时，使用前应注意有无急性感染、结核感染、病毒性肝炎等疾病，依此决定治疗时是否必要给予相应的抗感染治疗。

2. 患者使用免疫抑制剂治疗前，需检查血常规、尿常规、肝功能、肝肾功能等，如有严重异常，应慎重使用。

3. 使用激素治疗的患者，应密切监测患者血压情况，警惕肾危象。

【注意事项】

1. 患者需要长期使用糖皮质激素时，应监测血糖、血钾等事件，并注意防止骨质疏松、白内障、青光眼等激素带来的不良反应。血糖升高、血钾降低时，应积极对症治疗。骨质疏松则应在开始加用激素治疗时同时予以预防骨质疏松的治疗。激素应在尽可能的情况下减量，以防止白内障、青光眼等发生，如有相应临床症状，建议患者眼科会诊治疗。此外，因系统性硬化症患者应用激素可能诱发肾危象，因此在应用糖皮质激素的过程中应密切监测患者血压。

2. 患者长期使用糖皮质激素，应注意观察患者继发胃溃疡的发生，必要时给予质子泵抑制剂。

3. 患者使用甲氨蝶呤、霉酚酸酯、环磷酰胺等免疫抑制剂时，要定期检查血常规、肝肾功能、尿常规等，监测药物对血液系统、肝功能是否造成损害，以便早期调整治疗；注意环磷酰胺可能引起的出血性膀胱炎。出现上述情况，可停用或换用其他药物治疗，并于相应专科诊治。

4. 患者使用免疫抑制药物治疗期间应避免接种活疫苗及减活疫苗。

六、系统性硬化症患者护理规范

1. 伴有严重肺间质病变或肺动脉高压、心功能不全的患者应监测生命体征，呼吸困难或发绀者应取半卧位，给予吸氧，加强支持治疗，注意出入量平衡，

2. 肾危象的患者应密切监测血压及出入量。

3. 指溃疡或坏疽的患者定期消毒换药，保持病灶处干燥，避免感染。

4. 胃食管反流的患者进食后避免平卧，夜间可高枕卧位或侧卧位。

七、系统性硬化症患者营养治疗规范

1. 针对住院患者的《临床营养风险筛查》（WS/T 427—2013），针对老年人的《老年人营养不良风险评估》（WS/T 552—2017）等筛查工具以及全球共识营养不良诊断方法（GLIM）等，对存在营养风险和/或符合营养不良，无营养支持禁忌证者应给予营养支持。

2. 胃肠道受累的患者少食多餐，营养吸收障碍的患者可适当营养支持。

3. 根据胃肠功能状况尽早经口营养补充肠内营养制剂。如口服摄入不足目标量的60%时，推荐管饲肠内营养。肠内营养不能达到目标量60%时可选用肠外营养药物，以全合一的方式实施（应包含氨基酸、脂肪乳、葡萄糖、维生素、微量元素、电解质注射制剂等）。根据病情变化及营养耐受性选择或调整肠外肠内营养方案。

八、系统性硬化症患者健康宣教

1. 保持皮肤润滑，注意保暖，尤其是手足。

2. 戒烟。

3. 保持良好的个人卫生习惯，进食后漱口，保持口腔卫生。

4. 避免长期接触化学制品，避免文身、文眉及文唇。

5. 适当进行户外体育锻炼，提高身体的抵抗力。

6. 避免油腻高盐饮食，多吃清淡食物。

7. 出现感染加重需及时就诊。

九、推荐表单

(一) 医师表单

系统性硬化症临床路径医师表单

适用对象:第一诊断为系统性硬化症 (ICD-10:M34)

患者姓名:	性别: 年龄: 门诊号:	住院号:
住院日期: 年 月 日	出院日期: 年 月 日	标准住院日:14~21 天

时间	住院第 1 天	住院第 2~6 天	住院第 7~21 天
主要诊疗工作	□ 询问病史及体格检查 □ 进行病情初步评估 □ 完成病历书写 □ 开实验室检查单	□ 上级医师查房 □ 分析病情,初步诊断,制订诊疗计划 □ 根据病情调整基础用药 □ 申请相关科室会诊 □ 向患者及家属交代病情 □ 签署各种必要的知情同意书、自费用品协议书 □ 必要时协助患者完成检查 □ 书写病程记录	□ 上级医师查房 □ 评估检查结果,明确诊断 □ 病情评估,根据病情调整治疗方案 □ 观察药物不良反应 □ 确认有无并发症 □ 书写病程记录 □ 必要时完成诊断证明书 □ 患者教育
重点医嘱	**长期医嘱:** □ 风湿免疫科护理常规 □ 膳食选择 □ 一级或二级护理 □ 对症治疗 □ 既往基础用药 **临时医嘱:** □ 血常规、尿常规、大便常规、大便隐血 □ 肝功能、肾功能、电解质、血糖、血脂、肌酸激酶、感染性疾病筛查、免疫球蛋白、补体、红细胞沉降率、C 反应蛋白 □ 心电图、心脏彩超、胸部高分辨 CT、肺功能(通气+弥散)、泌尿系超声 □ 必要时进行:抗环瓜氨酸肽抗体、类风湿因子、抗 RNA 聚合酶Ⅲ、ANCA、HBV–DNA、HCV–RNA、自身免疫性肝炎抗体、抗磷脂抗体谱、24 小时尿蛋白定量、尿微量蛋白、肾素水平、血淀粉酶、尿淀粉酶、淋巴细胞亚群检测、免疫电泳、蛋白电泳、甲状腺功能,胃肠镜、腹部彩超、关节影像学、骨髓穿刺、甲襞微循环检测、骨密度、心肌磁共振、右心导管等检查	**长期医嘱:** □ 风湿免疫科护理常规 □ 膳食选择 □ 一级或二级护理 □ 继续对症治疗 □ 必要时调整既往用药 **临时医嘱:** □ 其他特殊或补充医嘱	**长期医嘱:** □ 风湿病护理常规 □ 一级或二级护理 □ 膳食选择 □ 糖皮质激素:用药剂量及疗程视病情而定 □ 免疫抑制剂:环磷酰胺、硫唑嘌呤、甲氨蝶呤、霉酚酸酯等,选择何种药物及疗程视病情而定 □ 植物制剂:雷公藤多苷等,视病情而定 □ 必要时输注丙种球蛋白 □ 血管扩张剂:钙离子拮抗剂、前列环素及其类似物、内皮素-1受体阻断剂、5 型磷酸二酯酶抑制剂及一氧化氮等,选择何种药物及疗程视病情而定 □ 必要时给予氧疗、利尿剂、强心剂或 ACEI □ 血浆置换:合并微血管病溶血性贫血时视病情而定 □ 抗纤维化治疗:视肺间质纤维化病情况酌情加用尼达尼布等 □ 必要时给予质子泵抑制剂、胃黏膜保护剂、抗感染、保肝治疗 □ 需要时给予钙剂、维生素 D、双膦酸盐防治骨质疏松治疗 **临时医嘱:** □ 必要时复查血常规、CRP、ESR、补体、肝功能、肾功能、血糖、电解质、胸部 CT □ 异常指标复查

时间	住院第 1 天	住院第 2~6 天	住院第 7~21 天
病情 变异 记录	□无 □有，原因： 1. 2.	□无 □有，原因： 1. 2.	□无 □有，原因： 1. 2.
医师 签名			

（二）护士表单

系统性硬化症临床路径护士表单

适用对象：第一诊断为系统性硬化症（ICD-10：M34）

患者姓名：		性别：　　　年龄：　　　门诊号：	住院号：
住院日期：　　年　月　日		出院日期：　　年　月　日	标准住院日：14~21 天

时间	住院第 1 天	住院第 2~21 天
健康宣教	□ 入院宣教 　　介绍主管医师、护士 　　介绍环境、设施 　　介绍住院注意事项	□ 用药前宣教 　　使用的药物名称，作用及可能出现的不良反 　　应做好自我防护，避免感染
护理处置	□ 核对患者，佩戴腕带 □ 建立入院护理病历 □ 卫生处置：剪指（趾）甲、更换病号服 □ 测量生命体征 □ 遵医嘱采血 □ 遵医嘱留取尿便送检 □ 影像、心肺功能检查	□ 遵医嘱完成使用药物阶段相关监测指标 □ 遵医嘱完成各种药物的发放和液体的输注
基础护理	□ 二级护理 □ 晨晚间护理 □ 患者安全管理	□ 一级或二级护理 □ 晨晚间护理 □ 患者安全管理
专科护理	□ 测体温、脉搏、血压、血糖	□ 遵医嘱给药 □ 遵医嘱监测血压、血糖的变化
重点医嘱	□ 详见医嘱执行单	□ 详见医嘱执行单
病情变异记录	□ 无　□ 有，原因： 1. 2.	□ 无　□ 有，原因： 1. 2.
护士签名		

（三）患者表单

系统性硬化症临床路径患者表单

适用对象：第一诊断为系统性硬化症（ICD-10：M34）

患者姓名：	性别：　　年龄：　　门诊号：	住院号：
住院日期：　　年　月　日	出院日期：　　年　月　日	标准住院日：14~21 天

时间	入院第 1~6 天	住院第 7~21 天	出院日
医患配合	□ 配合询问病史、收集资料，务必详细告知既往史、用药史、过敏史 □ 如需进行活检，签署手术知情同意书等	□ 配合签署关于治疗用药的各种必要的知情同意书 □ 治疗中使用药物如有不适，及时告诉医师	□ 接受出院前指导 □ 知道复诊程序 □ 获取出院诊断书
护患配合	□ 配合测量体温、脉搏、呼吸、血压 □ 配合完成入院护理评估（简单询问病史、过敏史、用药史） □ 接受入院宣教（环境介绍、病室规定、订餐制度、贵重物品保管等） □ 有任何不适告知护士	□ 配合静脉输液、皮下及肌内注射用药等之类 □ 有任何不适告知护士 □ 配合定时测量生命体征、每日询问尿便，监测血糖 □ 配合做好病房消毒，避免感染 □ 配合执行探视及陪伴	□ 接受出院宣教 □ 办理出院手续 □ 获取出院带药 □ 知道服药方法、作用、注意事项 □ 了解复查的时间及项目 □ 知道复印病历方法
饮食	□ 如无禁忌，正常饮食	□ 如无禁忌，正常饮食	□ 正常饮食
排泄	□ 正常排尿便	□ 正常排尿便	□ 正常排尿便
活动	□ 如无须活检，正常活动	□ 加强防护，避免感染	□ 加强防护，避免感染

附：原表单（2017 年版）

系统性硬化症临床路径表单

适用对象：第一诊断为系统性硬化症（ICD-10：M34）

患者姓名：	性别：	年龄：	门诊号：	住院号：
住院日期： 年 月 日	出院日期： 年 月 日			标准住院日：14~21 天

时间	住院第 1~2 天	住院第 3~5 天
主要诊疗工作	□ 询问病史及体格检查 □ 开实验室检查单及相关检查单 □ 完成病历 □ 主管医师查房 □ 初步确定治疗方案 □ 向患者及家属交代病情 □ 完成初步的疾病严重程度及疾病活动度的评价	□ 上级医师查房，确定进一步的检查和治疗：完成原发病的诊断、并发症、治疗效果、治疗方案、下一步治疗对策 □ 评估病情，根据病情调整治疗方案 □ 必要时相关科室会诊 □ 向患者及家属交代病情及注意事项
重点医嘱	长期医嘱： □ 风湿免疫科护理常规 □ 确定护理等级 □ 确定饮食 □ 对症治疗 临时医嘱： □ 血常规、尿常规、大便常规 □ 肝功能、肾功能、电解质、血糖、血脂、心肌酶、感染性疾病筛查（乙型肝炎、丙型肝炎、梅毒、艾滋病等） □ 免疫球蛋白、补体、红细胞沉降率、CRP □ 抗核抗体谱 □ 胸部正侧位 X 线片（或肺 CT）、心电图、心脏彩超、泌尿系彩超 □ 必要时行抗 CCP 抗体、RF、抗 RNA 聚合酶Ⅲ、HBV-DNA、HCV-RNA、自免肝抗体、抗磷脂抗体谱、24 小时尿蛋白定量、尿微量蛋白、血清肾素水平、血淀粉酶、尿淀粉酶、淋巴细胞亚群检测、免疫固定电泳、血清蛋白电泳、甲状腺功能、胃镜、钡餐造影、结肠镜、肝胆胰脾彩超、关节影像学检查、腹部影像学检查、骨髓穿刺、甲襞微循环检测、骨密度、肺功能、右心导管、皮肤、肾脏或其他组织活检 □ 其他相关检查	长期医嘱： □ 风湿免疫科护理常规 □ 确定护理等级 □ 确定饮食 □ 糖皮质激素：用药剂量及疗程视病情而定 □ 免疫抑制剂：环磷酰胺、环孢素 A、硫唑嘌呤、甲氨蝶呤、他克莫司、青霉胺、霉酚酸酯等，选择何种药物及疗程视病情而定 □ 必要时输注丙种球蛋白 □ 血管扩张剂：钙离子拮抗剂、前列环素及其类似物、内皮素-1 受体阻断剂、5 型磷酸二酯酶抑制剂及一氧化氮等，选择何种药物及疗程视病情而定 □ 必要时给予氧疗、利尿剂、强心剂或 ACEI □ 抗纤维化治疗：视病情情况酌情加用乙酰半胱氨酸等 □ 对症治疗 临时医嘱： □ 完善相关检查 □ 相关科室会诊

续　表

时间	住院第 1~2 天	住院第 3~5 天
主要 护理 工作	□ 介绍病房环境及入院宣教 □ 入院护理评估，制订护理计划 □ 协助患者完成实验室检查及辅助检查	□ 执行护理计划 □ 密切观察患者病情变化
病情 变异 记录	□ 无　□ 有，原因： 1. 2.	□ 无　□ 有，原因： 1. 2.
护士 签名		
医师 签名		

时间	住院第 6~13 天	住院第 14~21 天 （出院日）
主要 诊疗 工作	□ 上级医师查房，治疗效果评估 □ 再次进行病情评估 □ 完成上级医师查房纪录	□ 上级医师查房 □ 评估病情，明确是否出院 □ 完成出院记录及出院相关医疗文件书写 □ 向患者交代出院后注意事项，预约门诊复诊 　时间
重 点 医 嘱	长期医嘱： □ 根据病情调整长期用药 临时医嘱： □ 根据需要，复查有关检查	长期医嘱： □ 确定护理等级 □ 确定饮食 □ 药物治疗 □ 对症处置 临时医嘱： □ 出院带药
主要 护理 工作	□ 执行护理计划 □ 密切观察患者病情变化	□ 效果评估 □ 出院指导 □ 协助办理出院手续
病情 变异 记录	□ 无　□ 有，原因： 1. 2.	□ 无　□ 有，原因： 1. 2.
护士 签名		
医师 签名		

第十六章

痛风及高尿酸血症临床路径释义

【医疗质量控制指标】

指标一、血尿酸达标率。

指标二、痛风发作率。

指标三、药物严重不良反应发生率。

一、痛风及高尿酸血症编码

1. 原编码：

疾病名称及编码：痛风及高尿酸血症（ICD-10：M10.900）

2. 修改编码：

疾病名称及编码：痛风（ICD-10：M10）

高尿酸血症（ICD-10：E79.0）

二、临床路径检索方法

M10/E79.0

三、国家医疗保障疾病诊断相关分组（CHS-DRG）

1. 痛风：

MDCI 肌肉、骨骼疾病及功能障碍

IU1 骨病及其他关节病

2. 高尿酸血症：

MDCK 内分泌、营养代谢疾病及功能障碍

KV1 先天性代谢异常

四、痛风及高尿酸血症临床路径标准住院流程

（一）适用对象

第一诊断为痛风（ICD-10：M10.991）和高尿酸血症。

> **释义**
>
> ■ 痛风及高尿酸血症的定义：健康人群血尿酸水平男性和绝经后女性血尿酸 < 420μmol/L（7.0mg/dl）、绝经前女性 < 360μmol/L（6.0mg/dl），大于上述水平可诊断为高尿酸血症。当血尿酸水平升高的程度超出其血清中的饱和度时，就会出现单钠尿酸盐沉积，析出结晶。沉积在关节腔中会导致痛风性关节炎的发生，称为痛风。其病因由嘌呤代谢紊乱引起，包括尿酸生成过多或排泄减少。本病主要表现除了血尿酸增高，也可有多器官系统的损害，并伴有一系列的临床和血清学表现。本路径适用于原发性痛风和高尿酸血症。

（二）诊断依据

1. 疾病诊断：

（1）痛风诊断：参照 2015 年美国风湿病学会（ACR）和欧洲抗风湿病联盟（EULAR）制定的痛风分类标准。

（2）高尿酸血症诊断标准：参照 2013 年高尿酸血症和痛风治疗中国专家共识（中华医学会内分泌学分会）。

2. 疾病分型：

（1）痛风分期：参照 2004 年中华医学会风湿病分会颁布的《原发性痛风诊治指南》。①急性期；②间歇期；③慢性期。

（2）高尿酸血症分型：参照 2013 年《高尿酸血症和痛风治疗中国专家共识》（中华医学会内分泌学分会）。①尿酸排泄不良型；②尿酸生成过多型；③混合型。

> **释义**
>
> ■ 目前临床上采用的 2015 年美国风湿病学会（ACR）/欧洲抗风湿病联盟（EULAR）联合发布的痛风分类标准，内容如下：准入标准：至少有一次外周关节或滑囊的发作（肿胀、疼痛或压痛）；充分标准：有症状的关节/滑囊（即滑液）或痛风石中存在单钠尿酸盐结晶（MSU）；对于满足准入标准，而不能满足充分标准或医疗机构没有条件进行偏振光显微镜检查 MSU 的患者，可以进一步应用评分标准进行诊断，≥8 分即可诊断痛风。新的分类标准涉及临床（关节/滑囊受累，症状发作特征和时程模式）、实验室（血清尿酸盐，MSU 阴性关节液穿刺）和影像学（在超声中的双轨标志或双能 CT 的尿酸盐，X 线中痛风相关的侵蚀现象）。新分类标准的敏感度和特异度高（分别为 92% 和 89%），且结合了目前有关痛风的最先进的影像学证据。但目前国内部分医院尚未开展相关的影像学检测方法，需普及和推广。

（三）治疗方案的选择

诊断或分类诊断明确。

根据 2015 年美国风湿病学会（ACR）和欧洲抗风湿病联盟（EULAR）制定的痛风分类标准/2013 年《高尿酸血症和痛风治疗中国专家共识》（中华医学会内分泌学分会）或 2004 年中华医学会风湿病分会颁布的《原发性痛风诊治指南》及 2016 年中华医学会风湿病学分会颁布的《中国痛风诊治指南》。

> **释义**
>
> ■ 痛风的临床个体异质性很强，因此治疗方法也差异较大，需依据患者疾病分型和病情程度、受累器官及严重程度而采取不同的治疗手段。
>
> ■ 高尿酸血症和痛风治疗包括急性期关节炎症治疗和高尿酸血症的降尿酸治疗，预防器官并发症治疗不可轻视。

（四）标准住院日 7~15 天

> **释义**
>
> ■ 完善相关实验室和影像学检查，必要时内分泌科、肾科及心血管科等相关科室会诊，判断病情制订治疗方案 1~4 天，药物（如抗炎镇痛药、降尿酸药等）和特殊治疗（如血透等）使用在第 5~14 天实施。总住院时间不超过 15 天均符合路径要求。

（五）进入路径标准

1. 第一诊断必须符合痛风（ICD-10：M10.991）或 2015 年美国风湿病学会（ACR）和欧洲抗风湿病联盟（EULAR）制定的痛风分类标准或高尿酸血症。
2. 当患者同时具有其他疾病诊断时，如果在住院期间不需特殊处理也不影响第一诊断的临床路径流程实施时，可以进入路径。
3. 当患者同时具有其他疾病诊断，但在住院期间需特殊处理、影响第一诊断的临床路径流程实施时，不进入路径。

> **释义**
>
> ■ 进入本路径的标准必须是符合指南中明确诊断痛风或高尿酸血症的患者。
> ■ 需要除外患者患有未经治疗的其他较为重要的疾病，如恶性肿瘤、感染性疾病等。
> ■ 患者如合并糖尿病、高血压和肾功能不全等疾病，未对患者目前的痛风或高尿酸血症诊治有显著影响，也可以进入本路径，但应密切监测血糖、血压和肾功能等，并及时调整相关药物的使用。

（六）住院期间检查项目

1. 必需的检查项目：
（1）血常规、尿常规。
（2）血尿酸、红细胞沉降率、C 反应蛋白。
（3）类风湿因子、抗链球菌溶血素 O。
（4）肝功能、肾功能、血脂、血糖。
（5）感染性疾病筛查（乙型肝炎、丙型肝炎、梅毒、艾滋病等）。
（6）心电图。
（7）胸部 X 线片、受累关节 X 线片。
（8）腹部超声（包括双肾）。
2. 根据患者情况可选择：
可选择的检查项目：根据病情需要而定，如电解质、血黏度、ANA、ENA、AKA、APF、抗CCP 抗体、HLA-B27、24 小时尿尿酸、关节穿刺检查、关节双能 CT 和超声检查。

> **释义**
>
> ■ 必需的检查项目是初步诊断高尿酸血症和痛风，评估患者高尿酸血症和痛风的病情及严重性，患者存在的潜在其他疾病以及是否存在药物使用禁忌的必要检查。相关人员应认真分析检查结果，以便及时发现异常情况并采取对应处置。
> ■ 根据患者情况可选择的项目，有助于做好鉴别诊断以及准确判断脏器的损害程度，有助于制订治疗方案。
> ■ 降尿酸药物（如别嘌呤醇）有少数患者过敏，用药安全性基因检查是对于治疗提供选择参考的依据，有条件可以进行检测。

（七）治疗方案与药物选择

治疗应个体化：根据患者临床表现选择治疗，包括药物和非药物治疗相结合。

1. 非药物治疗：调整生活方式有助于高尿酸血症和痛风的预防和治疗。应遵循下述原则：①限酒；②减少高嘌呤食物的摄入；③防止剧烈运动或突然受凉；④减少富含果糖饮料的摄入；⑤大量饮水（每日 2000ml 以上）；⑥控制体重；⑦增加新鲜蔬菜的摄入；⑧规律饮食和作息；⑨规律运动；⑩禁烟。

2. 药物治疗：

（1）痛风急性发作期，推荐及早（一般应在 24 小时内）进行抗炎镇痛治疗；首先使用非甾体抗炎药（NSAIDs）缓解症状；对 NSAIDs 有禁忌的患者，可选择使用低剂量秋水仙碱；短期糖皮质激素（包括口服短效或静脉或肌内注射长效激素），其疗效和安全性与 NSAIDs 类似。

（2）对急性痛风关节炎频繁发作（＞2 次/年），有慢性痛风关节炎或痛风石的患者，推荐进行降尿酸治疗。

（3）痛风患者在进行降尿酸治疗时，抑制尿酸生成的药物，建议使用别嘌醇或非布司他；促进尿酸排泄的药物，建议使用苯溴马隆。

（4）对合并慢性肾脏疾病的痛风患者，建议先评估肾功能，再根据患者具体情况使用对肾功能影响小的降尿酸药物，并在治疗过程中密切监测不良反应。

（5）痛风患者在降尿酸治疗初期，建议使用低剂量秋水仙碱预防急性痛风关节炎复发。

（6）适当碱化尿液，当尿 pH 6.0 以下时，需碱化尿液。常用药物，如枸橼酸钾或碳酸氢钠。

（7）积极治疗与血尿酸升高相关的代谢性及心血管危险因素：积极控制肥胖、代谢综合征（MS）、2 型糖尿病（T2DM）、高血压、高脂血症、冠状动脉粥样硬化性心脏病（CHD）或卒中、慢性肾病等。

（8）病情需要时，可用康复和中药治疗，严重病例可考虑血浆置换或外科手术治疗等。

> **释义**
>
> ■ 非药物治疗应作为基础治疗，告知减重、限酒、低嘌呤饮食等非药物治疗方式。
> ■ 患者治疗期间应注意休息，注意避免关节炎发作，早期抗炎镇痛治疗。
> ■ 如无重要脏器损害，降尿酸治疗要规范，定期复查以期尽快达标。
> ■ 如有重要脏器损害，可考虑使用相应器官疾病的药物治疗。应根据肾功能进行药物选择。
> ■ 病情稳定的患者，可在医师指导下调整用药。

■ 有消化道溃疡或出血的高风险及有肝功异常的患者，应给予质子泵抑制剂和胃黏膜保护剂并应同时应用保肝药物。

（八）出院标准

1. 症状和体征有所好转。
2. 红细胞沉降率、C 反应蛋白、血尿酸等相关指标较入院时好转，血常规和肝肾功能无明显异常，没有需要住院治疗的并发症。
3. 根据临床医师的综合判断患者可以出院。

释义

■ 患者出院前应完成必须复查的项目，如血常规、肝肾功能、血尿酸等，同时临床表现缓解或明显减轻。无其他需要继续住院治疗的并发症。

（九）变异及原因分析

1. 病情加重或有影响疾病预后的合并症，需要进行相关的诊断和治疗。
2. 治疗出现合并心血管疾病、内分泌疾病等其他系统疾病者肺部感染、呼吸衰竭、心力衰竭等，需要延长治疗时间。
3. 周末、节假日。
4. 患者有其他原因不同意出院。

释义

■ 变异是指入选临床路径的患者未能按路径流程完成医疗行为或未达到预期的医疗质量控制目标。这包含三方面情况：①按路径流程完成治疗，但出现非预期结果，可能需要后续进一步处理。如本路径治疗后患者出现严重并发症，如急性消化道出血，必须进行必要的治疗。②按路径流程完成治疗，但超出了路径规定的时限。实际住院日超出标准住院日要求，或未能在规定的时间内达到患者重要脏器急性损害的缓解，如患者肾功能仍不平稳、血压高等。③不能按路径流程完成治疗，患者需要中途退出路径。如治疗过程中出现严重并发症，导致必须终止路径或需要转入其他路径进行治疗等。对这些患者，主管医师均应进行变异原因的分析，并在临床路径的表单中予以说明。

■ 痛风治疗常见的并发症：过敏，肝功能异常，以及恶心、呕吐等胃肠道不耐受表现等。

■ 医师认可的变异原因主要指患者入选路径后，医师在检查及治疗过程中发现患者合并存在一些事前未预知的对本路径治疗可能产生影响的情况，需要终止执行路径或者是延长治疗时间、增加治疗费用。医师需在表单中明确说明。

■ 因患者方面的主观原因导致执行路径出现变异，也需要医师在表单中予以说明。

五、痛风及高尿酸血症临床路径给药方案

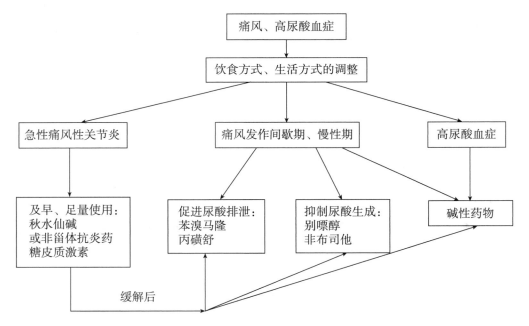

【用药选择】

1. 急性痛风性关节炎治疗的主要药物包括非甾体抗炎药、秋水仙碱和糖皮质激素。非甾体抗炎药开始需足量使用，症状缓解后逐渐减量。秋水仙碱也可快速缓解关节疼痛，但容易出现恶心呕吐、腹泻等不良反应。若有以上 2 种用药的禁忌，可以考虑口服糖皮质激素，在仅有单个大关节受累、局部疼痛肿胀明显时，也可考虑局部糖皮质激素关节腔注射治疗。

2. 间歇期和慢性期的治疗旨在长期有效地控制血尿酸水平。使用降尿酸药物的指征：急性痛风复发、多关节受累、痛风石出现、慢性痛风性关节炎或受累关节出现影像学改变、并发尿酸性肾病等。目标血尿酸浓度 357μmol/L（＜6mg/dl）。目前临床应用的降尿酸药物主要有抑制尿酸生成药和促进尿酸排泄药，均应在急性发作平息至少 2 周后，从小剂量开始，逐渐加量。仅在单一药物疗效不好、血尿酸明显升高、痛风石大量形成时可合用两类降尿酸药。

3. 调整生活方式和饮食结构是痛风长期治疗的基础。包括：①避免高嘌呤饮食。动物内脏（尤其是脑、肝、肾），海产品（尤其是海鱼、贝壳等软体动物）和浓肉汤含嘌呤较高；鱼虾、肉类、豆类也含有一定量的嘌呤；各种谷类、蔬菜、水果、牛奶、鸡蛋等含嘌呤最少，而且蔬菜属于碱性食物，可多进食。②对于肥胖者，建议采用低热量、平衡膳食、增加运动量，以保持理想体质量。③严格戒饮各种酒类，尤其是啤酒。④每日饮水应在 2000ml 以上，以保证足够的尿量。

【药学提示】

1. 使用非甾体抗炎药时注意禁忌证，如活动性消化道溃疡、肾功能不全等。应用秋水仙碱时，肾功能不全者注意减量使用。

2. 对于疼痛严重及难治患者，可联合非甾体抗炎药和秋水仙碱，或糖皮质激素和秋水仙碱；需要避免联合非甾体抗炎药和糖皮质激素，以减少胃肠道出血等不良反应。

3. 苯溴马隆抑制肾小管对尿酸的重吸收，在 Ccr＜50ml/min 患者中不作为首选，泌尿系结石应避免使用。别嘌醇为黄嘌呤氧化酶抑制剂，起始剂量不应超过 100mg，每天 1 次，中、重

度慢性肾病患者应从更小剂量（50mg，qd）开始，每2~5周逐渐增加剂量至达标；维持剂量可以超过300mg/d，甚至在慢性肾病患者中也可超过此剂量。非布司他也属于黄嘌呤氧化酶抑制剂，但过敏等不良反应较别嘌醇少见。

【注意事项】

1. 使用非甾体抗炎药时需要关注其胃肠道反应、肾功能损害等不良反应，必要时加用护胃药等。秋水仙碱的不良反应较多，包括胃肠道反应、骨髓抑制、肝损害、过敏、神经毒性等，肾功能不全者注意减量使用。糖皮质激素起效快、缓解率高，但停药后易出现症状的反跳。

2. 苯溴马隆在应用过程中需要注意水化、碱化尿液并定期复查泌尿系B超评估有无结石形成。别嘌醇需要警惕相关不良反应，如药物过敏可能导致重症剥脱性皮炎。中国汉族人，发生别嘌醇相关的严重过敏性药疹的危险性较西方人偏高，必要时可行HLA-B * 5801检测。除了降尿酸药物，在降尿酸过程中可应用秋水仙碱或小剂量非甾体抗炎药预防关节痛复发，一般维持时间在1~3个月，在无痛风石患者则维持至尿酸达标后3个月。

3. 痛风常伴发代谢综合征，如高血压、高脂血症、肥胖症、糖尿病等，这些疾病的存在增加了痛风发生的风险，应积极治疗相关的伴发疾病。

六、痛风及高尿酸血症患者护理规范

1. 按风湿免疫病一般常规护理。

2. 休息与活动指导：急性发作时卧床休息，受累关节制动，保持关节功能位。缓解期鼓励患者参加日常活动。

3. 饮食指导：低嘌呤饮食，如谷类食品、水果蔬菜、鸡蛋等。戒酒，每日饮水2L以上。

4. 皮肤护理：注意保护痛风结石处皮肤，穿宽松衣物鞋袜，避免皮肤磨损。

5. 观察药物副作用：非甾体抗炎药、秋水仙碱可引起胃肠道反应；促尿酸排泄药、抑制尿酸生成药主要副作用为胃肠道反应、皮疹等。

6. 心理护理：由于病情反复，病程长，患者容易有不良情绪，予介绍疾病相关知识，给予安慰和鼓励。

七、痛风及高尿酸血症患者营养治疗规范

1. 限制能量摄入，让肥胖患者减轻体重至理想水平。

2. 限制高嘌呤食物摄入，摄入低嘌呤食物，如鸡蛋、谷薯类、蔬菜等。

3. 选择优质蛋白质食物来源，保持每日低脂/脱脂奶制品。

4. 避免含糖碳酸饮料，适量饮用咖啡。

5. 选择健康的膳食模式。

6. 戒酒。

7. 多喝水，建议每天2L以上。

八、痛风及高尿酸血症患者健康宣教

1. 痛风、高尿酸血症的危害、现有的治疗方式。

2. 生活规律，合理休息，适当运动。

3. 饮食控制是治疗痛风和高尿酸血症的基础，必须长期坚持。

4. 超重患者应缓慢减重。

5. 自我病情监测，按时按量服药，定期随访。

九、推荐表单

(一) 医师表单

痛风及高尿酸血症临床路径医师表单

适用对象：第一诊断为痛风及高尿酸血症患者（ICD-10：M10.991）

患者姓名：	性别： 年龄： 门诊号：	住院号：
住院日期： 年 月 日	出院日期： 年 月 日	标准住院日：7~15 天

时间	住院第 1 天	住院第 2~8 天	住院第 9~15 天
主要诊疗工作	□ 询问病史，体格检查；关节功能状态评价 □ 完成初步诊断和病情评估，确定药物治疗方案；开实验室检查单及相关检查单；完成首次病程记录和病历记录 □ 向患者及家属交代病情	□ 上级医师查房，确定临床诊断、并发症、治疗效果、治疗方案，确定进一步的检查和下一步治疗对策 □ 评估病情，根据病情调整治疗方案 □ 必要时相关科室会诊 □ 向患者及家属交代病情及注意事项 □ 完成上级医师查房纪录	□ 上级医师查房 □ 再次评估病情，根据病情调整治疗方案 □ 观察药物不良反应 □ 书写病程记录 □ 患者教育 □ 完成出院记录及出院相关医疗文件书写 □ 向患者交代出院后注意事项，预约门诊复诊时间
重点医嘱	**长期医嘱：** □ 长期医嘱 □ 风湿免疫病护理常规 □ 确定护理等级 □ 确定饮食 □ 对症治疗 □ 既往基础用药 **临时医嘱：** □ 血常规+血型、尿常规、大便常规、肝功能、肾功能、血脂、血糖 □ 红细胞沉降率，C 反应蛋白、类风湿因子、抗链球菌溶血素 O □ 24 小时尿尿酸 □ 电解质、血黏度、ANA、ENA、AKA、APF、抗 CCP 抗体、HLA-B27 □ 感染性疾病筛查（乙型肝炎、丙型肝炎、梅毒、艾滋病等） □ 心电图、腹部超声（包括双肾）、关节放射片（X 线或 MRI）、超声心动图、肌电图 □ 关节超声、必要时关节穿刺检查、关节双能 CT	**长期医嘱：** □ 风湿免疫病护理常规 □ 确定护理等级 □ 确定饮食 □ 解热镇痛及非甾体抗炎药 □ 激素 □ 降尿酸药物 □ 碱化尿液药物 □ 秋水仙碱 □ 中药 □ 康复治疗 □ 对症治疗 **临时医嘱：** □ 完善相关检查 □ 相关科室会诊	**长期医嘱：** □ 风湿免疫病护理常规 □ 确定护理等级 □ 确定饮食 □ 解热镇痛及非甾体抗炎药 □ 激素 □ 降尿酸药物 □ 碱化尿液药物 □ 秋水仙碱 □ 中药 □ 康复治疗 □ 对症治疗 **临时医嘱：** □ 必要时复查血常规、CRP、ESR、肝功能、肾功能、血糖、电解质 □ 异常指标复查
病情变异记录	□ 无 □ 有，原因： 1. 2.	□ 无 □ 有，原因： 1. 2.	□ 无 □ 有，原因： 1. 2.
医师签名			

（二）护士表单

痛风及高尿酸血症临床路径护士表单

适用对象：第一诊断为痛风及高尿酸血症患者（ICD-10：M10.991）

| 患者姓名： | 性别： | 年龄： | 门诊号： | 住院号： |

| 住院日期： 年 月 日 | 出院日期： 年 月 日 | 标准住院日：7~15 天 |

时间	住院第 1 天	住院第 2~15 天
健康宣教	□ 入院宣教 　介绍主管医师、护士 　介绍环境、设施 　介绍住院注意事项	□ 用药前宣教 　使用的药物名称，作用及可能出现的不良反应做 　好自我防护，避免感染
护理处置	□ 核对患者，佩戴腕带 □ 建立入院护理病历 □ 卫生处置：剪指（趾）甲、更换病号服 □ 测量生命体征 □ 遵医嘱采血 □ 遵医嘱留取尿便送检 □ 影像、心肺功能检查	□ 遵医嘱完成使用药物阶段相关监测指标 □ 遵医嘱完成各种药物的发放和液体的输注 □ 风湿免疫病慢病管理内容（疾病病情评估、心 　理、康复、患者自我评估、用药和生活方式指 　导、血尿酸自我监测、数据库录入）
基础护理	□ 二级护理 □ 晨晚间护理 □ 患者安全管理	□ 一级或二级护理 □ 晨晚间护理 □ 患者安全管理
专科护理	□ 测体温、脉搏、血压、血糖	□ 遵医嘱给药 □ 遵医嘱监测血压、血糖的变化
重点医嘱	□ 详见医嘱执行单	□ 详见医嘱执行单
病情变异记录	□ 无　□ 有，原因： 1. 2.	□ 无　□ 有，原因： 1. 2.
护士签名		

（三）患者表单

痛风及高尿酸血症临床路径患者表单

适用对象：第一诊断为痛风及高尿酸血症患者（ICD-10：M10.991）

患者姓名：	性别：　　年龄：　　门诊号：	住院号：
住院日期：　　年　月　日	出院日期：　　年　月　日	标准住院日：7~15 天

时间	入院第 1~4 天	住院第 5~15 天	出院日
医患配合	□ 配合询问病史、收集资料，请务必详细告知既往史、用药史、过敏史 □ 如需进行活检，签署手术知情同意书等	□ 配合签署关于治疗用药的各种必要的知情同意书 □ 治疗中使用药物如有不适，及时告诉医师	□ 接受出院前指导 □ 知道复诊程序 □ 获取出院诊断书
护患配合	□ 配合测量体温、脉搏、呼吸、血压 □ 配合完成入院护理评估（简单询问病史、过敏史、用药史） □ 接受入院宣教（环境介绍、病室规定、订餐制度、贵重物品保管等） □ 有任何不适请告知护士	□ 接受术后宣教 □ 配合静脉输液、皮下及肌内注射用药等之类 □ 有任何不适请告知护士 □ 配合定时测量生命体征、监测血糖 □ 配合做好病房消毒，避免感染 □ 配合执行探视及陪伴	□ 接受出院宣教 □ 办理出院手续 □ 获取出院带药 □ 知道服药方法、作用、注意事项 □ 了解复查的时间及项目 □ 知道复印病历方法
饮食	□ 如无禁忌，正常饮食	□ 如无禁忌，正常饮食	□ 正常饮食
排泄	□ 正常排尿便	□ 正常排尿便	□ 正常排尿便
活动	□ 如无需活检，正常活动	□ 加强防护，避免感染	□ 加强防护，避免感染

附：原表单（2016 年版）

痛风及高尿酸血症临床路径表单

适用对象：第一诊断为痛风及高尿酸血症患者（ICD-10：M10.991）

患者姓名：		性别：　　年龄：　　门诊号：	住院号：
住院日期：　　年　月　日		出院日期：　　年　月　日	标准住院日：7~15 天

时间	住院第 1 天	
主要诊疗工作	☐ 询问病史，体格检查；关节功能状态评价 ☐ 完成初步诊断和病情评估，确定药物治疗方案；开实验室检查单及相关检查单；完成首次病程记录和病历记录 ☐ 向患者及家属交代病情	
重点医嘱	**长期医嘱：** ☐ 风湿免疫科护理常规 ☐ 护理级别 　Ⅰ级护理 　Ⅱ级护理 ☐ 饮食 　普通饮食 　低盐饮食 　低脂饮食 　低嘌呤饮食 　其他 ☐ 既往基础用药 　高血压用药 　糖尿病用药 　高脂血症用药 　其他 ☐ 康复治疗 **药物医嘱：** ☐ 解热镇痛及非甾体抗炎药 ☐ 激素 ☐ 降尿酸药物 ☐ 碱化尿液药物 ☐ 秋水仙碱 ☐ 中药 ☐ 康复治疗	**临时医嘱：** ☐ 血常规+血型、尿常规 ☐ 大便常规 ☐ 肝功能、肾功能、血脂、血糖 ☐ 红细胞沉降率、C 反应蛋白 ☐ 类风湿因子、抗链球菌溶血素 O ☐ 24 小时尿尿酸 ☐ 电解质、血黏度、ANA、ENA、AKA、APF、抗 CCP 抗体 ☐ 感染性疾病筛查（乙型肝炎、丙型肝炎、梅毒、艾滋病等） ☐ HLA-B27 ☐ 心电图 ☐ 腹部超声（包括双肾） ☐ 关节放射片（X 线或 MRI） ☐ 超声心动图 ☐ 肌电图 ☐ 关节超声 ☐ 关节穿刺检查 ☐ 关节双源 CT
主要护理工作	☐ 入院宣教及护理评估 ☐ 正确执行医嘱 ☐ 观察患者病情变化 ☐ 风湿免疫病慢病管理内容（疾病病情评估、心理、康复、患者自我评估、用药和生活方式指导、血尿酸自我监测、数据库录入）	

续　表

时间	住院第 1 天
病情 变异 记录	□ 无　□ 有，原因： 1. 2.
护士 签名	
医师 签名	

时间	住院第 2~3 天	住院第 4~10 天
主要诊疗工作	□ 上级医师查房，完成上级医师查房记录 □ 根据患者病情调整诊断和治疗方案 □ 根据患者病情及辅助检查结果等，决定是否请其他科会诊 □ 记录会诊意见 □ 向患者及家属介绍病情	□ 上级医师查房 □ 评估辅助检查结果，有手术指征者转科治疗 □ 观察病情变化

重点医嘱	**长期医嘱：**
	□ 风湿免疫科护理常规
	□ 护理级别
	□ 饮食
	  低嘌呤饮食
	  其他
	□ 既往基础用药
	  高血压用药
	  糖尿病用药
	  高脂血症用药
	  其他
	□ 康复治疗
	临时医嘱：
	□ 必要时复查异常的检查
	药物医嘱：
	□ 解热镇痛及非甾体抗炎药
	□ 激素
	□ 降尿酸药物
	□ 碱化尿液药物
	□ 秋水仙碱
	□ 中药
		长期医嘱：
		□ 风湿免疫科护理常规
		□ 护理级别
		□ 饮食
		  低嘌呤饮食
		  其他
		□ 既往基础用药
		  高血压用药
		  糖尿病用药
		  高脂血症用药
		  其他
		□ 康复治疗
		临时医嘱：
		□ 检查血常规、尿常规、血尿酸
		□ 红细胞沉降率、C 反应蛋白
		□ 检测肝、肾功能
		□ 类风湿因子
		药物医嘱：
		□ 解热镇痛及非甾体抗炎药
		□ 激素
		□ 降尿酸药物
		□ 碱化尿液药物
		□ 秋水仙碱
		□ 中药
		□ 其他治疗

主要护理工作	□ 正确执行医嘱 □ 观察患者病情变化 □ 风湿免疫病慢病管理内容（疾病病情评估、心理、康复、患者自我评估、用药、饮食和生活方式指导、血尿酸自我监测、数据库录入）	□ 正确执行医嘱 □ 观察患者病情变化 □ 风湿免疫病慢病管理内容（疾病病情评估、心理、康复、患者自我评估、用药、饮食和生活方式指导、血尿酸自我监测、数据库录入）
病情变异记录	□ 无 □ 有，原因： 1. 2.	□ 无 □ 有，原因： 1. 2.
护士签名		
医师签名		

时间	住院第 10~15 天 （出院日）
主要诊疗工作	□ 上级医师查房 □ 观察病情变化，评估辅助检查结果 □ 再次向患者及家属介绍病情及出院后注意事项，预约复诊日期 □ 有手术指征者转科治疗 □ 如果患者不能出院，在病程记录中说明原因和继续治疗的方案
重点医嘱	出院医嘱： □ 出院带药 □ 定期门诊随访
主要护理工作	□ 出院带药服用指导 □ 特殊护理指导 □ 告知复诊时间和地点 □ 交代常见的药物不良反应，嘱其定期门诊复诊 □ 风湿免疫病慢病管理内容（疾病病情评估、心理、康复、患者自我评估、用药、饮食和生活方式指导、血尿酸自我监测、数据库录入）
病情变异记录	□ 无 □ 有，原因： 1. 2.
护士签名	
医师签名	

第十七章

抗磷脂综合征临床路径释义

【医疗质量控制指标】

指标一、诊断需结合现病史、既往史、实验室检查和共患疾病。

指标二、全面评估血栓情况和妊娠风险。

指标三、制定个体化预防和抗血栓治疗方案。

一、抗磷脂综合征编码

1. 原编码：

疾病名称及编码：抗磷脂综合征（ICD-10：D68.802）

2. 修改编码：

疾病名称及编码：抗磷脂综合征（ICD-10：D68.603）

二、临床路径检索方法

D68.603

三、国家医疗保障疾病诊断相关分组（CHS-DRG）

MDCQ 血液、造血器官及免疫疾病和功能障碍

QT1 凝血功能障碍

四、抗磷脂综合征（APS）临床路径标准住院流程

（一）适用对象

第一诊断为抗磷脂综合征。

> **释义**
>
> ■ 抗磷脂综合征（antiphospholipid syndrome，APS）是一种以反复动、静脉血栓形成，病态妊娠和血小板减少为主要特征的系统性自身免疫性疾病，患者血清中可检测出抗磷脂抗体。抗磷脂抗体包括抗心磷脂抗体、抗 β_2 糖蛋白Ⅰ抗体和狼疮抗凝物等。APS 可以是原发的，也可以继发于其他疾病，如系统性红斑狼疮等。

（二）诊断依据

根据《临床诊疗指南·风湿病学分册》（中华医学会编著，人民卫生出版社，2010 年）。

2006 年悉尼国际抗磷脂综合征会议修订分类标准。

诊断 APS 必须具备下列至少 1 项临床标准和 1 项实验室标准。

1. 临床标准：

（1）血管栓塞：任何器官或组织发生 1 次或 1 次以上的动脉、静脉或小血管血栓形成（浅表静脉血栓不做诊断指标）；血栓必须被客观的影像学或组织学证实。组织学证实血管壁附有血栓，但没有显著炎症反应。

（2）病态妊娠：

1）发生 1 次以上的在 10 周或 10 周以上不可解释的形态学正常的死胎，正常形态学的依据必须被超声波或直接检查所证实。

2）在妊娠 34 周之前因严重的子痫或先兆子痫或严重的胎盘功能不全所致 1 次以上的形态学正常的新生儿早产。

3）在妊娠 10 周前发生 3 次以上的不可解释的自发性流产，必须排除母亲解剖、激素异常及双亲染色体异常。

2. 实验室标准：

（1）血浆中出现狼疮抗凝物（LA），至少发现 2 次，每次间隔至少 12 周。

（2）用标准 ELISA 方法在血清或血浆中检测到中/高滴度的 IgG/IgM 类抗心磷脂抗体（aCL）；间隔至少 12 周。

（3）用标准 ELISA 方法在血清中检测到 IgG/IgM 型抗 β_2 糖蛋白 I（抗 β_2 GPI）（效价大于正常人效价分别 99 百分点），至少 2 次，间隔至少 12 周。

> **释义**
>
> ■ APS 的诊断标准有多个版本，目前主要依据 2006 年国际标准。对于该标准的注释如下：
>
> （1）同时存在遗传性或获得性血栓形成的病因时也能诊断 APS，可依据是否存在其他血栓的危险因素进行分组，包括：年龄（男性＞ 55 岁、女性＞ 65 岁），存在已知的心血管危险因素（如高血压、糖尿病、低密度脂蛋白升高、高密度脂蛋白胆固醇降低、吸烟、早发心血管病的家族史、体重指数＞ 30kg/m^2、微量白蛋白尿、估测肾小球滤过滤＜ 60ml/min），遗传性血栓形成倾向，口服避孕药，肾病综合征，恶性肿瘤，长期制动，手术。
>
> （2）既往血栓史可认为是一项临床标准，但血栓必须经过确切的诊断方法证实，排除其他可能导致血栓的病因。
>
> （3）不包括浅表静脉血栓。
>
> （4）胎盘功能不全包括：异常或不稳定的胎儿监护提示胎儿低氧血症；异常的多普勒流量速度分析提示胎儿低氧血症；羊水过少；出生体重低于同胎龄儿平均体重的 10%。
>
> （5）强烈建议根据抗磷脂抗体对 APS 患者进行分型：Ⅰ 型，1 项以上实验室指标阳性；Ⅱa 型，仅狼疮抗凝物阳性；Ⅱb 型，仅抗心磷脂抗体阳性；Ⅱc 型，仅抗 β_2 GPI 抗体阳性。

（三）治疗方案的选择

根据《临床诊疗指南·风湿病学分册》（中华医学会编著，人民卫生出版社，2010 年）。

1. 一般原则：对症处理，防止血栓和流产再发生。

2. 急性期治疗：取栓、溶栓、抗凝。

3. 慢性期治疗：抗栓治疗。

4. 妊娠期治疗：阿司匹林、低分子肝素。

5. 糖皮质激素和免疫抑制剂治疗。

6. 灾难性 APS（CAPS）治疗。

释义

■ APS 的主要治疗目标是预防血栓和流产。治疗方法包括抗栓治疗、激素及免疫抑制剂、对症支持治疗。

（1）治疗和预防血栓：仅有 aPL 阳性而无血栓形成的患者可以使用小剂量阿司匹林预防血栓形成；对于已经出现血栓的患者，急性期应用肝素/低分子肝素抗凝，稳定后过渡到口服华法林。单纯抗凝治疗效果不佳者可联合阿司匹林抗血小板治疗。华法林抗凝的目标值为凝血酶原时间的国际标准值（INR）2.0~3.0，对于反复血栓形成的患者抗凝的目标值可达 INR 3.0~4.0，但应警惕出血倾向。血小板计数<$5×10^9$/L 时出血风险高，应根据病情酌情选择抗凝治疗。

（2）预防产科并发症：APS 的患者妊娠期应根据是否有血栓史或是否有病态妊娠史给予小剂量阿司匹林或联合肝素/低分子肝素治疗，既往血栓史患者可应用治疗量低分子肝素，无血栓史可应用预防量低分子肝素。低分子肝素应使用至产后 6 周，然后依据患者情况恢复妊娠前治疗。上述治疗仍失败者可联合小剂量糖皮质激素、羟氯喹或大剂量静脉注射免疫球蛋白等。

（3）血小板减少和溶血性贫血：轻度血小板减少时可不进行干预，发生严重的血小板减少和溶血性贫血时需使用糖皮质激素、静脉注射免疫球蛋白或免疫抑制剂等治疗。

（4）灾难性抗磷脂综合征（CAPS）：CAPS 发病急骤，短期内迅速危及生命，一旦诊断需积极治疗。应及时给予抗凝、大剂量糖皮质激素冲击治疗和/或血浆置换/免疫吸附，以及大剂量静脉注射免疫球蛋白，利妥昔单抗也可用于严重和难治性患者。病情趋于稳定时可加用环磷酰胺等免疫抑制剂。即使使用上述治疗，CAPS 死亡率仍高达 60%；死亡原因常为心肌梗死、呼吸衰竭、肾衰竭及中风等。

（四）标准住院日 14~21 天

释义

■ 需要入院治疗的 APS 患者入院后第 1~5 天评估原发性或是继发性，同时进行病情和受累器官的评估，制订治疗方案；第 6~13 天继续治疗，达病情好转或缓解；第 13~21 天出院。总住院时间不超过 21 天均符合路径要求。

（五）进入路径标准

1. 第一诊断必须符合抗磷脂综合征（APS）。
2. 达到住院标准：符合 APS 诊断标准，且重要脏器受累。
3. 当患者同时具有其他疾病诊断，如在住院期间不需特殊处理也不影响第一诊断的临床路径流程实施时，可以进入路径。

释义

■ 进入本路径的标准必须是明确诊断的抗磷脂综合征患者。

■需要除外遗传性易栓症、感染、恶性肿瘤等可能造成高凝状态的疾病。

■当患者同时患有其他自身免疫性疾病，后者病情平稳、无须特殊调整治疗者，也可以进入本路径。

■本路径不适用于合并严重威胁生命的并发症的患者。

（六）住院期间的检查项目

1. 必需的检查项目：

（1）血常规、尿常规、便常规。

（2）肝功能、肾功能、电解质、血糖、心肌酶、血凝分析、同型半胱氨酸。

（3）免疫球蛋白、补体、红细胞沉降率、C 反应蛋白（CRP）。

（4）抗核抗体谱、抗磷脂抗体谱、抗 β_2GPI、LA。

（5）胸部正侧位 X 线片、心电图、心脏彩超、证实血栓部位的相关检查（根据病变部位选择：血管超声、CTA、MRA、肺 V/Q 显像等）。

2. 根据患者病情进行的检查项目：

（1）肿瘤标志物、甲状腺功能 5 项、易栓全套。

（2）肺 CT。

（3）Coombs 试验。

（4）皮肤、胎盘或其他组织活检。

释义

■必查项目是为明确诊断，明确血栓受累部位，以及病情评估必需的检查。相关人员应认真分析检查结果，以便患者入院后能够得到正确和有效的治疗。

■为缩短患者住院时间，部分检查项目可以在患者入院前于门诊完成。

■影像学检查由主管医师根据病史和查体，判断可能出现血栓或病变部位，再进行相应的、有针对性的检查。

（七）治疗方案与药物选择

根据《临床诊疗指南·风湿病学分册》（中华医学会编著，人民卫生出版社，2010 年）。

1. 一般原则：对症处理，防止血栓和流产再发生。

2. 抗凝药物：肝素、低分子肝素、华法林、直接口服抗凝药等。

3. 抗血小板聚集药物：阿司匹林、双嘧达莫、噻氯匹定、氯吡格雷等。

4. 妊娠期治疗：小剂量阿司匹林、预防量或治疗量低分子肝素。

5. 糖皮质激素：剂量和用法视病情而定。

6. 免疫抑制剂：环磷酰胺/霉酚酸酯/他克莫司/环孢素 A/甲氨蝶呤/来氟米特/硫唑嘌呤，选用何种药物及用药时间视病情而定。

7. 其他药物：抗疟药、他汀类药物等。

8. 难治性 APS 患者：根据患者病情使用血浆置换、免疫吸附、IVIg、抗 CD20 单抗等。

释义

■ 抗磷脂综合征的治疗要根据患者为原发性或继发性、血栓部位、病态妊娠情况、是否合并血小板减少或溶血性贫血等不同临床表现选择不同方案，包括对症治疗，预防血栓和妊娠失败。

1. 一般原则：对症处理，防止血栓和流产再发生。抗磷脂抗体阳性或确诊 APS 的患者应避免导致高凝的诱因，如禁用含雌激素的避孕药，避免长时间制动、高脂血症等可能诱发血栓的因素；对于血清中存在持续阳性的抗磷脂抗体，无血栓等临床症状的患者，特别是三种抗体均阳性（三阳），或继发于结缔组织病的患者，可给予血栓的一级预防。已发生血栓的患者均需要长期抗血栓治疗，即二级预防。抗血栓药物主要包括抗凝药和抗血小板药物。

2. 抗凝药物：肝素、低分子肝素、华法林、直接口服抗凝药等。发生血栓的患者，急性期应用治疗量的肝素/低分子肝素抗凝，稳定后可过渡到口服华法林。华法林抗凝的目标值为凝血酶原时间的国际标准值（INR）2.0~3.0，对于反复血栓形成的患者抗凝的目标值可达 INR 3.0~4.0，但应警惕出血倾向。血小板计数 $< 5 \times 10^9$/L 时出血风险高，应根据病情酌情选择抗凝治疗。单纯抗凝治疗效果不佳者可联合阿司匹林抗血小板治疗。新型抗凝药物如直接抑制 Xa 因子药物利伐沙班、阿哌沙班和依度沙班，以及直接凝血酶抑制剂达比加群酯，目前已开展临床研究验证在 APS 患者的血栓二级预防的疗效。

3. 抗血小板聚集药物，包括阿司匹林、双嘧达莫、噻氯匹定、氯吡格雷等。在 APS 患者应用最广泛的是小剂量阿司匹林（75~100mg，每日 1 次）。

4. 妊娠期治疗：APS 患者在妊娠期治疗的目的是防止流产、先兆子痫和因胎盘供血不足导致的胎儿宫内发育迟缓等并发症。主要药物包括小剂量阿司匹林、预防量或治疗量低分子肝素。治疗的方案应根据不良妊娠的风险因素进行调整，分别给予单用阿司匹林、阿司匹林联合预防量低分子肝素，或阿司匹林联合治疗量低分子肝素的方案。高危风险因素包括多种抗磷脂抗体、抗体高滴度、合并系统性红斑狼疮、既往血栓病史，以及既往妊娠并发症等。治疗原则如下：①对于 aPL 阳性但无血栓形成或妊娠并发症史的女性，妊娠期间应考虑小剂量阿司匹林治疗；②对于反复早期流产（妊娠 10 周以内），或发生过妊娠 10 周以上流产或 34 周以内先兆子痫的患者，推荐小剂量阿司匹林联合预防剂量低分子肝素。低分子肝素用量为伊诺肝素 40mg/d，达肝素 5000U/d，或亭扎肝素 4500U/d；③对于既往有血栓史，或小剂量阿司匹林联合预防量低分子肝素治疗仍妊娠失败的 APS 患者，建议小剂量阿司匹林联合治疗剂量低分子肝素。阿司匹林的使用要点为：小剂量，通常为 75~100mg/d，妊娠前即可开始，整个妊娠期间一直使用至预产期前 1 周停，产后可恢复继续使用。对于妊娠前因血栓规律服用华法林的患者，为避免华法林的致畸作用，建议怀孕前 6 周停用该药，转为低分子肝素。低分子肝素在怀孕期间可持续使用，至分娩前 12 小时停药，分娩 12~24 小时后恢复肝素的使用；对于之前无血栓史者推荐使用直至分娩后 6 周，需终生抗凝者恢复华法林治疗。

5. 糖皮质激素：剂量和用法视病情而定。糖皮质激素通常不用，仅用于严重血小板减少、溶血性贫血、灾难性 APS 或严重神经系统受累等情况。

6. 免疫抑制剂：通常不应用于普通的 APS 患者，仅在特殊情况下和激素联合使用或单独使用。

7. 抗疟药和他汀类药物具有辅助预防血栓的作用，特别是在合并其他结缔组织病或高脂血症的患者。

8. 难治性 APS 或灾难性 APS：根据病情使用大剂量激素冲击、血浆置换、免疫吸附、大剂量丙种球蛋白或抗 CD20 单抗等。

（八）出院标准

1. 明确诊断。

2. 治疗有效。

3. 没有需要住院治疗的合并症和/或并发症。

> **释义**
>
> ■ 患者出院前应完成必需的检查项目（包括住院前门诊检查），诊断基本明确、治疗有效，无需要继续住院的特殊合并症或并发症。

（九）变异及原因分析

1. 对于 CAPS，且伴有影响本病治疗效果的合并症和/或并发症，需要进行相关检查及治疗，导致住院时间延长。

2. 血栓需转入血管外科取栓以及溶栓。

3. 妊娠胎儿发生危险，需要转入产科专科处置。

> **释义**
>
> ■ 变异情况分析：APS 患者出现特殊情况，如危及生命的 CAPS、抗血栓治疗特殊并发症（如肝素相关血小板减少等）、免疫治疗过程中发生感染、病情严重导致心力衰竭、呼吸衰竭等，需要延长住院时间；或需外科取栓；妊娠胎儿发生危险，需要转入产科专科处置，上述均为变异情况。

五、抗磷脂综合征临床路径给药方案

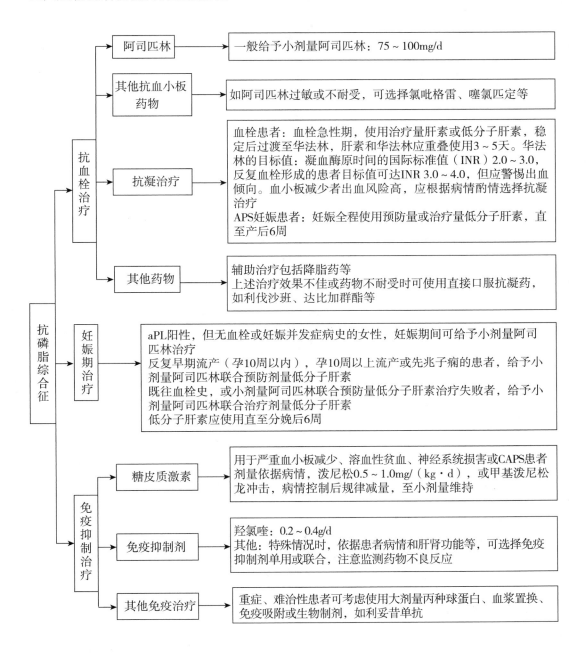

【用药选择】

抗磷脂综合征患者药物治疗的目的为预防血栓和流产，具体药物如下：

1. 抗血小板药物：小剂量阿司匹林，可用于 APS 患者的一级预防和二级预防。无禁忌证患者长期 75~100mg/d，口服应用。阿司匹林不能耐受患者可用氯吡格雷替代。

2. 抗凝药物：

（1）肝素或低分子肝素：作用于凝血因子Ⅱa 和Ⅹa，也可直接干扰抗磷脂抗体的作用，为需要迅速达到抗凝作用的首选药物。静脉血栓患者首先应用肝素或低分子肝素，使用方法为皮

下注射伊诺肝素 1mg/kg，每 12 小时 1 次，或达肝素钠 100IU/kg，每 12 小时 1 次，至少 5 天，与华法林重叠，然后转为华法林长期使用。

（2）华法林：华法林是双香豆素衍生物，为维生素 K 拮抗剂，作用于凝血因子Ⅱ、Ⅶ、Ⅸ、Ⅹ、蛋白 C 和蛋白 S，为预防动、静脉血栓最主要的药物。服用时从小剂量开始，根据凝血酶原时间的国际标准值（INR）进行调整，一般静脉血栓的抗凝强度为标准强度（INR 2～3）；动脉血栓患者可采用标准强度（INR 2～3）抗凝联合低剂量阿司匹林（小剂量阿司匹林），或者高强度（INR 3～4）抗凝。初始使用时应与肝素或低分子肝素重叠 3～5 天。

（3）新型口服抗凝药：包括直接抗 Xa 因子抑制剂沙班类药物和直接凝血酶抑制剂达比加群酯，该类药物目前对于 APS 患者为非适应证，可试用于上述抗凝药无效或不能耐受华法林的患者。

3. 免疫抑制药物：

（1）糖皮质激素：一般 APS 患者不需使用糖皮质激素。当患者发生严重血小板减少、溶血性贫血、神经系统损害或 CAPS 时需要使用。剂量依据病情，泼尼松 0.5～1.0mg/（kg·d），有危及生命的情况时可使用甲泼尼龙冲击，每日 500～1000mg，连续使用 3～5 天，之后序贯中至大剂量激素，病情控制后规律减量，至小剂量维持。

（2）传统免疫抑制剂：羟氯喹（200～400mg/d）可用于 APS 患者的长期预防和治疗，特别是合并系统性红斑狼疮的患者。其他免疫抑制剂包括环磷酰胺（口服或静脉）、霉酚酸酯（口服，1.5～2.0g/d）、他克莫司（2～4mg/d）、环孢素 A［3～5mg/（kg·d）］、甲氨蝶呤（10～15mg，每周 1 次）、来氟米特（20mg/d）、硫唑嘌呤［起始剂量为 1mg/（kg·d），如果能耐受，2～4 周后增至 2.0～2.5mg/（kg·d）］等。上述药物使用时应密切监测不良反应，如血常规、肝肾功能、血压以及胃肠道不良反应等。

（3）其他治疗：难治型患者，特别是 CAPS 患者病情危重，预后差，在上述积极治疗的基础上可使用血浆置换、大剂量丙种球蛋白或生物制剂（如利妥昔单抗）等。此类情况发生时应属于出临床路径的指征。

【药学提示】

1. 抗血小板和抗凝药物的作用相互补充，对于反复血栓或难治性 APS 患者可以联合使用。

2. 华法林的剂量反应关系变异很大，受许多因素影响，细胞色素 P450 基因、食物、药物等，因此需要严密监测。此外，华法林可通过胎盘，胎儿血药浓度接近母体值，因此不能用于妊娠期妇女。

3. 环磷酰胺：有口服和静脉注射两种用药方式，疗效相当。主要不良反应包括：骨髓抑制、感染、出血性膀胱炎、抑制生殖系统、消化系统症状、脱发、肝功能异常等。

4. 硫唑嘌呤：对于某些具有硫代嘌呤甲基转移酶（TPMT）活性低或缺乏的患者，服用硫唑嘌呤后会出现严重的骨髓抑制，可通过基因筛选鉴定高危人群。

5. 环孢素和他克莫司：均属于钙调磷酸酶抑制剂，通过阻断 IL-2 和生长因子介导的信号抑制 T 淋巴细胞的活化和增殖。对于血小板减少的患者有一定优势。主要不良反应：高血压、肾功能异常、震颤等。

6. 吗替麦考酚酯为嘌呤合成抑制剂，通过抑制次黄嘌呤单核苷酸脱氢酶，特异性地抑制淋巴细胞的增殖。

7. 甲氨蝶呤：甲氨蝶呤为叶酸类似物和二氢叶酸还原酶结合，抑制其活性，具有免疫调节、抗炎抗增殖作用。可通过口服、皮下或肌内注射方式给药，经肝脏代谢，经肾脏排泄。服药方式为每周 1 次，次日可服用叶酸以减少甲氨蝶呤的不良反应。不良反应包括：口腔溃疡、肝功能损伤、白细胞减少等。

8. 来氟米特：为异噁唑衍生物，可抑制淋巴细胞增殖和免疫反应。胃肠道吸收，经肝脏转化为活性形式 A77 1726，参与肠肝循环。不良反应包括腹部不适、恶心、转氨酶升高、高血压、过敏、体重下降等。

【注意事项】

1. 相关药物应用时应熟知其不良反应、禁忌证、药物间的交互作用及慎用人群。

2. 密切监测血栓和出血的风险。

六、抗磷脂综合征患者护理规范

1. **基础护理**：保持环境清洁干净，为患者提供安全、舒适的休养环境。预防跌倒，保障患者安全。

2. **专科护理**：

（1）血栓的护理：急性期血栓的患者，要卧床休息，减少活动。下肢血栓，有血栓的肢体要制动，每天测量双侧腿围，观察肢体皮肤颜色和皮肤温度。其他部位血栓配合医师进行相应的临床症状和体征观察。遵医嘱严格应用抗凝/抗血小板药物，注射低分子肝素前应评估皮肤有无出血点、淤斑。观察有无自发鼻腔出血及大便颜色等。注射低分子肝素后局部按压≥10分钟。定期监测血常规、凝血和国际标准化比率（INR），每日定时评估，严密观察血栓症状和抗凝后的出血倾向。血小板减少是抗磷脂综合征的另一重要表现。注意观察皮肤是否有新鲜出血点、牙龈出血等出血现象。

（2）预防流产/胎死宫内的护理：定期风湿免疫科、产科随诊；每日监测胎心、胎动，发现异常及时产科就诊；随时观察有无腹痛、阴道流血。避免注射低分子肝素的疼痛刺激产生宫缩。患者因妊娠失败史，容易发生精神紧张、恐惧。在护理此类患者时要耐心、细心，多与患者沟通，取得患者信任，同时要加强疾病知识宣教，使患者了解之前流产的原因，以及治疗的针对性和有效性，以增强患者治疗的信心。

（3）特殊用药护理：应用注射用人免疫球蛋白的患者，开始滴注速度为1.0ml/min（约20滴/分钟），持续15分钟后若无不良反应，可逐渐加快速度，最快滴注速度不得超过3.0ml/min（约60滴/分钟）。输注期间一般无不良反应，极个别患者可出现一过性头痛、心悸、恶心等不良反应，可能与输注速度过快或个体差异有关。上述反应大多轻微且常发生在输液开始1小时内，因此在输注的全过程定期观察患者的一般情况和生命体征，必要时减慢或暂停输注。本品应单独输注，不得与其他药物混合输用。

七、抗磷脂综合征患者营养治疗规范

1. 饮食均衡，以富含高蛋白、低脂肪、高维生素、易消化的食物为主。

2. 及时补充水分，特别是出汗过多或腹泻脱水后应及时补水。

3. 避免进食可能过敏的食物。

4. 由于华法林的浓度可受食物种类影响，在调整华法林剂量期间，饮食种类不宜过多、过杂。

八、抗磷脂综合征患者健康宣教

1. 抗磷脂综合征为慢性疾病，目前尚不能治愈，但可有效控制。患者应保持乐观态度，作息规律，保障充足的睡眠。急性期时以休养为主，稳定期可适当锻炼身体，增强体质，减少感染。

2. 避免可能诱发血栓的因素，如长时间制动、脱水、感染和服用含雌激素的避孕药等。

3. 服药期间既要注意新发血栓情况，又要观察是否有出血症状。

4. 规律随诊。

5. 怀孕期间产科和风湿科共同制订治疗方案，预防不良妊娠事件。

九、推荐表单

（一）医师表单

抗磷脂综合征临床路径医师表单

适用对象：第一诊断为抗磷脂综合征（APS）

患者姓名：	性别：	年龄：	门诊号：	住院号：
住院日期：　　年　月　日	出院日期：　　年　月　日			标准住院日：14~20 天

时间	住院第 1 天	住院第 2~5 天
主要诊疗工作	□ 询问病史及体格检查 □ 开实验室检查单，完成病历书写 □ 上级医师查房 □ 完成初步的疾病严重程度及疾病活动度的评价	□ 上级医师查房 □ 根据辅助检查结果，完成病情评估，并制订治疗计划 □ 观察药物不良反应 □ 住院医师书写病程记录
重点医嘱	**长期医嘱：** □ 风湿免疫科护理常规 □ 一级或二级护理 □ 膳食选择 **临时医嘱：** □ 血常规、尿常规、大便常规 □ 肝功能、肾功能、电解质、血糖、心肌酶、血凝分析、同型半胱氨酸 □ 胸部正侧位 X 线片、心电图、血管超声、MRA，腹部彩超 □ 皮肤、胎盘或其他组织活检 □ 免疫球蛋白、补体、红细胞沉降率、CRP □ 抗核抗体、自身抗体、抗心磷脂抗体、抗 β_2 GPI、LA □ 必要时肿瘤标志物、甲状腺功能五项、肺 CT、Coombs 试验	**长期医嘱：** □ 风湿免疫科护理常规 □ 一级或二级护理 □ 膳食选择 □ 抗凝药物：肝素、低分子肝素、华法林、抗血小板聚集药物（阿司匹林） □ 抗疟药，氯喹、羟氯喹 □ 必要时取栓、溶栓、抗凝 □ 必要时糖皮质激素、丙种球蛋白、血浆置换、免疫吸附、CD20 单抗 □ 必要时免疫抑制剂：视病情需要 □ 必要时给予质子泵抑制剂、胃黏膜保护剂 **临时医嘱：**
病情变异记录	□ 无　□ 有，原因： 1. 2.	□ 无　□ 有，原因： 1. 2.
医师签名		

时间	住院第 6~13 天	住院第 14~21 天 （出院日）
主要 诊疗 工作	□ 上级医师查房，治疗效果评估 □ 再次进行病情评估 □ 确定出院后治疗方案 □ 完成上级医师查房纪录	□ 上级医师进行病情评估，确定患者是否可以 　 出院 □ 完成出院小结 □ 向患者交代出院后注意事项 □ 预约复诊日期
重 点 医 嘱	**长期医嘱：** □ 根据病情调整长期用药 **临时医嘱：** □ 根据需要，复查有关检查	**出院医嘱：** □ 出院带药 □ 门诊随诊 □ 风湿免疫病慢病管理（心理、康复、自我评 　 估、用药指导、数据库录入）
病情 变异 记录	□ 无　□ 有，原因： 1. 2.	□ 无　□ 有，原因： 1. 2.
医师 签名		

（二）护士表单

抗磷脂综合征临床路径护士表单

适用对象：第一诊断为抗磷脂综合征（APS）

患者姓名：		性别： 年龄： 门诊号：		住院号：
住院日期： 年 月 日		出院日期： 年 月 日		标准住院日：14~20 天

时间	住院第 1~3 天	住院第 4~20 天
健康宣教	□ 入院宣教 　介绍主管医师、护士 　介绍环境、设施 　介绍住院注意事项	□ 用药前宣教 　使用的药物名称，作用及可能出现的不良反应 　做好自我防护，避免感染，避免发生血栓事件
护理处置	□ 核对患者，佩戴腕带 □ 建立入院护理病历 □ 卫生处置：剪指（趾）甲、更换病号服 □ 测量生命体征 □ 遵医嘱采血 □ 遵医嘱留取尿便送检 □ 影像、心肺功能检查	□ 遵医嘱完成使用药物阶段相关监测指标 □ 遵医嘱完成各种药物的发放和液体的输注
基础护理	□ 二级护理 □ 晨晚间护理 □ 患者安全管理	□ 一级或二级护理 □ 晨晚间护理 □ 患者安全管理
专科护理	□ 测体温、脉搏、血压、血糖	□ 遵医嘱给药 □ 遵医嘱监测病情变化 □ 观察血栓相关问题
重点医嘱	□ 详见医嘱执行单	□ 详见医嘱执行单
病情变异记录	□ 无 □ 有，原因： 1. 2.	□ 无 □ 有，原因： 1. 2.
护士签名		

（三）患者表单

抗磷脂综合征临床路径患者表单

适用对象：第一诊断为抗磷脂综合征（APS）

患者姓名：	性别：　　年龄：　　门诊号：	住院号：
住院日期：　　年　月　日	出院日期：　　年　月　日	标准住院日：14~20 天

时间	入院第 1~4 天	住院第 5~10 天	出院日
医患配合	□ 配合询问病史、收集资料，务必详细告知既往史、用药史、过敏史 □ 如需进行活检，签署手术知情同意书等	□ 配合签署关于治疗用药的各种必要的知情同意书 □ 治疗中使用药物如有不适，及时告诉医师	□ 接受出院前指导 □ 知道复诊程序 □ 获取出院诊断书
护患配合	□ 配合测量体温、脉搏、呼吸、血压 □ 配合完成入院护理评估（简单询问病史、过敏史、用药史） □ 接受入院宣教（环境介绍、病室规定、订餐制度、贵重物品保管等） □ 有任何不适告知护士	□ 接受疾病相关知识宣教 □ 配合使用药物 □ 有任何不适告知护士 □ 配合定时测量生命体征、每日病情询问 □ 配合做好病房消毒，避免感染 □ 配合执行探视及陪伴	□ 接受出院宣教 □ 办理出院手续 □ 获取出院带药 □ 知道服药方法、作用、注意事项 □ 了解复查的时间及项目 □ 知道复印病历方法
饮食	□ 如无禁忌，正常饮食	□ 如无禁忌，正常饮食	□ 如无禁忌，正常饮食
排泄	□ 正常排尿便	□ 正常排尿便	□ 正常排尿便
活动	□ 如无须活检，正常活动	□ 加强防护，避免感染	□ 加强防护，避免血栓及感染

附：原表单（2016 年版）

抗磷脂综合征（APS）临床路径表单

适用对象：第一诊断为抗磷脂综合征（APS）

患者姓名：	性别：	年龄：	门诊号：	住院号：
住院日期： 年 月 日	出院日期： 年 月 日			标准住院日：14~20 天

时间	住院第 1 天	住院第 2~5 天
主要诊疗工作	□ 询问病史及体格检查 □ 开实验室检查单，完成病历书写 □ 上级医师查房 □ 完成初步的疾病严重程度及疾病活动度的评价	□ 上级医师查房 □ 根据辅助检查结果，完成病情评估，并制订治疗计划 □ 观察药物不良反应 □ 住院医师书写病程记录
重点医嘱	长期医嘱： □ 风湿免疫科护理常规 □ 一级或二级护理 □ 膳食选择 临时医嘱： □ 血常规、尿常规、大便常规 □ 肝功能、肾功能、电解质、血糖、心肌酶、血凝分析、同型半胱氨酸 □ 胸部正侧位 X 线片、心电图、血管超声、MRA，腹部彩超 □ 皮肤、胎盘或其他组织活检 □ 免疫球蛋白、补体、红细胞沉降率、CRP □ 抗核抗体、自身抗体、抗磷脂抗体、抗 β_2 GPI、LA □ 必要时肿瘤标志物、甲状腺功能五项、肺 CT、Coombs 试验	长期医嘱： □ 风湿免疫科护理常规 □ 一级或二级护理 □ 膳食选择 □ 抗凝药物：肝素、低分子肝素、华法林、抗血小板聚集药物（阿司匹林） □ 抗疟药，氯喹、羟氯喹 □ 必要时取栓、溶栓、抗凝 □ 必要时糖皮质激素、丙种球蛋白、血浆置换、免疫吸附、CD20 单抗 □ 必要时免疫抑制剂：视病情需要 □ 必要时给予质子泵抑制剂、胃黏膜保护剂 临时医嘱：
主要护理工作	□ 介绍病房环境、设施和设备 □ 入院护理评估，制订护理计划 □ 协助患者完成实验室检查及辅助检查 □ 风湿免疫病慢病管理（心理、康复、自我评估、用药指导、数据库录入）	□ 观察患者一般情况及病情变化 □ 观察疗效和药物不良反应 □ 进行疾病相关健康教育
病情变异记录	□ 无 □ 有，原因： 1. 2.	□ 无 □ 有，原因： 1. 2.
护士签名		
医师签名		

时间	住院第 6~13 天	住院第 14~21 天 （出院日）
主要 诊疗 工作	□ 上级医师查房，治疗效果评估 □ 再次进行病情评估 □ 确定出院后治疗方案 □ 完成上级医师查房纪录	□ 上级医师进行病情评估，确定患者是否可以 　出院 □ 完成出院小结 □ 向患者交代出院后注意事项 □ 预约复诊日期
重 点 医 嘱	长期医嘱： □ 根据病情调整长期用药 临时医嘱： □ 根据需要，复查有关检查	出院医嘱： □ 出院带药 □ 门诊随诊 □ 风湿免疫病慢病管理（心理、康复、自我评 　估、用药指导、数据库录入）
主要 护理 工作	□ 观察患者一般情况 □ 观察疗效和药物不良反应 □ 恢复期生活和心理护理 □ 出院准备指导	□ 告知复诊计划，就医指征 □ 帮助患者办理出院手续 □ 出院指导
病情 变异 记录	□ 无　□ 有，原因： 1. 2.	□ 无　□ 有，原因： 1. 2.
护士 签名		
医师 签名		

第十八章

肉芽肿性多血管炎临床路径释义

【医疗质量控制指标】

指标一、诊断需结合临床表现，血清 ANCA 检查以及必要的病理诊断。

指标二、治疗方案选择前应正确评价病情活动情况及并发症。

指标三、合理使用糖皮质激素和免疫抑制剂。

指标四、正确使用甲氧苄啶/磺胺甲基异噁唑。

一、肉芽肿性多血管炎编码

1. 原编码：

疾病名称及编码：肉芽肿性多血管炎（韦格纳肉芽肿）（ICD-10：M31.300）

2. 修改编码：

疾病名称及编码：肉芽肿性多血管炎（韦格纳肉芽肿）（ICD-10：M31.3）

二、临床路径检索方法

M31.3

三、国家医疗保障疾病诊断相关分组（CHS-DRG）

MDCI 肌肉、骨骼疾病及功能障碍

IT2 慢性炎症性肌肉骨骼结缔组织疾患

四、肉芽肿性多血管炎临床路径标准住院流程

（一）适用对象

第一诊断为肉芽肿性多血管炎（韦格纳肉芽肿）（ICD-10：M31.300）。

> **释义**
>
> ■肉芽肿性多血管炎（GPA），既往称为韦格纳肉芽肿（WG），2012 年在 Chapel Hill 会议上正式将其更名为 GPA，是一种坏死性肉芽肿性血管炎，目前病因不明，病变累及全身小动脉、静脉及毛细血管，偶尔累及大动脉，其病理以血管壁的炎症为特征。全身多个脏器均可受累，但常见上呼吸道、下呼吸道及肾脏受累。本路径适用于肉芽肿性多血管炎。

（二）诊断依据

采用 1990 年美国风湿病学会（ACR）分类标准：

1. 鼻或口腔炎症：痛性或无痛性口腔溃疡，脓性或血性鼻腔分泌物。

2. X 线胸片异常：胸片示结节、固定浸润病灶或空洞。

3. 尿沉渣异常：镜下血尿（红细胞＞5/高倍视野）或出现红细胞管型。

4. 病理性肉芽肿性炎性改变：动脉壁或动脉周围，或血管（动脉或微动脉）外区有中性粒

细胞浸润。

符合 2 条或 2 条以上时可诊断为肉芽肿性多血管炎，诊断的敏感度和特异度分别为 88.2% 和 92.0%。

释义

■ 目前肉芽肿性多血管炎诊断所采用的分类标准仍为 1990 年的分类标准。这一分类标准将 GPA 典型的上呼吸道、下呼吸道（肺）、肾脏损害等临床表现，以及动脉壁的肉芽肿性这一典型的病理表现作为诊断依据，对于提高 GPA 诊断特异度有非常重要的意义。但是该分类标准并未纳入其他的一些临床表现如乏力、发热、眼部表现、皮肤表现、神经系统表现、关节病变、心包炎等一些不典型的表现，而且并未纳入抗中性粒细胞胞质抗体（ANCA）这一自身抗体的检测结果，而这些指标无疑将会增加 GPA 诊断的敏感度，因此在诊断时也应考虑到。同时，诊断中也应考虑到其他一些可引起上述临床表现的疾病，如显微镜下多血管炎、嗜酸性 GPA、淋巴瘤样肉芽肿等。因此，应仔细做好鉴别诊断。

■ 随着近年对于 GPA 的研究深入，2017 年 ACR 和 EULAR 颁布新的 GPA 的分类标准（草案表 18-1），该标准首次提出使用"减分"来除外其他小血管的诊断，在标准中涵盖临床表现、影像学、病理学、血清学等多个 GPA 特征，更符合风湿科临床医生的临床工作实践。该标准适用于经风湿科医师判断，已确定患有小血管炎的患者，为确定其是否患有 GPA 所设置，这也是该标准制定时使用的统计方法的假设前提。

表 18-1　2017 年肉芽肿性多血管炎（GPA）分类标准（暂定）

临床标准分值	
鼻腔血性分泌物、溃疡、鼻痂或鼻窦-鼻腔充血/不通畅、鼻中隔缺陷或穿孔	3 分
软骨受累	2 分
传导性或感音神经性听力下降或丧失	1 分
实验室检查	
c-ANCA 或 PR3-ANCA 抗体阳性	5 分
胸部影像检查提示结节、包块或空洞形成	2 分
病理见肉芽肿性炎性病变	2 分
局灶性或弥漫性鼻和副鼻窦炎及影像上乳突炎	2 分
极少或没有免疫复合物沉积的肾小球肾炎	1 分
p-ANCA 或 MPO-ANCA 抗体阳性	-1 分
嗜酸性粒细胞计数 $> 1.0 \times 10^9$/L	-4 分

注：以上 10 项评分总和 >5 评分的患者可以分类诊断为 GPA

(三) 治疗方案的选择

根据《临床诊疗指南·风湿病学分册》（中华医学会编著，人民卫生出版社），《肉芽肿性多血管炎诊断及治疗指南》（中华医学会风湿病学分会，2010 年）。

1. 一般治疗：休息，对症治疗。
2. 药物治疗：糖皮质激素、免疫抑制剂等。
3. 其他治疗：IVIg、复方磺胺甲噁唑、生物靶向制剂、血浆置换或免疫吸附等。

> **释义**
>
> ■ 治疗方案的选择和治疗依据也可以参考 2016 年 EULAR/ERA-EDTA 颁布的 ANCA 相关血管炎的管理建议；2016 年加拿大血管炎研究组颁布的 ANCA 相关血管炎的管理建议。
>
> ■ GPA 的治疗可分为诱导缓解、维持治疗、控制复发等 3 个阶段。药物治疗是治疗的基础。制订治疗方案前，应仔细评估患者的病情和并存疾病。目前通常评估病情采用的方法是伯明翰血管炎评分（BVAS）2003，BVAS > 15 分则考虑病情活动。如药物控制不佳，则考虑其他治疗方法。
>
> ■ 生活中应注意戒烟，尽量避免感染。用免疫抑制剂和激素治疗时，应注意预防感染。对于声门下狭窄、支气管狭窄等患者可以考虑外科治疗。

(四) 标准住院日 7~10 天

> **释义**
>
> ■ 完善相关实验室检查，判断病情制订治疗方案 1~3 天，糖皮质激素及免疫抑制剂使用在第 4~7 天实施，如患者行组织活检，或需使用糖皮质激素冲击或丙种球蛋白冲击治疗，可延长住院日 3 天。总住院时间不超过 10 天均符合路径要求。

(五) 进入路径标准

1. 第一诊断必须符合 ICD-10 肉芽肿性多血管炎（韦格纳肉芽肿）疾病编码：M31.300。
2. 当患者同时具有其他疾病诊断，但在住院期间不需要特殊处理也不影响第一诊断的临床路径流程实施时，可以进入路径。
3. 有明显影响肉芽肿性多血管炎常规治疗的情况，不进入肉芽肿性多血管炎临床路径。

> **释义**
>
> ■ 进入本路径的标准必须是符合指南中明确诊断的 GPA 患者。
>
> ■ 需要除外患有未经治疗的恶性肿瘤，未经治疗的结核感染以及急性重症病毒性肝炎等疾病的患者。
>
> ■ 患者如合并糖尿病、胃溃疡、不严重的感染等疾病，也可以进入本路径，但应密切监测血糖，胃部病变以及积极控制感染等，并及时调整糖皮质激素和抗菌药物的使用。

（六）住院期间的检查项目

1. 必需的检查项目：

（1）血常规、尿常规、大便常规。

（2）肝功能、肾功能、血糖、血脂、电解质、红细胞沉降率（ESR）、C反应蛋白（CRP）、凝血功能、感染性疾病筛查（乙型肝炎、丙型肝炎、梅毒、艾滋病等）、肿瘤筛查。

（3）抗核抗体谱、类风湿因子、抗CCP抗体、抗中性粒细胞胞质抗体（ANCA）、免疫球蛋白及补体。

（4）心电图、心脏彩超、胸部CT、肝胆胰脾彩超、骨密度。

2. 根据患者病情可选择进行：耳鼻喉及眼部相关检查、纤维支气管镜、肾活检、肺活检、皮肤活检、自身免疫性肝炎抗体、抗磷脂抗体谱、血气分析、磁共振检查、HBV-DNA、HCV-RNA、PCT、^{13}C呼气试验、消化内镜检查。

> **释义**
>
> ■ 必查项目是初步诊断GPA，了解患者GPA累及的脏器范围，是否存在潜在其他疾病和是否存在使用药物禁忌的必要检查。相关人员应认真分析检查结果，以便及时发现异常情况并采取对应处置。
>
> ■ 累及脏器部位的活检，自身免疫性肝炎抗体，抗磷脂抗体的检查，血气分析，头颅磁共振检查等有助于做好鉴别诊断以及判断受累脏器的损害程度，有助于制订治疗方案。
>
> ■ HBV-DNA、HCV-RNA定量检查是在初筛中发现患者既往感染HBV、HCV，进一步评价其病毒复制情况，为使用免疫抑制剂治疗提供参考。PCT检查则是除外患者是否存在急性感染，以备在使用免疫抑制剂时给予抗感染治疗，避免感染加重。^{13}C呼气试验及消化内镜检查则是为了解患者胃肠道是否存在溃疡等疾患或潜在风险，从而在加用糖皮质激素治疗时及时给予胃黏膜保护剂。

（七）治疗方案与药物选择

1. 一般治疗：休息，针对皮疹、血尿、咯血等对症治疗。

2. 药物治疗：糖皮质激素，免疫抑制剂（环磷酰胺、甲氨蝶呤、硫唑嘌呤、环孢素等），复方磺胺甲噁唑，生物靶向制剂、IVIg、血浆置换或免疫吸附等。

3. 必要时抗感染、保护胃黏膜、保肝、防治骨质疏松等治疗。

> **释义**
>
> ■ 患者治疗期间应注意休息，避免感染，如有急性出血如咯血，则应给予相应止血药。
>
> ■ 如无重要脏器损害或患者已经处于维持缓解期，可考虑使用糖皮质激素联合甲氨蝶呤（MTX）、硫唑嘌呤（AZA）、吗替麦考酚酯（MMF）、环孢素（CSA）治疗。
>
> ■ 如有重要脏器损害或危重患者以及难治性GPA，可考虑使用环磷酰胺或生物制剂（包括CD20单抗和TNF抑制剂）联合糖皮质激素治疗，必要时可糖皮质激素冲击治疗；如果控制不佳，或肾损害病情进展较快或出现肺泡出血，可考虑使用血

浆置换。采用血浆置换，仍需要与糖皮质激素和其他免疫抑制剂联用。丙种球蛋白可于病情危重时以冲击剂量使用，尤其是在合并感染的情况下，免疫球蛋白还具有广谱抗病毒、抗细菌及中和循环性抗体的作用。

■用免疫抑制剂和激素治疗时，应注意患者出现继发感染的可能，必要时可给予抗感染治疗。应密切注意预防肺孢子菌病所致的肺炎。对于病变局限于上呼吸道以及已用糖皮质激素和免疫抑制剂控制病情者，可选用甲氧苄啶/磺胺甲基异噁唑进行抗感染治疗，认为有良好疗效，能预防复发，延长生存时间。

■病情稳定的患者，可在医师指导下糖皮质激素逐渐减量。

■患者使用激素同时即应给予钙制剂和骨化三醇等，避免骨质疏松。

■有消化道溃疡或出血的高风险患者，应给予质子泵抑制剂和胃黏膜保护剂。

（八）出院标准

1. 症状明显缓解。
2. 病情稳定。
3. 没有需要继续住院治疗的合并症和/或并发症。

> **释义**
>
> ■患者出院前应完成必须复查的项目，确认已无发热、无活动性肺出血等。服用糖皮质激素和免疫抑制剂等药物，无特殊不适和并发症发生。活检部位无出血和感染。无其他需要继续住院治疗的并发症。

（九）变异及原因分析

1. 伴有其他疾病，需要进行相关诊断和治疗，导致住院时间延长。
2. 治疗无效或者病情进展，需要进行相关诊断和治疗，导致住院时间延长。
3. 伴有影响本病治疗效果的合并症和并发症，需要进行相关诊断和治疗。

> **释义**
>
> ■变异是指入选临床路径的患者未能按路径流程完成医疗行为或未达到预期的医疗质量控制目标。这包含三方面情况：①按路径流程完成治疗，但出现非预期结果，可能需要后续进一步处理。如本路径治疗后患者出现严重并发症，如急性消化道出血或严重肺部感染，必须进行必要的治疗。②按路径流程完成治疗，但超出了路径规定的时限。实际住院日超出标准住院日要求，或未能在规定的时间内达到患者重要脏器急性损害的缓解，如患者生命体征仍不平稳，仍有活动性肺出血。③不能按路径流程完成治疗，患者需要中途退出路径。如治疗过程中出现严重并发症，导致必须终止路径或需要转入其他路径进行治疗等。对这些患者，主管医师均应进行变异原因的分析，并在临床路径的表单中予以说明。

■ GPA 治疗常见的并发症: 激素和免疫抑制剂使用后患者出现血压增高, 血糖增高, 肝功能异常, 以及恶心、呕吐等胃肠道不耐受表现; 包括革兰阳性菌、革兰阴性菌、真菌等多种微生物在内的各器官感染; 急性消化道出血; 穿刺部位出血, 如肾脏包膜下大量出血, 肺穿刺后气胸等。

■ 医师认可的变异原因主要指患者入选路径后, 医师在检查及治疗过程中发现患者合并存在一些事前未预知的对本路径治疗可能产生影响的情况, 需要终止执行路径或者是延长治疗时间、增加治疗费用。医师需在表单中明确说明。

■ 因患者方面的主观原因导致执行路径出现变异, 也需要医师在表单中予以说明。

五、肉芽肿性多血管炎临床路径给药方案

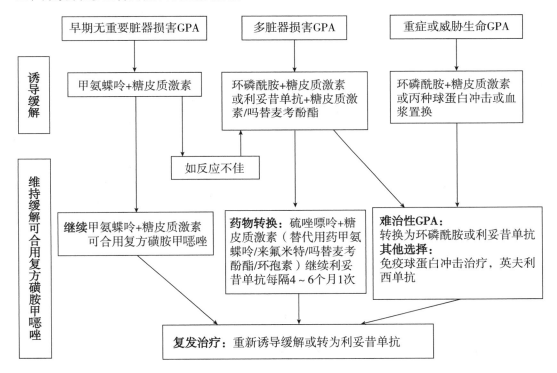

【用药选择】

1. 对于新发的危及器官和生命的 AAV 患者诱导缓解, 推荐使用糖皮质激素联合环磷酰胺或者利妥昔单抗。环磷酰胺证据等级 1A, 利妥昔单抗证据等级 1A, 推荐级别均为 A。

2. 对于无器官累及的 AAV 患者诱导缓解, 推荐使用糖皮质激素联合甲氨蝶呤或者吗替麦考酚酯。甲氨蝶呤证据等级 1B, 推荐级别 B; 吗替麦考酚酯等级 1B, 推荐级别 A。

3. 对于危及器官和生命的 AAV 复发患者, 推荐与治疗新发疾病一样, 使用糖皮质激素联合环磷酰胺或者利妥昔单抗。

4. 对于新发和复发的 AAV 患者, 一旦出现快速进展性肾小球肾炎, 血肌酐水平≥500mmol/L (5.7mg/dl) 时可考虑使用血浆置换。证据等级 1B; 推荐级别 B。

5. 血浆置换也可以用于弥漫性肺泡出血。证据等级 3; 推荐级别 C。

6. 为维持 AAV 患者的缓解, 推荐使用小剂量糖皮质激素联合硫唑嘌呤或利妥昔单抗, 或甲

氨蝶呤或吗替麦考酚酯。硫唑嘌呤证据等级 1B；推荐级别 A；利妥昔单抗证据等级 1B；推荐级别 A；甲氨蝶呤证据等级 1B；推荐级别 A；吗替麦考酚酯证据等级 1B；推荐级别 A。在维持缓解方面，来氟米特（20~30mg/d）可能比甲氨蝶呤有效，但是也有更多的不良反应。因此在患者不能耐受硫唑嘌呤、甲氨蝶呤、吗替麦考酚酯或利妥昔单抗的情况下，可以考虑作为二线治疗药物的来氟米特。

7. 对于难治性 AAV 患者的诱导缓解治疗，推荐将环磷酰胺换成利妥昔单抗，或者将利妥昔单抗换成环磷酰胺，这些患者应该在有经验的风湿病中心密切指导下或者直接转诊到这些中心治疗，以便进一步评估病情和有可能参加临床试验。证据等级 3；推荐级别 C。

8. 为预防感染，可使用甲氧苄啶/磺胺甲基异噁唑。

【药学提示】

1. 患者因需要长期使用免疫抑制剂治疗，因此使用前应除外急性感染、结核感染、病毒性肝炎等疾病，依此决定治疗 GPA 时是否必要给予相应的抗感染治疗。

2. 患者使用免疫抑制剂治疗前（除使用激素外），要检查血常规、肝肾功等，如有严重异常，则禁止使用。

3. 使用激素及免疫制剂治疗前，应提前检查患者血糖、血压等基础值，并给予必要的治疗。

【注意事项】

1. 患者因长期使用糖皮质激素，应监测血糖、血压等事件，并注意防止骨质疏松、白内障、青光眼等激素带来的不良反应。血压升高，血糖升高时，应积极对症治疗。骨质疏松则应在开始加用激素同时补钙治疗。激素应在尽可能情况下减量，以防止白内障、青光眼等发生，如确有发生，建议患者眼科会诊治疗。

2. 患者长期使用糖皮质激素，应注意观察患者继发胃溃疡的发生，必要时给予质子泵抑制剂。

3. 患者使用环孢素、甲氨蝶呤、来氟米特、吗替麦考酚酯、环磷酰胺等免疫抑制剂时，要定期检查血常规、肝肾功能、尿常规等，防止药物对血液系统、肝功能的损害；注意环磷酰胺引起的出血性膀胱炎；注意监测来氟米特、环孢素引起的血压升高。出现上述情况，必要时可停用或换用其他药物治疗，并于相应专科治疗。

4. 患者使用免疫抑制剂期间应避免接种活疫苗。

六、肉芽肿性多血管炎患者护理规范

1. 加强心理护理，指导患者增加对疾病知识以及治疗药物作用和副作用的认识，树立战胜疾病的信心。

2. 加强用药护理，定期监测患者血压、血糖，定期复查血常规、肝功能、肾功能，教育患者遵医嘱用药，切忌自行加减药物或停药。

3. 针对不同的脏器受累，制定相应的专科护理措施。

4. 减少感染风险。

七、肉芽肿性多血管炎患者营养治疗规范

1. 低脂、低盐、优质蛋白、易消化饮食，同时补充维生素，避免进食生冷粗糙的食物。

2. 伴有肾功能不全，高血压和心功能不全等重要脏器损害的患者，应制定对应的营养规范。

八、肉芽肿性多血管炎患者健康宣教

1. 指导患者院外要严格按医嘱正确用药，定期复诊。

2. 生活规律，加强营养，合理饮食。

3. 戒烟酒，避免到公共场所聚集，避免劳累过度。

4. 如有病情变化，及时就诊。

九、推荐表单

（一）医师表单

肉芽肿性多血管炎临床路径医师表单

适用对象：第一诊断为肉芽肿性多血管炎（ICD-10：M31.300）

患者姓名：	性别：　年龄：　门诊号：	住院号：
住院日期：　　年　月　日	出院日期：　　年　月　日	标准住院日：7~10天

时间	住院第1天	住院第2~3天	住院第4~10天
主要诊疗工作	□ 询问病史及体格检查 □ 进行病情初步评估 □ 完成病历书写 □ 开实验室检查单	□ 上级医师查房 □ 分析病情，初步诊断，制订诊疗计划 □ 根据病情调整基础用药 □ 申请相关科室会诊 □ 向患者及家属交代病情 □ 签署各种必要的知情同意书、自费用品协议书 □ 必要时协助患者完成检查 □ 书写病程记录	□ 上级医师查房 □ 评估检查结果，明确诊断 □ 病情评估，根据病情调整治疗方案 □ 观察药物不良反应 □ 确认有无并发症 □ 书写病程记录 □ 必要时完成诊断证明书 □ 患者教育
重点医嘱	**长期医嘱：** □ 风湿免疫科护理常规 □ 膳食选择 □ 一级或二级护理 □ 对症治疗 □ 既往基础用药 **临时医嘱：** □ 血常规、尿常规、大便常规 □ 肝功能、肾功能、血糖、血脂、电解质、ESR、CRP、凝血功能、感染性疾病筛查、ANA谱、RF、抗CCP抗体、免疫球蛋白及补体 □ 心电图、心脏彩超、胸部CT、肝胆胰脾彩超、骨密度 □ 必要时进行：纤维支气管镜、肾活检、肺活检、皮肤活检、自身免疫性肝炎抗体、抗磷脂抗体谱、血气分析、磁共振检查、HBV-DNA、HCV-RNA、PCT、^{13}C呼气试验、消化内镜检查	**长期医嘱：** □ 风湿免疫科护理常规 □ 膳食选择 □ 一级或二级护理 □ 继续对症治疗 □ 必要时调整既往用药 **临时医嘱：** □ 其他特殊或补充医嘱	**长期医嘱：** □ 风湿病护理常规 □ 一级或二级护理 □ 膳食选择 □ 继续对症治疗 □ 根据实验室检查结果调整抗风湿药，可给予糖皮质激素，免疫抑制剂（环磷酰胺、甲氨蝶呤、硫唑嘌呤、环孢素等），复方磺胺甲噁唑、生物靶向制剂、IVIg、血浆置换或免疫吸附等 □ 必要时给予质子泵抑制剂、胃黏膜保护剂、抗感染、保肝治疗 □ 需要时给予钙剂、阿法骨化醇、双膦酸盐防治骨质疏松治疗 □ **临时医嘱：** □ 必要时复查血常规、CRP、ESR、补体、肝功能、肾功能、血糖、电解质、胸部CT □ 异常指标复查
病情变异记录	□ 无　□ 有，原因： 1. 2.	□ 无　□ 有，原因： 1. 2.	□ 无　□ 有，原因： 1. 2.
医师签名			

（二）护士表单

肉芽肿性多血管炎临床路径护士表单

适用对象：第一诊断为肉芽肿性多血管炎（ICD-10：M31.300）

患者姓名：	性别：　　年龄：　　门诊号：	住院号：
住院日期：　　年　月　日	出院日期：　　年　月　日	标准住院日：7~10 天

时间	住院第 1 天	住院第 2~10 天
健康宣教	□ 入院宣教 　介绍主管医师、护士 　介绍环境、设施 　介绍住院注意事项	□ 用药前宣教 　使用的药物名称，作用及可能出现的不良反应做好自我防护，避免感染
护理处置	□ 核对患者，佩戴腕带 □ 建立入院护理病历 □ 卫生处置：剪指（趾）甲、更换病号服 □ 测量生命体征 □ 遵医嘱采血 □ 遵医嘱留取尿便送检 □ 影像、心肺功能检查	□ 遵医嘱完成使用药物阶段相关监测指标 □ 遵医嘱完成各种药物的发放和液体的输注
基础护理	□ 二级护理 □ 晨晚间护理 □ 患者安全管理	□ 一级或二级护理 □ 晨晚间护理 □ 患者安全管理
专科护理	□ 测体温、脉搏、血压、血糖	□ 遵医嘱晨 8：30 给予激素 □ 遵医嘱监测血压、血糖的变化
重点医嘱	□ 详见医嘱执行单	□ 详见医嘱执行单
病情变异记录	□ 无　□ 有，原因： 1. 2.	□ 无　□ 有，原因： 1. 2.
护士签名		

（三）患者表单

肉芽肿性多血管炎临床路径患者表单

适用对象：第一诊断为肉芽肿性多血管炎（ICD-10：M31.300）

患者姓名：	性别：　　年龄：　　门诊号：	住院号：
住院日期：　　年　月　日	出院日期：　　年　月　日	标准住院日：7~10 天

时间	入院第 1~3 天	住院第 4~10 天	出院日
医患配合	□ 配合询问病史、收集资料，请务必详细告知既往史、用药史、过敏史 □ 如需进行活检，签署手术知情同意书等	□ 配合签署关于治疗用药的各种必要的知情同意书 □ 治疗中使用药物如有不适，及时告诉医师	□ 接受出院前指导 □ 知道复诊程序 □ 获取出院诊断书
护患配合	□ 配合测量体温、脉搏、呼吸、血压 □ 配合完成入院护理评估（简单询问病史、过敏史、用药史） □ 接受入院宣教（环境介绍、病室规定、订餐制度、贵重物品保管等） □ 有任何不适请告知护士	□ 接受术后宣教 □ 配合静脉输液、皮下及肌内注射用药等之类 □ 有任何不适请告知护士 □ 配合定时测量生命体征、每日询问尿便，监测血糖 □ 配合做好病房消毒，避免感染 □ 配合执行探视及陪伴	□ 接受出院宣教 □ 办理出院手续 □ 获取出院带药 □ 知道服药方法、作用、注意事项 □ 了解复查的时间及项目 □ 知道复印病历方法
饮食	□ 如无禁忌，正常饮食	□ 如无禁忌，正常饮食	□ 正常饮食
排泄	□ 正常排尿便	□ 正常排尿便	□ 正常排尿便
活动	□ 如无须活检，正常活动	□ 加强防护，避免感染	□ 加强防护，避免感染

附：原表单（2016年版）

肉芽肿性多血管炎临床路径表单

适用对象：第一诊断为肉芽肿性多血管炎（ICD-10：M31.300）

患者姓名：	性别：　　年龄：　　门诊号：	住院号：
住院日期：　　年　月　日	出院日期：　　年　月　日	标准住院日：7~10天

时间	住院第1天	住院第2天	住院第3~6天
主要诊疗工作	□ 询问病史及体格检查 □ 进行病情初步评估 □ 完成病历书写 □ 开实验室检查单	□ 上级医师查房 □ 分析病情，初步诊断，制定诊疗计划 □ 根据病情调整基础用药 □ 申请相关科室会诊 □ 向患者及家属交代病情 □ 签署各种必要的知情同意书、自费用品协议书 □ 必要时协助患者完成检查 □ 书写病程记录	□ 上级医师查房 □ 评估检查结果，明确诊断 □ 病情评估，根据病情调整治疗方案 □ 观察药物不良反应 □ 确认有无并发症 □ 书写病程记录 □ 必要时完成诊断证明书 □ 患者教育
重点医嘱	**长期医嘱：** □ 风湿免疫科护理常规 □ 膳食选择 □ 一级或二级护理 □ 对症治疗 □ 既往基础用药 **临时医嘱：** □ 血常规、尿常规、大便常规 □ 肝功能、肾功能、血糖、血脂、电解质、ESR、CRP、凝血功能、感染性疾病筛查、ANA谱、RF、抗CCP抗体、免疫球蛋白及补体 □ 心电图、心脏彩超、胸部CT、肝胆胰脾彩超、骨密度 □ 必要时进行：纤维支气管镜、肾活检、肺活检、皮肤活检、自身免疫性肝炎抗体、抗磷脂抗体谱、血气分析、磁共振检查、HBV-DNA、HCV-RNA、PCT、^{13}C呼气试验、消化内镜检查	**长期医嘱：** □ 风湿免疫科护理常规 □ 膳食选择 □ 一级或二级护理 □ 继续对症治疗 □ 必要时调整既往用药 **临时医嘱：** □ 其他特殊或补充医嘱	**长期医嘱：** □ 风湿病护理常规 □ 一级或二级护理 □ 膳食选择 □ 继续对症治疗 □ 根据实验室检查结果调整抗风湿药，可给予糖皮质激素，免疫抑制剂（环磷酰胺、甲氨蝶呤、硫唑嘌呤、环孢素等），复方磺胺甲噁唑、生物靶向制剂、IVIg、血浆置换或免疫吸附等 □ 必要时给予质子泵抑制剂、胃黏膜保护剂、抗感染、保肝治疗 □ 需要时给予钙剂、阿法骨化醇、双膦酸盐防治骨质疏松治疗 **临时医嘱：** □ 必要时复查血常规、CRP、ESR、补体、肝功能、肾功能、血糖、电解质、胸部CT □ 异常指标复查

续　表

时间	住院第 1 天	住院第 2 天	住院第 3~6 天
主要护理工作	□ 介绍病房环境、设施和设备 □ 入院护理评估 □ 风湿免疫病慢病管理（心理、康复、自我评估、用药指导、数据库录入）	□ 患者教育 □ 观察患者病情变化 □ 观察药物疗效和不良反应 □ 静脉取血，用药指导	□ 患者教育 □ 观察患者病情变化 □ 观察药物疗效和不良反应 □ 心理与生活护理
病情变异记录	□ 无　□ 有，原因： 1. 2.	□ 无　□ 有，原因： 1. 2.	□ 无　□ 有，原因： 1. 2.
护士签名			
医师签名			

时间	出院前 1~3 天	住院第 7~10 天 （出院日）
主要 诊疗 工作	□ 上级医师查房 □ 病情评估、疗效及不良反应评估 □ 确定出院后长期系统的治疗方案 □ 明确出院时间	□ 完成出院相关医疗文件 □ 交代出院后的注意事项及就医指征 □ 预约复诊日期 □ 交代复查项目
重 点 医 嘱	**长期医嘱：** □ 风湿免疫科护理常规 □ 一级或二级护理 □ 根据病情调整长期用药 **临时医嘱：** □ 根据需要复查相关指标	**出院医嘱：** □ 出院带药
主要 护理 工作	□ 患者教育 □ 观察患者病情变化 □ 观察药物疗效和不良反应 □ 生活和心理护理 □ 出院准备指导	□ 指导患者办理出院手续 □ 风湿免疫病慢病管理（心理、康复、自我评估、用药指导、数据库录入）
病情 变异 记录	□ 无　□ 有，原因： 1. 2.	□ 无　□ 有，原因： 1. 2.
护士 签名		
医师 签名		

第十九章

显微镜下多血管炎（MPA）临床路径释义

【医疗质量控制指标】

指标一、MPA 确诊检查比例。

指标二、MPA 病理检查的比例。

指标三、病情评估的比例。

指标四、根据病情轻重给予诱导缓解方案的比例。

指标五、维持治疗的时长。

指标六、难治性病例及疾病复发治疗比例。

指标七、MPA 慢性肺肾损伤的比例。

一、显微镜下多血管炎（MPA）编码

疾病名称及编码：显微镜下多血管炎（ICD-10：I77.600x011）

二、临床路径检索方法

I77.600x011

三、国家医疗保障疾病诊断相关分组（CHS-DRG）

MDCF 循环系统疾病及功能障碍

FW1 动脉疾患

四、显微镜下多血管炎（MPA）临床路径标准住院流程

（一）适用对象

第一诊断为显微镜下多血管炎（MPA）。

> 释义
>
> ■ 显微镜下多血管炎（MPA）是一种系统性、非肉芽肿性的坏死性血管炎。本病病因尚未明确，与抗中性粒细胞胞质抗体（ANCA）密切相关，主要以微小动脉、微小静脉和毛细血管受累为主，同时也累及中、小动脉。MPA 的病理为局灶性坏死的全层血管炎，病变部位可见纤维素样坏死和炎症细胞浸润，血管壁无或只少量免疫复合物沉积，没有肉芽肿炎的改变。本病男性多见，男女比例约 2：1，在 20~70 岁均可发病，我国的确切发病率尚不清楚。MPA 可侵犯全身多个器官，常出现肾损害、肺泡毛细血管炎以及眼、皮肤、关节、肌肉、消化道和中枢神经系统等损害。

（二）诊断依据

MPA 诊断尚无统一标准，如出现系统性损害伴肺部受累、肾脏受累及出现可触及的紫癜应考虑，尤其是合并抗髓过氧化物酶（MPO）的抗中性粒细胞胞质抗体（ANCA）阳性者。肾活检及皮肤或其他内脏活检有利于 MPA 诊断。以下情况有助于 MPA 诊断：①中老年，男性

多见；②具有发热、乏力、体重减轻等起病前驱症状；③肾脏损害表现：蛋白尿、血尿或急性肾功能不全等；④伴有肺部或肺肾综合征表现；⑤伴有胃肠道、心脏、眼、耳、关节等全身各器官受累表现；⑥ANCA 阳性；⑦肾、肺活检有助于诊断。

> **释义**
>
> ■ MPA 属 ANCA 相关性血管炎，1993 年 Chapel Hill 血管炎会议正式将本病与结节性多动脉炎分开。
>
> ■ MPA 与肉芽肿性多血管炎（GPA）或嗜酸性肉芽肿性多血管炎（EGPA）的区别：MPA 是一种主要累及小血管的系统性坏死性血管炎，与 GPA 的区别是缺乏肉芽肿性改变。绝大多数 MPA 出现肾损害，其次出现肺部病变、皮肤紫癜、皮疹、关节症状、神经及耳鼻喉受累，核周型抗中性粒细胞胞质抗体（pANCA）阳性（60%），也可出现胞质型抗中性粒细胞胞质抗体（cANCA）（30% 阳性）。预后更差，更多出现慢性肾损害。GPA 以肺浸润或结节、肾损害及上呼吸道疾病为明显，其次是周围神经、皮肤等全身表现，cANCA 阳性具有特异性。EGPA 以有哮喘和嗜酸性粒细胞增多、IgE 增高为特征，肺浸润和周围神经受累是最常见表现，40% 出现 cANCA 阳性。

（三）治疗方案的选择

根据《临床诊疗指南·风湿病学分册》（中华医学会编著，人民卫生出版社），《显微镜下多血管炎诊断及治疗指南》（中华医学会风湿病学分会，2010 年）。

1. 一般治疗：休息，对症治疗。
2. 药物治疗：糖皮质激素、免疫抑制剂等。
3. 其他治疗：IVIg、生物靶向制剂、血浆置换或免疫吸附等。

> **释义**
>
> ■ 治疗方案的选择和依据可以参考 2020 年 EULAR/ERA-EDTA 颁布的 ANCA 相关血管炎的管理建议。
>
> ■ MPA 的治疗需要集多科专家的共同意见进行协同治疗。
>
> ■ 积极活检，有助于对疑似患者建立诊断或对疑似复发患者进一步评估。
>
> ■ MPA 的治疗与其他 ANCA 血管炎（GPA 或 EGPA）一样，分为诱导缓解、维持治疗、控制复发等 3 个阶段。药物治疗是治疗的基础。
>
> ■ 制订治疗方案前，应仔细评估患者的病情和并存病。目前通常评估病情采用的方法是伯明翰血管炎评分（BVAS）2003，BVAS > 15 分则考虑病情活动。
>
> ■ 治疗按病情轻重、受累器官及危及生命程度选择治疗方案。若药物控制不佳，则考虑调整治疗方案或改用其他治疗方法。
>
> ■ 生活中应注意戒烟，尽量避免感染。用免疫抑制剂和激素治疗时，应注意预防感染、其他并发症及药物不良反应等。

（四）标准住院日 7~10 天

> **释义**
>
> ■完善相关实验室检查，判断病情制订治疗方案 1~3 天，糖皮质激素及免疫抑制剂使用在第 4~7 天实施，如患者行组织活检，或需使用糖皮质激素冲击或丙种球蛋白冲击治疗，可延长住院日 3 天。总住院时间不超过 10 天均符合路径要求。

（五）进入路径标准

1. 第一诊断必须符合显微镜下多血管炎。
2. 当患者同时具有其他疾病诊断，但在住院期间不需要特殊处理也不影响第一诊断的临床路径流程实施时，可以进入路径。
3. 有明显影响显微镜下多血管炎常规治疗的情况，不进入显微镜下多血管炎临床路径。

> **释义**
>
> ■进入本路径的标准必须是符合指南中明确诊断的 MPA 的患者。
> ■需要除外患者患有未经治疗的恶性肿瘤、未经治疗的结核感染以及急性重症病毒性肝炎等疾患。
> ■患者如合并糖尿病、胃溃疡、轻度感染等疾病，也可以进入本路径，但应密切监测血糖、胃部病变以及积极控制感染等，并及时调整糖皮质激素和抗生素的使用。

（六）住院期间的检查项目

1. 必需的检查项目：
（1）血常规、尿常规、尿沉渣、24 小时尿蛋白、大便常规。
（2）肝功能、肾功能、血糖、血脂、电解质、红细胞沉降率（ESR）、C 反应蛋白（CRP）、凝血功能、感染性疾病筛查（乙型肝炎、丙型肝炎、梅毒、艾滋病等）、肿瘤筛查。
（3）抗核抗体谱、ANCA、类风湿因子、抗 CCP 抗体、免疫球蛋白及补体。
（4）心电图、心脏彩超、胸部 CT、肝胆胰脾彩超、骨密度。
2. 根据患者病情可选择进行：纤维支气管镜、肾活检、肺活检、皮肤活检、自免肝抗体、抗磷脂抗体谱、血气分析、磁共振检查、HBV-DNA、HCV-RNA、PCT、^{13}C 呼气试验、消化内镜检查。

> **释义**
>
> ■通过必查项目对初步诊断 MPA 的患者做病情评估，了解患者严重程度、累及的脏器范围，合并存在其他疾病，是否存在使用药物禁忌等进行判断。相关人员应认真分析检查结果，以便及时发现异常情况并采取对应处置。
> ■累及脏器部位的活检可进一步确诊，自身抗体包括抗核抗体、自免肝抗体、抗磷脂抗体等的检查有助于做好鉴别诊断；血气分析、头颅磁共振检查等以便判断受累脏器的损害程度，有助于制订治疗方案。

■ HBV-DNA、HCV-RNA 定量检查是在初筛中发现患者既往感染 HBV、HCV，进一步评价其病毒复制情况，为使用免疫抑制剂治疗提供参考。PCT 检查则是除外患者是否存在急性感染，以备在使用免疫抑制剂时给予抗感染治疗，避免感染加重。^{13}C 呼气试验、消化内镜的检查则是为了解患者胃肠道是否存在溃疡等疾患或潜在风险，从而在加用糖皮质激素治疗时及时给予胃黏膜保护剂。

■ 对 MPA 患者进行骨质疏松及心血管评估。

（七）治疗方案与药物选择

1. 一般治疗：休息，针对皮疹、血尿、咯血等对症治疗。
2. 药物治疗：糖皮质激素，免疫抑制剂（环磷酰胺、霉酚酸酯、甲氨蝶呤、硫唑嘌呤、环孢素、他克莫司、来氟米特等），生物靶向制剂、IVIg。
3. 重症患者可考虑血浆置换、免疫吸附等。
4. 必要时抗感染、保护胃黏膜、保肝、防治骨质疏松等治疗。

释义

■ 患者治疗期间应注意休息，避免感染，如有急性出血如咯血，则应给予相应止血药。

■ 新诊断 MPA 及复发患者有重要脏器损害或危重患者以及难治性 MPA，可用糖皮质激素联合环磷酰胺或生物制剂（包括 CD20 单抗）治疗，必要时可糖皮质激素冲击治疗。

■ 对快速进展的新发或复发患者，血肌酐 $>500\mu mol/L$ 者，或有严重弥漫性肺泡出血的患者，建议血浆置换治疗。血浆置换后为防止免疫细胞过度增殖、病情反跳，仍需要联合环磷酰胺（CTX）治疗。

■ 无重要脏器损害或患者已经处于维持缓解期，可考虑使用糖皮质激素联合甲氨蝶呤（MTX）、硫唑嘌呤（AZA）、吗替麦考酚酯（MMF）、环孢素（CSA）或利妥昔单抗治疗。维持治疗不少于 24 个月。

■ 丙种球蛋白可于病情危重时以冲击剂量使用，尤其是在合并感染的情况下。免疫球蛋白还具有广谱抗病毒、抗细菌及中和循环性抗体的作用。也建议在利妥昔单抗治疗后使用。

■ 用免疫抑制剂和激素治疗时，应注意患者出现继发感染的可能，必要时可给予抗感染治疗。应密切注意预防卡氏肺囊虫感染所致的肺炎。ANCA 相关血管炎患者使用甲氧苄啶/磺胺甲基异噁唑进行抗感染治疗，对部分患者有良好疗效，能预防复发，延长生存时间。

■ 患者使用激素时即应给予钙制剂和骨化三醇等，避免骨质疏松；有消化道溃疡或出血的高风险患者，应给予质子泵抑制剂和胃黏膜保护剂。使用免疫抑制剂的患者注意血常规及肝肾功能检查，必要时保肝治疗。

■ 病情稳定的患者，可在医师指导下糖皮质激素逐渐减量。

（八）出院标准

1. 症状明显缓解。
2. 病情稳定。
3. 没有需要继续住院治疗的合并症和/或并发症。

> **释义**
>
> ■ 患者出院前应完成必须复查的项目，确认已无发热、无活动性肺出血等。对服用糖皮质激素和免疫抑制剂等药物，无特殊不适和并发症发生。活检部位无出血和感染。无其他需要继续住院治疗的并发症。

（九）变异及原因分析

1. 伴有其他疾病，需要进行相关诊断和治疗，导致住院时间延长。
2. 治疗无效或者病情进展，需要进行相关诊断和治疗，导致住院时间延长。
3. 伴有影响本病治疗效果的合并症和并发症，需要进行相关诊断和治疗。

> **释义**
>
> ■ 当入选临床路径的患者未能按路径流程完成医疗行为或未达到预期的医疗质量控制目标出现变异。
>
> ■ 变异的原因之一：按路径流程完成治疗，但出现非预期结果或严重并发症。MPA 患者治疗常见的并发症有激素和免疫抑制剂使用后患者出现血压增高、血糖增高、肝功能异常、血象改变、胃肠道不耐受、多种微生物的感染、急性消化道出血、穿刺部位出血（如肾脏包膜下大量出血、肺穿刺后气胸）等。
>
> ■ 变异的原因之二：按路径流程完成治疗，但超出了路径规定的时限。实际住院日超出标准住院日要求，或未能在规定的时间内达到患者重要脏器急性损害的缓解，如患者生命体征仍不平稳、仍有活动性肺出血等。
>
> ■ 变异原因之三：不能按路径流程完成治疗，患者需要中途退出路径。患者入选路径后，医师在检查及治疗过程中发现患者合并存在一些事前未预知的对本路径治疗可能产生影响的情况，需要终止执行路径或者是延长治疗时间、增加治疗费用。如治疗过程中出现严重并发症，导致必须终止路径或需要转入其他路径进行治疗等。对这些患者，主管医师均应进行变异原因的分析，并在临床路径的表单中予以说明。
>
> ■ 因患者方面的主观原因导致执行路径出现变异，也需要医师在表单中予以说明。

五、显微镜下多血管炎临床路径给药方案

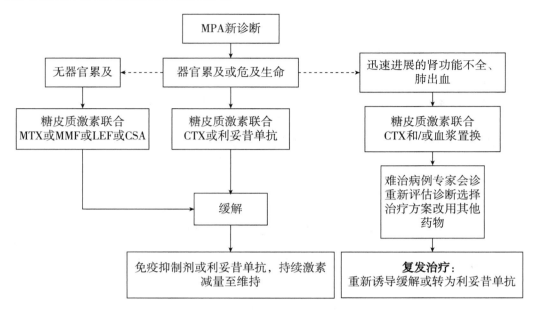

【用药选择】

1. 参考 EULAR/ERA-EDTA 关于 ANCA 相关血管炎（AVV）的治疗建议。

（1）建议 AVV 患者与专业中心（风湿免疫科及肾科）协助进行长期管理。

（2）对于新发的危及器官和生命的 AAV（包括 GPA、MPA、EGPA）患者诱导缓解，推荐使用糖皮质激素联合环磷酰胺或者利妥昔单抗。GPA、MPA 证据等级 1A，推荐级别均为 A。EGPA 环磷酰胺证据等级 3C，利妥昔单抗证据等级 3C，推荐级别均为 C。

（3）对于危及器官和生命的 AAV 复发患者，推荐与治疗新发疾病一样，使用糖皮质激素联合环磷酰胺或者利妥昔单抗。GPA、MPA 证据等级 1A，推荐级别均为 A，EGPA 环磷酰胺证据等级 3C，利妥昔单抗证据等级 4C，推荐级别均为 C。

（4）对于无器官累及的 AAV 患者诱导缓解，推荐使用糖皮质激素联合甲氨蝶呤或者吗替麦考酚酯。甲氨蝶呤证据等级 1B，推荐级别 B；吗替麦考酚酯等级 1B，推荐级别 C。

（5）对于新发和复发的 AAV 患者，一旦出现快速进展性肾小球肾炎，血肌酐水平 ≥ 500mmol/L（5.7mg/dl）时可考虑使用血浆置换。证据等级 1B；推荐级别 B。

（6）血浆置换也可以用于弥漫性肺泡出血。证据等级 3；推荐级别 C。

（7）为维持 AAV 患者的缓解，推荐使用小剂量糖皮质激素联合硫唑嘌呤或利妥昔单抗，或甲氨蝶呤或吗替麦考酚酯。GPA、MPA 硫唑嘌呤证据等级 1B；推荐级别 A；EGPA 硫唑嘌呤证据等级 3C；推荐级别 C，利妥昔单抗证据等级 1B；推荐级别 A；甲氨蝶呤证据等级 1B；推荐级别 A；吗替麦考酚酯证据等级 1B；推荐级别 A。在维持缓解方面，来氟米特（20～30mg/d）可能比甲氨蝶呤有效，但是也有更多的不良反应。因此在患者不能耐受硫唑嘌呤、甲氨蝶呤、吗替麦考酚酯或利妥昔单抗的情况下，可以考虑作为二线治疗药物的来氟米特。

（8）维持治疗至少 24 个月。

（9）对于难治性 AAV 患者的诱导缓解治疗，推荐将环磷酰胺换成利妥昔单抗，或者将利妥昔单抗换成环磷酰胺，这些患者应该在有经验的风湿病中心密切指导下或者直接转诊到这些中心治疗，以便进一步评估病情和有可能参加临床试验。证据等级 3；推荐级别 C。

（10）建议对患者行全面评估而不是仅看 ANCA 来决策患者的治疗方案。

（11）在环磷酰胺治疗期间关注患者不可解释的血尿。

（12）鉴于利妥昔单抗可能出现低球蛋白血症，建议在每次利妥昔治疗前，及患者新近感染时检测免疫球蛋白。

（13）建议评估 AVV 患者心血管风险。

（14）与 AVV 患者解释有关疾病过程、治疗决策、可能出现的不良反应、短期及长期的治疗计划等。

（15）在诱导缓解治疗后，对患者的共患病进行必要的诊断及干预。

2. 中医中药：中医学无血管炎名称记载，但基于血管炎临床症状特点，可将其归于中医"血痹"范畴，其肾损伤可按中医学"脏腑痹""关格""虚劳"等进行辨治。

中成药选择：急性期可以选雷公藤多苷片、火把花根片、白芍总苷胶囊治疗。缓解期可以选六味地黄丸、金水宝治疗。

【药学提示】

1. 糖皮质激素：大部分患者以标准大剂量激素疗法，即每天口服泼尼松 1mg/kg 作为初始治疗剂量，4～6 周开始减药。原则上开始时以每 2 周减少 10% 的剂量的速度缓慢减药，减至半量时，减药速度常需要减慢。病情重、有危及生命的倾向者，需要采用甲泼尼龙冲击治疗。甲泼尼龙 500～1000mg，静脉滴注，连续 3 天为 1 个疗程。冲击后按照标准大剂量激素疗法。

2. 免疫抑制剂：首选环磷酰胺，有禁忌或者出于性腺毒性等因素，不宜使用环磷酰胺，则可考虑使用霉酚酸脂（1.5～3.0g/d），或者甲氨蝶呤（15～25mg/w）、环孢素 A 等药物替代环磷酰胺。

环磷酰胺的用法用量，急性期静脉给药，隔日 200mg 或每周 400～600mg 或 2 周 500mg，或每月 1000～1200mg 等，需要根据病情的严重和进展程度以及患者的体质和耐受性决定。开始治疗时密切监测血象，10%～20% 的患者会出现血白细胞计数下降，当白细胞计数＜ 4.0×10⁹/L 时暂停环磷酰胺，1～2 周后白细胞多能恢复正常。然后减少剂量继续再用环磷酰胺，直至缓解。

由于环磷酰胺存在卵巢毒性问题，需根据患者年龄和病情适当限制环磷酰胺的累积量。急进性的病情控制后，可改用霉酚酸脂或甲氨蝶呤联合环孢素 A 等免疫抑制剂，可以既达到治疗目的，又避免损害卵巢功能。

【注意事项】

1. 患者因长期使用糖皮质激素，应监测血糖、血压等事件，并注意防止骨质疏松、白内障、青光眼等激素带来的不良反应。血压升高、血糖升高时，应积极对症治疗。骨质疏松则应在开始加用激素同时补钙治疗。激素应尽可能地减量，以防止白内障、青光眼等发生，如确有发生，建议患者眼科会诊治疗。糖皮质激素使用前应除外急性感染、结核感染、病毒性肝炎等疾病，依此决定治疗时是否必要给予相应的抗感染治疗。长期使用糖皮质激素，应注意观察患者继发胃溃疡的发生，必要时给予质子泵抑制剂。

2. 患者使用环孢素、甲氨蝶呤、来氟米特、吗替麦考酚酯、环磷酰胺等免疫抑制剂时，要定期检查血常规、肝肾功能、尿常规等，防止药物对血液系统、肝功能的损害；注意环磷酰胺引起的出血性膀胱炎；注意监测来氟米特、环孢素引起的血压升高。出现上述情况，必要时可停用或换用其他药物治疗，并于相应专科治疗。

3. 患者使用免疫抑制剂期间应避免接种活疫苗。

六、显微镜下多血管炎患者护理规范

1. 休息与活动：疾病活动期卧床休息；缓解期应动静结合，病情完全稳定后，可参加工作。

2. 用药护理：

（1）糖皮质激素：迅速缓解症状，但可能会引起继发感染、无菌性骨坏死等，长期服用可引起医源性库欣综合征，加重或引起消化性溃疡、骨质疏松。在服药期间，应给予低盐、高蛋白、高钾、高钙饮食，定期测量血压，监测血糖、尿糖的变化；做好皮肤和口腔黏膜的护理；不能自行停药或减量过快，以免引起"反跳"。

（2）免疫抑制剂：主要不良反应有白细胞减少，可引起胃肠道反应、黏膜溃疡、皮疹、肝肾功能损害、脱发、出血性膀胱炎等。定期复查血常规；鼓励患者多饮水，促进药物排泄，观察尿液颜色；育龄女性服药期间应避孕；有脱发者，建议患者戴假发，以增强自尊，并做好心理护理。

3. 症状护理：疼痛、皮肤损害。

4. 并发症预防及护理：多脏器功能受损。

（1）保持环境清洁，温湿度适宜。

（2）严密监测患者的生命体征，重点是意识及瞳孔变化，正确使用血管扩张剂。

（3）心电监护，严密观察心率和心律的变化，严格记录出入量，控制补液速度。

（4）监测血压变化，遵医嘱给予药物有效控制血压，避免体位突然变化。

（5）保持呼吸道通畅，咯血时头偏向一侧。氧气吸入，指导有效排痰。

（6）监测血象及生命体征，及时发现出血等严重并发症。

（7）发热患者采取有效的降温措施。

（8）加强口腔、皮肤、会阴护理，选择合适的漱口液，做好基础护理，预防感染。

5. 动态病情监测：①观察皮损有无好转，皮损的范围是否扩大等；②观察体温的变化，是否存在继发感染；③监测患者血压，需测量左右两侧肢体的血压值；④每4小时监测肢端脉搏搏动情况；⑤咳嗽、咳痰、呼吸困难有无好转。

七、显微镜下多血管炎患者营养治疗规范

给予高热量、低脂、优质蛋白、高维生素易消化的饮食，低钠、低盐、含铁及维生素的蔬菜及水果，忌辛辣刺激食物，戒烟酒，补充钙剂。

八、显微镜下多血管炎患者健康宣教

1. 避免诱发因素，如感染、过度劳累、情绪激动等。给予患者积极的支持，帮助树立战胜疾病的信心，保持情绪稳定。

2. 指导患者合理饮食，多食富含蛋白、维生素、钙等食物，预防骨质疏松，忌刺激性、过热、过冷食物，忌烟酒。

3. 根据疾病恢复情况指导患者活动，但应避免剧烈活动和重体力活动，以不引起症状加重为度。

4. 用药指导：指导患者用药的方法和注意事项，遵医嘱用药，观察疗效及不良反应。

5. 保持皮肤清洁，注意观察口腔黏膜情况，保持口腔清洁预防口腔感染。

6. 自我监测有无各系统的受累症状，如咳嗽咳痰、蛋白尿、头痛、心悸、视力下降等。

7. 长期定期随访：复查血常规、尿常规、肝功能、肾功能及免疫学指标，了解脏器受累状况。

九、推荐表单

（一）医师表单

显微镜下多血管炎临床路径医师表单

适用对象：第一诊断为显微镜下多血管炎

患者姓名：	性别： 年龄： 门诊号：	住院号：
住院日期： 年 月 日	出院日期： 年 月 日	标准住院日：7~10 天

时间	住院第 1 天	住院第 2 天	住院第 3~6 天
主要诊疗工作	□ 询问病史及体格检查 □ 进行病情初步评估 □ 完成病历书写 □ 开实验室检查单	□ 上级医师查房 □ 分析病情，初步诊断，制定诊疗计划 □ 根据病情调整基础用药 □ 申请相关科室会诊 □ 向患者及家属交代病情 □ 签署各种必要的知情同意书、自费用品协议书 □ 必要时协助患者完成检查 □ 书写病程记录	□ 上级医师查房 □ 评估检查结果，明确诊断 □ 病情评估，根据病情调整治疗方案 □ 观察药物不良反应 □ 确认有无并发症 □ 书写病程记录 □ 必要时完成诊断证明书 □ 患者教育
重点医嘱	**长期医嘱：** □ 风湿免疫科护理常规 □ 膳食选择 □ 一级或二级护理 □ 对症治疗 □ 既往基础用药 **临时医嘱：** □ 血常规、尿常规、大便常规 □ 肝功能、肾功能、血糖、血脂、电解质、ESR、CRP、凝血功能、传染病四项、ANA 谱、RF、抗 CCP 抗体、免疫球蛋白及补体 □ 心电图、心脏彩超、胸部 CT、肝胆胰脾彩超、骨密度 □ 必要时进行：纤维支气管镜、肾活检、肺活检，皮肤活检、自免肝抗体、抗磷脂抗体谱、血气分析、磁共振检查、HBV- DNA、HCV－RNA、PCT、^{13}C 呼气试验、消化内镜检查	**长期医嘱：** □ 风湿免疫科护理常规 □ 膳食选择 □ 一级或二级护理 □ 继续对症治疗 □ 必要时调整既往用药 **临时医嘱：** □ 其他特殊或补充医嘱	**长期医嘱：** □ 风湿病护理常规 □ 一级或二级护理 □ 膳食选择 □ 继续对症治疗 □ 根据实验室检查结果调整抗风湿药，可给予糖皮质激素，免疫抑制剂（环磷酰胺、甲氨蝶呤、硫唑嘌呤、环孢素等），生物靶向制剂、IVIg、血浆置换或免疫吸附等 □ 必要时给予质子泵抑制剂、胃黏膜保护剂、抗感染、保肝治疗 □ 需要时给予钙剂、阿法骨化醇、双膦酸盐防治骨质疏松治疗 **临时医嘱：** □ 必要时复查血常规、CRP、ESR、补体、肝功能、肾功能、血糖、电解质、胸部 CT □ 异常指标复查
病情变异记录	□ 无 □ 有，原因： 1. 2.	□ 无 □ 有，原因： 1. 2.	□ 无 □ 有，原因： 1. 2.
医师签名			

时间	出院前 1~3 天	住院第 7~10 天 （出院日）
主要 诊疗 工作	□ 上级医师查房 □ 病情评估、疗效及不良反应评估 □ 确定出院后长期系统的治疗方案 □ 明确出院时间	□ 完成出院相关医疗文件 □ 交代出院后的注意事项及就医指征 □ 预约复诊日期 □ 交代复查项目
重 点 医 嘱	长期医嘱： □ 风湿免疫科护理常规 □ 一级或二级护理 □ 根据病情调整长期用药 临时医嘱： □ 根据需要复查相关指标	出院医嘱： 出院带药：
病情 变异 记录	□ 无　□ 有，原因： 1. 2.	□ 无　□ 有，原因： 1. 2.
医师 签名		

（二）护士表单

显微镜下多血管炎临床路径护士表单

适用对象：第一诊断为显微镜下多血管炎

患者姓名：	性别： 年龄： 门诊号：	住院号：
住院日期： 年 月 日	出院日期： 年 月 日	标准住院日：7~10 天

时间	住院第 1 天	住院第 2 天	住院第 3~6 天
健康宣教	□ 入院宣教 　介绍主管医师、护士 　介绍环境、设施 　介绍住院注意事项	□ 活动指导 □ 饮食指导 □ 检查注意事项 □ 探陪制度	□ 药物宣教 □ 疾病宣教 □ 安全宣教
护理处置	□ 安置患者，佩戴腕带 □ 通知医师 □ 测量生命体征 □ 吸氧 □ 观察病情变化 □ 准确执行医嘱 □ 完成护理记录	□ 协助患者完成临床检查 □ 采集血标本送检 □ 采集尿粪标本送检 □ 遵医嘱完成治疗 □ 观察病情变化（症状、生命体征） □ 完成护理记录	□ 观察生命体征 □ 协助患者完成临床检查 □ 注意实验室检查结果回报 □ 观察病情变化 □ 完成护理记录
基础护理	□ 环境舒适 □ 安排饮食 □ 生活护理 □ 预防跌倒 □ 心理护理	□ 一级或二级护理 □ 饮食指导 □ 生活护理 □ 观察 24 小时出入量 □ 患者安全及心理护理	□ 一级或二级护理 □ 饮食指导 □ 活动指导 □ 观察 24 小时出入量 □ 患者安全及心理护理
专科护理	□ 肾脏—水肿、尿液性质、量 □ 肺脏—咳嗽、咳痰、咯血 □ 皮肤—皮损、雷诺现象 □ 神经—肢体麻木 □ 五官—虹膜炎、听力下降	□ 肾脏—水肿、尿液性质、量 □ 肺脏—咳嗽、咳痰、咯血 □ 皮肤—皮损、雷诺现象 □ 神经—肢体麻木 □ 五官—虹膜炎、听力下降	□ 相关并发症的观察：肺出血、肾衰竭 □ 专科药物指导：糖皮质激素、免疫抑制剂 □ 药物不良反应的观察
重点医嘱	□ 详见医嘱执行单	□ 详见医嘱执行单	□ 详见医嘱执行单
病情变异记录	□ 无　□ 有，原因： 1. 2.	□ 无　□ 有，原因： 1. 2.	□ 无　□ 有，原因： 1. 2.
护士签名			

时间	出院前 1~3 天	住院第 7~10 天 （出院日）
健康宣教	□ 饮食宣教 □ 服药宣教 □ 恢复期的康复和锻炼 □ 疾病宣教	□ 恢复期的康复和锻炼 □ 疾病宣教 □ 康复宣教和二级预防 □ 出院带药宣教
护理处置	□ 观察生命体征 □ 阳性体征变化的观察 □ 观察病情变化 □ 完成护理记录	□ 观察生命体征 □ 完成护理记录 □ 协助办理出院手续
基础护理	□ 三级护理 □ 饮食指导 □ 活动指导 □ 观察 24 小时出入量 □ 患者安全及心理护理	□ 三级护理 □ 饮食指导 □ 活动指导 □ 患者安全及心理护理 □ 终末处置
专科护理	相关并发症的观察： □ 肺出血 □ 肾衰竭 风湿免疫慢病管理： □ 心理 □ 康复 □ 自我评估 □ 用药指导 □ 数据库录入	风湿免疫慢病管理： □ 心理 □ 康复 □ 自我评估 □ 用药指导 □ 数据库录入
重点医嘱	□ 详见医嘱执行单	□ 详见医嘱执行单
病情变异记录	□ 无 □ 有，原因： 1. 2.	□ 无 □ 有，原因： 1. 2.
护士签名		

（三）患者表单

显微镜下多血管炎临床路径患者表单

适用对象：第一诊断为显微镜下多血管炎

患者姓名：	性别：　　年龄：　　门诊号：	住院号：
住院日期：　　年　月　日	出院日期：　　年　月　日	标准住院日：7~10 天

时间	住院第 1~2 天	住院第 3~6 天	住院第 7~10 天（出院日）
监测	□ 测量生命体征、体重	□ 测量生命体征	□ 测量生命体征
医患配合	□ 护士行入院护理评估 □ 介绍主管医师、护士 □ 医师询问现病史、既往史、用药情况，收集资料并进行体格、检查 □ 配合完善相关实验室检查、检查 □ 入院宣教（常规、安全）	□ 完善检查 □ 配合签署关于治疗用药的各种必要的知情同意书 □ 治疗中使用药物如有不适，及时告诉医师	□ 接受出院前指导 □ 康复宣教和二级预防
重点诊疗及检查	重点诊疗： □ 一级或二级护理 □ 配合治疗 重要检查： □ 心电图、骨密度 □ 生化、ANA 谱、RF、免疫球蛋白及补体 □ 感染性疾病筛查	重点诊疗： □ 一级或二级护理 □ 配合治疗 □ 有任何不适告知医护人员 重要检查： □ 胸部 CT、心脏彩超 □ 阳性指标复查	重点诊疗： □ 接受出院宣教 □ 办理出院手续 □ 知道服药方法、作用、注意事项 □ 了解复查的时间及项目
饮食	□ 普通饮食	□ 普通饮食	□ 普通饮食
活动	□ 如无须特殊检查，正常活动	□ 加强防护，避免感染	□ 加强防护，避免感染

附：原表单（2016 年版）

显微镜下多血管炎临床路径表单

适用对象：第一诊断为显微镜下多血管炎

患者姓名：	性别： 年龄： 门诊号：	住院号：
住院日期： 年 月 日	出院日期： 年 月 日	标准住院日：7~10 天

时间	住院第 1 天	住院第 2 天	住院第 3~6 天
主要诊疗工作	□ 询问病史及体格检查 □ 进行病情初步评估 □ 完成病历书写 □ 开实验室检查单	□ 上级医师查房 □ 分析病情，初步诊断，制订诊疗计划 □ 根据病情调整基础用药 □ 申请相关科室会诊 □ 向患者及家属交代病情 □ 签署各种必要的知情同意书、自费用品协议书 □ 必要时协助患者完成检查 □ 书写病程记录	□ 上级医师查房 □ 评估检查结果，明确诊断 □ 病情评估，根据病情调整治疗方案 □ 观察药物不良反应 □ 确认有无并发症 □ 书写病程记录 □ 必要时完成诊断证明书 □ 患者教育
重点医嘱	长期医嘱： □ 风湿免疫科护理常规 □ 膳食选择 □ 一级或二级护理 □ 对症治疗 □ 既往基础用药 临时医嘱： □ 血常规、尿常规、大便常规 □ 肝功能、肾功能、血糖、血脂、电解质、ESR、CRP、凝血功能、传染病四项、ANA 谱、RF、抗 CCP 抗体、免疫球蛋白及补体 □ 心电图、心脏彩超、胸部 CT、肝胆胰脾彩超、骨密度 □ 必要时进行：纤维支气管镜、肾活检、肺活检、皮肤活检、自免肝抗体、抗磷脂抗体谱、血气分析、磁共振检查、HBV-DNA、HCV-RNA、PCT、^{13}C 呼气试验、消化内镜检查	长期医嘱： □ 风湿免疫科护理常规 □ 膳食选择 □ 一级或二级护理 □ 继续对症治疗 □ 必要时调整既往用药 临时医嘱： □ 其他特殊或补充医嘱	长期医嘱： □ 风湿病护理常规 □ 一级或二级护理 □ 膳食选择 □ 继续对症治疗 □ 根据实验室检查结果调整抗风湿药，可给予糖皮质激素、免疫抑制剂（环磷酰胺、甲氨蝶呤、硫唑嘌呤、环孢素等）、复方磺胺甲噁唑、生物靶向制剂、IVIg、血浆置换或免疫吸附等 □ 必要时给予质子泵抑制剂、胃黏膜保护剂、抗感染、保肝治疗 □ 需要时给予钙剂、阿法骨化醇、双膦酸盐防治骨质疏松治疗 临时医嘱： □ 必要时复查血常规、CRP、ESR、补体、肝功能、肾功能、血糖、电解质、胸部 CT □ 异常指标复查

续　表

时间	住院第 1 天	住院第 2 天	住院第 3~6 天
主要护理工作	□ 介绍病房环境、设施和设备 □ 入院护理评估 □ 风湿免疫病慢病管理（心理、康复、自我评估、用药指导、数据库录入）	□ 患者教育 □ 观察患者病情变化 □ 观察药物疗效和不良反应 □ 静脉取血，用药指导	□ 患者教育 □ 观察患者病情变化 □ 观察药物疗效和不良反应 □ 心理与生活护理
病情变异记录	□ 无　□ 有，原因： 1. 2.	□ 无　□ 有，原因： 1. 2.	□ 无　□ 有，原因： 1. 2.
护士签名			
医师签名			

时间	出院前 1~3 天	住院第 7~10 天（出院日）
主要 诊疗 工作	□ 上级医师查房 □ 病情评估、疗效及不良反应评估 □ 确定出院后长期系统的治疗方案 □ 明确出院时间	□ 完成出院相关医疗文件 □ 交代出院后的注意事项及就医指征 □ 预约复诊日期 □ 交代复查项目
重 点 医 嘱	长期医嘱： □ 风湿免疫科护理常规 □ 一级或二级护理 □ 根据病情调整长期用药 临时医嘱： □ 根据需要复查相关指标	出院医嘱： □ 出院带药
主要 护理 工作	□ 患者教育 □ 观察患者病情变化 □ 观察药物疗效和不良反应 □ 生活和心理护理 □ 出院准备指导	□ 指导患者办理出院手续 □ 风湿免疫病慢病管理（心理、康复、自我评估、用药指导、数据库录入）
病情 变异 记录	□ 无　□ 有，原因： 1. 2.	□ 无　□ 有，原因： 1. 2.
护士 签名		
医师 签名		

第二十章

抗中性粒细胞胞质抗体相关性血管炎临床路径释义

【医疗质量控制指标】

指标一、诊断需结合临床表现、实验室检查尤其是组织病理学检查。

指标二、全面评估病情，及时使用糖皮质激素及合适的免疫抑制剂。

指标三、重视长期使用糖皮质激素及免疫抑制剂的不良反应，特别是感染风险。

指标四、监控疾病潜在的复发风险。

一、抗中性粒细胞胞质抗体相关性血管炎编码

疾病名称及编码：抗中性粒细胞胞质抗体相关性血管炎（ICD-10：M31.802）

二、临床路径检索方法

M31.802

三、国家医疗保障疾病诊断相关分组（CHS-DRG）

MDCI 肌肉、骨骼疾病及功能障碍

IT2 慢性炎症性肌肉骨骼结缔组织疾患

四、抗中性粒细胞胞质抗体相关性血管炎临床路径标准住院流程

（一）适用对象

第一诊断为抗中性粒细胞胞质抗体相关性血管炎（ICD-10：M31.802）。

> 释义
>
> ■ 抗中性粒细胞胞质抗体相关性血管炎（AAV）包括 Chapel Hill 的系统性血管炎分类标准中的三种小血管炎：显微镜下多血管炎（MPA）、肉芽肿性多血管炎（GPA）和嗜酸性肉芽肿性多血管炎（EGPA）。他们因具有相似的临床、病理和实验室特点而作为一类疾病，包括抗中性粒细胞胞质抗体（ANCA）阳性，主要侵犯微小血管，常累及肾脏和肺脏，自然病程的预后恶劣，但激素和环磷酰胺治疗效果明显等。

（二）诊断依据

根据 2012 年 Chapel Hill 会议（CHCC）的血管炎分类标准，抗中性粒细胞胞质抗体（ANCA）相关性血管炎（AAV）分为显微镜下多血管炎（MPA）、肉芽肿性多血管炎（GPA）和嗜酸性肉芽肿性多血管炎（EGPA）。

肉芽肿性多血管炎（GPA）：目前 GPA 的诊断标准采用 1990 年美国风湿病学会（ACR）分类标准，见表 20-1。符合 2 条或 2 条以上时可诊断为 GPA，诊断的敏感性和特异性分别为 88.2% 和 92.0%。

表 20-1　1990 年 ACR 的 GPA 分类标准

疾病部位	临床症状
鼻或口腔炎症	痛性或无痛性口腔溃疡，脓性或血性鼻腔分泌物
胸部 X 线片异常	胸部 X 线片示结节、固定浸润病灶或空洞
尿沉渣异常	镜下血尿（红细胞＞5 个/高倍视野）或出现红细胞管型
病理性肉芽肿性炎性改变	动脉壁或动脉周围，或血管（动脉或微动脉）外区域有中性粒细胞浸润形成肉芽肿性炎性改变

显微镜下多血管炎（MPA）：MPA 目前尚无统一标准，以下情况有助于显微镜下多血管炎的诊断：①中老年，以男性多见；②具有起病的前驱症状；③肾脏损害表现：蛋白尿、血尿或/及急进性进行性肾功能不全等；④伴有肺部或者肺肾综合征的临床表现；⑤伴有关节、眼、耳、心脏、胃肠道等全身各器官受累表现；⑥P-ANCA 阳性；⑦肾、肺活检有助于诊断。

嗜酸性肉芽肿性多血管炎（EGPA）：ACR-1990-分类标准：①支气管哮喘；②嗜酸性粒细胞＞10%；③单/多神经炎；④非固定性肺浸润影；⑤鼻窦炎；⑥活检：血管外嗜酸性粒细胞浸润，EGPA：4/6 项（敏感性：85%，特异性：99，7%）。

> **释义**
>
> ■ 抗中性粒细胞胞质抗体（ANCA）包括一个自身抗体谱，分为胞质型（cANCA）、核周型（pANCA）两种。其靶抗原包括多种物质，如蛋白酶-3（PR3）、髓过氧化物酶（MPO）等。GPA 的 ANCA 类型主要为 cANCA，其靶抗原为蛋白酶-3（PR3）；MPA 和 EGPA 的 ANCA 类型主要为核周型（pANCA），其靶抗原为髓过氧化物酶（MPO）。
>
> ■ 肉芽肿性多血管炎（GPA）是一种坏死性肉芽肿性血管炎，目前病因不明。病变累及小动脉、静脉及毛细血管，偶尔累及大动脉，其病理以血管壁的炎症为特征，主要侵犯上、下呼吸道和肾脏，通常从鼻黏膜和肺组织局灶性肉芽肿性炎症开始，逐渐进展为弥漫性坏死性肉芽肿性炎症。临床常表现为鼻和鼻窦炎、肺病变和进行性肾衰竭。还可累及关节、眼、耳、皮肤，亦可侵及心脏、神经系统等。上呼吸道、支气管内膜及肾脏活检是诊断的重要依据。
>
> ■ 显微镜下多血管炎（MPA）是一种主要累及小血管的系统性坏死性血管炎。可侵犯肾脏、皮肤和肺等脏器的小动脉、微动脉、毛细血管和微小静脉。常表现为坏死性肾小球肾炎和肺毛细血管炎。可呈急性起病，表现为快速进展性肾小球肾炎和肺出血，有些也可非常隐匿起病，以间断发作的紫癜、轻度肾脏损害和咯血等为表现。典型病例多具有皮肤-肺-肾的临床表现。本病诊断目前尚无统一标准，在确诊前尤其需要与结节性多动脉炎（PAN）及 GPA 鉴别。PAN 与 MPA 的主要区别在于累及中型和/或小型动脉，无毛细血管、小静脉及微动脉累及。部分患者需除外感染性心内膜炎。
>
> ■ EGPA 是累及小、中血管的系统性血管炎，有血管外肉芽肿形成及高嗜酸性粒细胞血症，患者常表现为变应性鼻炎、鼻息肉及哮喘，可侵犯肺及肾脏，出现相应症状，可有 ANCA 阳性，但以核周型 ANCA 阳性为多。

（三）治疗方案的选择

根据《临床诊疗指南·风湿病学分册》（中华医学会风湿病学分会，人民卫生出版社，2005年）等。

治疗可分为3期，即诱导缓解、维持缓解以及控制复发。循证医学显示糖皮质激素加环磷酰胺联合治疗有显著疗效，特别是肾脏受累以及具有严重呼吸系统症状的患者，应作为首选治疗方案。

> 释义
>
> ■ 治疗方案的选择还可参考2011年中华医学会风湿病学分会相关指南，2014年BSR/BHPR成人ANCA相关性血管炎的管理指南以及2016年EULAR/ERA-EDTA关于ANCA相关性血管炎的管理建议。
>
> ■ 糖皮质激素联合环磷酰胺是治疗ANCA相关性血管炎的首选方法，临床治疗不能过于依赖激素而放弃免疫抑制剂的使用。激素单药治疗只能暂时控制症状，如未联合免疫抑制剂，疾病将持续进展直至出现不可逆的脏器衰竭。免疫抑制剂，特别是细胞毒免疫抑制剂的使用，在ANCA相关性血管炎的治疗中也起到关键作用。
>
> ■ 对于难治性患者或经常规治疗多次复发患者，有条件者可使用生物制剂治疗，包括针对TNF-α、CD20等的单克隆抗体。
>
> ■ 在合并感染、体弱、病重等原因导致无法使用糖皮质激素和细胞毒免疫抑制剂时可考虑单用或合用免疫球蛋白。
>
> ■ 当同时出现抗肾小球基底膜抗体、存在严重肺泡出血者或病程急性期存在严重肾脏病变时可考虑血浆置换。

（四）标准住院日 14~21 天

> 释义
>
> ■ AAV患者在入院后1~4天进行病情评估并接受初步治疗，入院5~18天内根据评估结果及患者个体疗效调整治疗方案，住院第19~21天再次评估病情及治疗效果，症状缓解、病情稳定可予以出院。总住院时间在14~21天内均符合路径要求。

（五）进入路径标准

1. 第一诊断必须符合抗中性粒细胞胞质抗体相关性血管炎的疾病诊断。
2. 当患者同时具有其他疾病诊断，但在住院期间不需要特殊处理也不影响第一诊断的临床路径流程实施时，可以进入路径。

> 释义
>
> ■ 进入本路径的标准必须是符合指南中明确诊断的抗中性粒细胞胞质抗体相关性血管炎的患者。

■ 需要除外患者有系统性红斑狼疮、干燥综合征、类风湿关节炎、强直性脊柱炎等其他风湿免疫性疾病。

■ 当患者同时患有其他非风湿免疫疾病，本次住院期间不需要检查和治疗，且本次入院第一诊断为抗中性粒细胞胞质抗体相关性血管炎，也可以进入本路径。

■ 本路径不适用于生命体征不稳定，经专科医师评估不适合收入普通病房，需要监护室收治的重症患者。

（六）住院期间检查项目

1. 必需的检查项目：

（1）血常规、尿常规+沉渣镜检、24小时尿蛋白定量、大便常规+隐血。

（2）肝功能、肾功能、电解质、血糖、红细胞沉降率、C反应蛋白（CRP）、免疫球蛋白、抗中性粒细胞胞质抗体、抗核抗体。

（3）心电图、胸部高分辨CT、双肾B超。

2. 根据患者病情可选择检查项目：

（1）感染性疾病筛查（乙型肝炎、丙型肝炎、艾滋病、梅毒等），补体、类风湿因子、血脂及肿瘤标志物的筛查。

（2）肝、胆、胰、脾超声。

（3）肺功能。

（4）肾活检：如病情需要，可行肾穿刺。

> **释义**
>
> ■ 必查项目是确保病情评估和治疗安全、有效开展的基础，在入院后应及时安排完成。相关人员应认真分析检查结果，以便及时发现异常情况并采取对应处置。部分有异常或有意义的检查项目在住院期间需要重复检查，必要时可增加同一项目的检查频次。
>
> ■ 对有可疑感染征象，需要排除感染性疾病或进行有创检查的患者，进行感染性疾病筛查（包括乙型肝炎、丙型肝炎、艾滋病、梅毒等）。
>
> ■ 为缩短患者住院时间，检查项目可以在患者入院前（1周内）于门诊完成。
>
> ■ 血管炎临床表现多样，往往累及多系统多脏器，极易造成漏诊误诊，故病理活检对于诊断极为重要。尤其是疾病最常累及的皮肤、肾脏、上呼吸道、支气管黏膜和肺部组织活检对诊断具有重要意义。
>
> ■ 肉芽肿性多血管炎（GPA）在临床上常被误诊，为了能早期诊断，对有以下情况者应反复进行活组织检查：不明原因的发热伴有呼吸道症状；慢性鼻炎及鼻窦炎，经检查有黏膜糜烂或肉芽组织增生；眼、口腔黏膜有溃疡、坏死或肉芽肿；肺内有可变性结节状阴影或空洞；皮肤有紫癜、结节、坏死和溃疡等。

（七）选择用药

1. 糖皮质激素：活动期患者用泼尼松1.0mg/（kg·d），用4~6周，病情缓解后逐渐减量并以小剂量维持。对严重病例如中枢神经系统血管炎、肺泡出血、进行性肾衰竭、心肌受累等，可采用冲击疗法：甲泼尼龙 1.0g/d，连用 3 天，第 4 天改口服泼尼松 1.0mg/（kg·d），然后根据病情逐渐减量。

2. 免疫抑制剂：应根据病情选择不同的方法。主要应用环磷酰胺、硫唑嘌呤、霉酚酸酯、环孢素、甲氨蝶呤、来氟米特等（图 20-1）。

3. 植物药：包括雷公藤多苷，主要用于关节炎及肺间质病变等。

4. 营养神经药物：主要用于周围神经病变。包括维生素 B_{12}、维生素 B_1 等。

5. 复方磺胺甲噁唑：对于病变局限于上呼吸道以及已用泼尼松和环磷酰胺控制病情者，可选用复方磺胺甲噁唑进行抗感染治疗。

6. 重症或顽固性患者可酌情使用生物制剂，如利妥昔单抗或肿瘤坏死因子抑制剂等。

7. 透析：肾衰竭的患者可选用透析治疗。

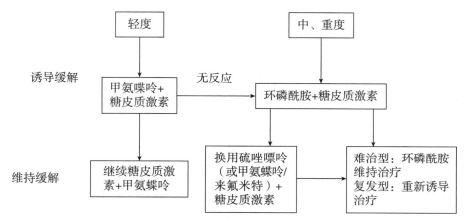

图 20-1　抗中性粒细胞胞质抗体相关性血管炎的治疗

释义

■ 药物治疗是抗中性粒细胞胞质抗体相关性血管炎的主要治疗手段，主要分为诱导缓解和维持缓解两个阶段。

■ 一旦累及重要脏器，如肾、肺、中枢神经系统，首选方案为糖皮质激素联合环磷酰胺，病情严重考虑使用激素冲击治疗。出现肺-肾功能不全、多脏器衰竭、大量肺泡出血、肾功能急剧恶化时可予血浆置换，如患者血肌酐明显升高宜联合透析治疗。

■ 生物制剂（利妥昔单抗、肿瘤坏死因子 α 抑制剂、白介素受体阻断剂）主要用于难治性患者或经常规治疗多次复发患者，部分患者取得较好疗效。

■ 随着病情趋于缓解，激素缓慢减量，免疫抑制剂可逐渐换为不良反应较小的甲氨蝶呤、硫唑嘌呤、霉酚酸酯、他克莫司、来氟米特等。维持剂量的激素及免疫抑制剂需要使用多长时间无统一规定，一般至少 24 个月。

■ 抗中性粒细胞胞质抗体相关性血管炎往往累及多系统，异质性高，需要多学科团队（包括风湿科，肾病科，呼吸科，皮肤科临床医师以及护理，药学，检验，营养科，精神卫生科专业人士）参与全程管理，综合评估病情，制定治疗决策，长期随访，监控疾病潜在的复发风险。

（八）出院标准

1. 受损的重要脏器功能稳定，症状缓解。
2. 没有需要住院处理的并发症和/或合并症。

> **释义**
>
> ■ 患者出院前应完成复查项目，主要评估指标好转/明显好转，生命体征稳定，自觉症状缓解，主要受累脏器功能如肾功能及心肺功能基本稳定。无需要住院处理的并发症和/或合并症。

（九）变异及原因分析

1. 伴有合并症或其他并发症，需进一步诊断及治疗或转至其他相应科室诊治。
2. 对常规治疗效果差，需延长住院时间。

> **释义**
>
> ■ 变异是指入选临床路径的患者未能按路径流程完成医疗行为或未达到预期的医疗质量控制目标。这包含三方面情况：①按路径流程完成治疗，但出现非预期结果，可能需要后续进一步处理，如本路径治疗后需要外科行肾移植手术或气管成形术；②按路径流程完成治疗，但超出了路径规定的时限，实际住院日超出标准住院日要求；③不能按路径流程完成治疗，患者需要中途退出路径，如治疗过程中出现严重并发症，导致必须终止路径或需要转入其他路径进行治疗等。对这些患者，主管医师均应进行变异原因的分析，并在临床路径的表单中予以说明。
>
> ■ 抗中性粒细胞胞质抗体相关性血管炎的并发症包括肾衰竭、肺出血、呼吸衰竭、心力衰竭、脑出血/脑梗死、消化道出血以及治疗并发症等。
>
> ■ 医师认可的变异原因主要指患者入选路径后，医师在检查及治疗过程中发现患者合并存在一些事前未预知的对本路径治疗可能产生影响的情况，需要终止执行路径或者是延长治疗时间、增加治疗费用。医师需在表单中明确说明。
>
> ■ 因患者方面的主观原因导致执行路径出现变异，也需要医师在表单中予以说明。

五、抗中性粒细胞胞质抗体相关性血管炎临床路径给药方案

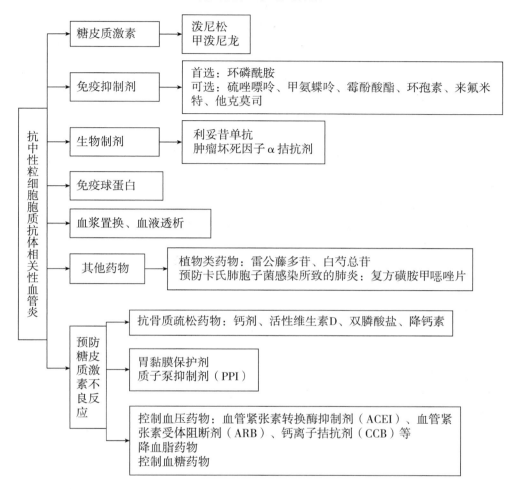

【用药选择】

ANCA 相关性血管炎药物治疗目的为缓解症状，控制病情进展，达到长期维持缓解并改善预后，具体用药如下：

1. 糖皮质激素：活动期患者用泼尼松 1.0~1.5mg/（kg·d），用 4~6 周，病情缓解后逐渐减量并以小剂量维持。对重症患者如肾功能进行性恶化、中枢神经系统血管炎、肺泡出血、心肌受累等，可采用冲击疗法：甲泼尼龙 1.0g/d，连用 3 天，1 周后视病情需要可重复。第 4 天改口服泼尼松 1.0~1.5mg/（kg·d），根据病情逐渐减量。激素治疗期间注意防治不良反应。不宜单用泼尼松治疗，因缓解率下降，复发率升高。

2. 免疫抑制剂：应根据病情选择不同种类的免疫抑制剂。累及重要脏器者首选环磷酰胺。可采用口服，剂量一般 2~3mg/（kg·d），持续 12 周。对严重病例给予环磷酰胺按 0.5~1.0g/m^2 体表面积静脉治疗，每 3~4 周 1 次，连续 6 个月。口服不良反应高于静脉治疗。用药期间注意观察不良反应，如骨髓抑制、继发感染等。对有环磷酰胺禁忌或环磷酰胺效果不佳以及环磷酰胺治疗达到缓解后，可换用其他免疫抑制剂，包括硫唑嘌呤、霉酚酸酯、环孢素、甲氨蝶呤、来氟米特等。硫唑嘌呤一般用量为口服 2~2.5mg/（kg·d），甲氨蝶呤一般用量为 10~25mg，每周 1 次，口服、肌内注射或静脉注射疗效相同。霉酚酸酯：初始用量 1.5~2.0g/d，分 2~3 次口服，维持 3 个月，维持剂量 1.0g/d，分 2~3 次口服，维持 6~9 个月。环孢素常用剂量为 3~5mg/（kg·d），优点为无骨髓抑制作用。来氟米特常用剂量为 10~20mg/d 口服。

3. 生物制剂：对于难治性患者或经常规治疗多次复发患者，可选用生物制剂治疗，包括利妥昔单抗、肿瘤坏死因子 α 拮抗剂。针对 EGPA 患者，目前有小样本临床数据支持使用 IL-5 受体阻断剂、重组人源化抗 IgE 抗体治疗。

4. 免疫球蛋白：在合并感染、体弱、病重等原因导致无法使用糖皮质激素和细胞毒药物时可单用或合用。剂量为 300~400mg/（kg·d），连用 3~5 天。

5. 血浆置换、血透：患者出现肾功能急剧恶化、肺-肾功能不全、多脏器衰竭、大量肺泡出血时可予血浆置换，如患者血肌酐明显升高宜联合血液透析治疗。

6. 糖皮质激素不良反应的预防：考虑到患者长期应用激素治疗，需要及时进行激素不良反应的预防。主要包括预防骨质疏松治疗，使用钙剂联合活性维生素 D。如已出现骨质疏松，还需要加用双膦酸盐药物或降钙素治疗。评估消化道不良反应风险后，酌情使用胃黏膜保护剂/PPI 制剂；监测血压、血糖、血脂变化，如有异常及时进行干预控制。

7. 其他药物：在使用免疫抑制剂和激素治疗时，应注意预防卡氏肺孢子菌感染所致的肺炎，特别是对于病变局限于上呼吸道以及已用泼尼松和环磷酰胺控制病情者，可选用复方磺胺甲噁唑片进行抗感染治疗（2~6 片/天）。植物类药物包括雷公藤多苷、白芍总苷对缓解关节症状和调节免疫也有一定作用。

【药学提示】

围产期激素和免疫抑制剂使用：建议选用不含氟的糖皮质激素控制病情，使用剂量视患者病情轻重程度而定。妊娠期可选用的免疫抑制剂包括：硫唑嘌呤、环孢素，禁用的免疫抑制剂包括甲氨蝶呤、环磷酰胺、霉酚酸酯、来氟米特、雷公藤等。已服用这些药物的患者建议停药半年后再考虑妊娠。服用来氟米特者应先使用口服考来烯胺（消胆胺）8g，3 次/天，服用 11 天后，在至少 14 天间隔内 2 次检测血浆中来氟米特浓度，应在 0.02mg/L 以下。如果血浆浓度高于此水平，还需进行 1 个周期的考来烯胺治疗。也可口服或通过胃管给予活性炭混悬液 50g，每 6 小时 1 次，连续使用 24 小时，以清除体内药物。进行药物清除治疗后停药半年可考虑妊娠。

【注意事项】

1. 相关药物应用时应熟知其不良反应、禁忌证、药物间的相互作用及慎用人群。

2. 联合用药：糖皮质激素联合环磷酰胺治疗是抗中性粒细胞胞质抗体相关性血管炎治疗的首选方案。为避免长期使用激素产生不良反应，激素往往与抗骨质疏松药物及护胃药物联合应用。

六、抗中性粒细胞胞质抗体相关性血管炎患者护理规范

1. 病情观察：ANCA 相关性血管炎临床表现复杂、多样，常累及肾、肺、皮肤、神经等多系统，要严密监测血压、尿量等生命体征的变化，观察有无血尿、蛋白尿，痰中带血甚至咯血，保障患者生命安全。

2. 饮食指导：根据患者的治疗方法及临床症状为其确立合理的饮食方案，促进快速康复。给予患者高热量、高维生素、优质蛋白、温凉易消化饮食。如患者伴有少尿、高血压及浮肿症状，应指导患者以量入为出原则，控制每日饮水量，同时将每日的盐摄入量限制为 3g 以下。

3. 感染预防护理：ANCA 相关性血管炎患者是感染高危人群，需要做好感染预防。

（1）皮肤护理：确保患者皮肤的清洁、干燥。

（2）环境干预：做好病房空气消毒，确保室内空气流通，以减少病原菌经呼吸道等途径侵入。

（3）口腔护理。

4. 心理护理：经常和患者及家属沟通。鼓励患者表达自身感受，耐心倾听其主诉，调动对治疗疾病的积极性，消除不良情绪，增强康复自信。

七、抗中性粒细胞胞质抗体相关性血管炎患者营养治疗规范

1. 给予患者高热量、高维生素、优质蛋白易消化的食物，少食多餐，保障能量的摄入。

2. 若肾脏受累伴有少尿、高血压及水肿症状，应控制每日饮水量，并给予低盐饮食。血液透析或腹膜透析治疗患者，每日摄入 1.0~1.2g/kg 优质蛋白质。

3. 激素治疗、激素联合免疫抑制剂治疗等非透析治疗的患者应给予低蛋白饮食，每日蛋白质摄入量以 0.6~0.8g/kg 为宜，减轻肾脏负担。

八、抗中性粒细胞胞质抗体相关性血管炎患者健康宣教

1. 保持良好的个人卫生习惯。

2. 注意休息，适当运动，提高自身抵抗力，尽量避免感染。

3. 保持良好心态，树立战胜疾病的信心。

4. 饮食规律，清淡为主，忌烟酒，避免辛辣刺激食物。

5. 定期门诊，按时复查，长期随诊。

九、推荐表单

(一) 医师表单

抗中性粒细胞胞质抗体相关性血管炎临床路径医师表单

适用对象：第一诊断为抗中性粒细胞胞质抗体相关性血管炎 (ICD-10：M31.802)

患者姓名：	性别： 年龄： 门诊号：	住院号：
住院日期： 年 月 日	出院日期： 年 月 日	标准住院日：14~21 天

时间	住院第 1 天	住院第 2~4 天	住院第 5~18 天
主要诊疗工作	□ 询问病史和体格检查 □ 完成病历书写 □ 完成初步的病情评估 □ 完善常规检查	□ 上级医师查房 □ 明确下一步诊疗计划 □ 观察患者临床症状的变化 □ 完成上级医师查房记录	□ 观察患者症状变化 □ 上级医师查房及诊疗评估 □ 完成查房记录 □ 对患者进行坚持治疗和预防复发的宣教
重点医嘱	**长期医嘱：** □ 内科护理常规 □ 一级或二级护理 □ 普通饮食/糖尿病饮食/半流质饮食 **临时医嘱：** □ 血常规、尿常规+沉渣、24 小时尿蛋白定量、大便常规+隐血 □ 肝功能、肾功能、电解质、红细胞沉降率、血糖、C 反应蛋白、免疫球蛋白、抗核抗体、抗中性粒细胞胞质抗体 □ 心电图、胸部高分辨 CT、双肾超声 □ 药物治疗	**长期医嘱：** □ 内科护理常规 □ 一级或二级护理 □ 普通饮食/糖尿病饮食/半流质饮食 □ 激素、免疫抑制剂 **临时医嘱：** □ 根据检查结果评估，进一步检查 □ 异常结果复查	**长期医嘱：** □ 内科护理常规 □ 一级或二级护理 □ 普通饮食/糖尿病饮食/半流质饮食 □ 扩血管药物 **临时医嘱：** □ 根据病情变化及检查异常结果复查 □ 激素、免疫抑制剂及对症治疗
病情变异记录	□ 无 □ 有，原因： 1. 2.	□ 无 □ 有，原因： 1. 2.	□ 无 □ 有，原因： 1. 2.
医师签名			

时间	住院第 19~21 天 （出院日）
主 要 诊 疗 工 作	□ 观察患者临床症状缓解情况 □ 上级医师查房及诊疗评估 □ 完成查房记录 □ 监测用药后有无不良反应 □ 对患者进行坚持治疗的宣教 □ 完成上级医师查房记录、出院记录、出院证明书和病历首页的填写 □ 通知出院 □ 向患者及家属交代出院后注意事项，预约复诊时间 □ 如患者不能出院，在病程记录中说明原因和继续治疗的方案
重 点 医 嘱	出院医嘱： □ 出院带药（根据具体情况） □ 门诊随诊 □ 2 周后门诊复诊
病情 变异 记录	□ 无　□ 有，原因： 1. 2.
医师 签名	

（二）护士表单

抗中性粒细胞胞质抗体相关性血管炎临床路径护士表单

适用对象：第一诊断为抗中性粒细胞胞质抗体相关性血管炎（ICD-10：M31.802）

患者姓名：	性别： 年龄： 门诊号：	住院号：
住院日期： 年 月 日	出院日期： 年 月 日	标准住院日：14~21 天

时间	住院第 1 天	住院第 2~4 天
健康宣教	□ 介绍主管医师、护士 □ 入院宣教（常规、安全） □ 有疼痛症状者进行疼痛评估	□ 服药宣教 □ 疾病宣教 □ 饮食、饮水、活动的宣教 □ 安全宣教
护理处置	□ 协助患者及家属办理入院手续，戴腕带 □ 通知医师 □ 生命体征的监测测量 □ 交接液体 □ 病情交班 □ 配合治疗 □ 完成护理记录	□ 评估患者全身情况 □ 观察生命体征 □ 协助患者完成临床检查 □ 注意实验室检查结果回报 □ 遵医嘱完成治疗 □ 完成护理记录
基础护理	□ 准备床单 □ 生命体征的观察 □ 一级或二级护理 □ 观察 24 小时出入量 □ 生活护理 □ 患者安全及心理护理	□ 生命体征的观察 □ 一级或二级护理 □ 生活护理 □ 观察 24 小时出入量 □ 患者安全及心理护理
专科护理	□ 监督患者用药 □ 观察患者病情变化 □ 使用药物的浓度剂量 □ 相关并发症的观察	□ 监督患者用药 □ 观察患者病情变化 □ 使用药物的浓度剂量 □ 相关并发症的观察
重点医嘱	□ 详见医嘱执行单	□ 详见医嘱执行单
病情变异记录	□ 无 □ 有，原因： 1. 2.	□ 无 □ 有，原因： 1. 2.
护士签名		

时间	住院第 5~18 天	住院第 19~21 天 （出院日）
健康宣教	□ 服药宣教 □ 疾病宣教 □ 饮食、饮水活动的宣教 □ 安全宣教	□ 康复宣教 □ 出院宣教 □ 对患者进行生活注意事项宣教 □ 对患者进行坚持治疗的宣教
护理处置	□ 评估患者全身情况 □ 观察生命体征 □ 协助患者完成临床检查 □ 注意实验室检查结果回报 □ 遵医嘱完成治疗 □ 完成护理记录	□ 评估患者全身情况 □ 观察生命体征 □ 完成护理记录 □ 配合患者做好出院准备
基础护理	□ 生命体征的观察 □ 一级或二级护理 □ 生活护理 □ 观察 24 小时出入量 □ 患者安全及心理护理	□ 生命体征的观察 □ 一级或二级护理 □ 生活护理 □ 患者安全及心理护理 □ 配合患者做好出院准备
专科护理	□ 监督患者用药 □ 观察患者病情变化 □ 使用药物的浓度剂量 □ 相关并发症的观察	□ 监督患者用药 □ 观察患者病情变化
重点医嘱	□ 详见医嘱执行单	□ 详见医嘱执行单
病情变异记录	□ 无　□ 有，原因： 1. 2.	□ 无　□ 有，原因： 1. 2.
护士签名		

（三）患者表单

抗中性粒细胞胞质抗体相关性血管炎临床路径患者表单

适用对象：第一诊断为抗中性粒细胞胞质抗体相关性血管炎（ICD-10：M31.802）

患者姓名：	性别： 年龄： 门诊号：	住院号：
住院日期： 年 月 日	出院日期： 年 月 日	标准住院日：14~21 天

时间	住院第 1 天	住院第 2~18 天	住院第 19~21 天（出院日）
医患配合	□ 配合询问病史、收集资料，务必详细告知既往史、用药史、过敏史 □ 如需进行活检，签署手术知情同意书等 □ 配合完善相关实验室检查、检查	□ 配合签署关于治疗用药的各种必要的知情同意书 □ 治疗中使用药物如有不适，及时告诉医师	□ 接受出院前指导 □ 知道复诊程序 □ 获取出院诊断书
护患配合	□ 配合测量体温、脉搏、呼吸、血压 □ 配合完成入院护理评估（简单询问病史、过敏史、用药史） □ 接受入院宣教（环境介绍、病室规定、订餐制度、贵重物品保管等） □ 有任何不适告知护士	□ 接受术后宣教 □ 配合静脉输液、皮下及肌内注射用药等之类 □ 有任何不适告知护士 □ 配合定时测量生命体征、每日询问尿便，监测血糖 □ 配合做好病房消毒，避免感染 □ 配合执行探视及陪伴	□ 接受出院宣教 □ 办理出院手续 □ 获取出院带药 □ 知道服药方法、作用、注意事项 □ 了解复查的时间及项目 □ 知道复印病历方法
饮食	□ 如无禁忌，正常饮食	□ 如无禁忌，正常饮食	□ 正常饮食
排泄	□ 正常排尿便	□ 正常排尿便	□ 正常排尿便
活动	□ 如无须活检，正常活动	□ 加强防护，避免感染	□ 加强防护，避免感染

附：原表单（2016 年版）

抗中性粒细胞胞质抗体相关性血管炎临床路径表单

适用对象：第一诊断为抗中性粒细胞胞质抗体相关性血管炎（ICD-10：M31.802）

患者姓名：	性别：　年龄：　门诊号：	住院号：
住院日期：　　年　月　日	出院日期：　　年　月　日	标准住院日：14~21 天

时间	住院第 1 天	住院第 2~4 天
主要诊疗工作	□ 询问病史和体格检查 □ 完成病历书写 □ 完成初步的病情评估 □ 完善常规检查	□ 上级医师查房 □ 明确下一步诊疗计划 □ 观察患者临床症状的变化 □ 完成上级医师查房记录
重点医嘱	长期医嘱： □ 内科护理常规 □ 一级或二级护理 □ 普通饮食/糖尿病饮食/半流质饮食 临时医嘱： □ 血常规、尿常规+沉渣、24 小时尿蛋白定量、大便常规+隐血 □ 肝功能、肾功能、电解质、红细胞沉降率、血糖、C 反应蛋白、免疫球蛋白、抗核抗体、抗中性粒细胞胞质抗体 □ 心电图、胸部高分辨 CT、双肾 B 超 □ 药物治疗	长期医嘱： □ 内科护理常规 □ 一级或二级护理 □ 普通饮食/糖尿病饮食/半流质饮食 □ 激素、免疫抑制剂
主要护理工作	□ 协助患者及家属办理入院手续 □ 进行入院宣教和健康宣教（疾病相关知识） □ 制订护理计划 □ 根据医嘱完成相关辅助检查 □ 完成护理记录	□ 基本生活和心理护理 □ 观察患者病情变化
病情变异记录	□ 无　□ 有，原因： 1. 2.	□ 无　□ 有，原因： 1. 2.
护士签名		
医师签名		

时间	住院第 5~18 天	住院第 19~21 天 （出院日）
主要诊疗工作	□ 观察患者症状变化 □ 上级医师查房及诊疗评估 □ 完成查房记录 □ 对患者进行坚持治疗和预防复发的宣教	□ 观察患者临床症状缓解情况 □ 上级医师查房及诊疗评估 □ 完成查房记录 □ 监测用药后有无不良反应 □ 对患者进行坚持治疗的宣教 □ 完成上级医师查房记录、出院记录、出院证明书和病历首页的填写 □ 通知出院 □ 向患者及家属交代出院后注意事项，预约复诊时间 □ 如患者不能出院，在病程记录中说明原因和继续治疗的方案
重点医嘱	长期医嘱： □ 内科护理常规 □ 一级或二级护理 □ 普通饮食/糖尿病饮食/半流质饮食 □ 扩血管药物 临时医嘱： □ 根据病情变化及检查异常结果复查 □ 激素、免疫抑制剂及对症治疗	出院医嘱： □ 出院带药（根据具体情况） □ 门诊随诊 □ 2 周后门诊复诊
主要护理工作	□ 基本生活和心理护理 □ 监督患者用药 □ 观察患者病情变化	□ 基本生活和心理护理 □ 对患者进行生活注意事项宣教 □ 对患者进行坚持治疗的宣教 □ 帮助患者办理出院手续、交费等事宜 □ 饮食指导 □ 出院指导
病情变异记录	□ 无　□ 有，原因： 1. 2.	□ 无　□ 有，原因： 1. 2.
护士签名		
医师签名		

第二十一章

大动脉炎临床路径释义

【医疗质量控制指标】

指标一、诊断需满足 2011 年中华医学会风湿病学分会大动脉炎分类诊断标准。

指标二、注意与其他引起血管狭窄的疾病相鉴别。

指标三、需对患者的疾病活动性进行评估，以制定相应的治疗策略。

指标四、根据受累血管及器官、病变严重程度和患者意愿进行个体化治疗。

一、大动脉炎编码

1. 原编码：

疾病名称及编码：大动脉炎（ICD-10：I77.604，M31.601，M31.4）

2. 修改编码：

疾病名称及编码：大动脉炎（ICD-10：M31.4）

二、临床路径检索方法

M31.4

三、国家医疗保障疾病诊断相关分组（CHS-DRG）

MDCF 循环系统疾病及功能障碍

FW1 动脉疾患

四、外周性大动脉炎临床路径标准住院流程

（一）适用对象

第一诊断为大动脉炎（ICD-10：I77.604，M31.601，M31.4）。

> 释义
>
> ■ 大动脉炎（Takayasu's arteritis），又称为多发性大动脉炎，是一种慢性系统性肉芽肿性血管炎，目前病因不明，病变主要累及主动脉及其一级分支，也可以累及冠状动脉、肺动脉等，偶尔累及中小动脉，其病理以血管壁的炎症细胞浸润、肉芽肿形成和纤维素样沉积为特征。血管病变以管壁增厚、管腔狭窄、闭塞较为多见，也可以见到血管扩张和动脉瘤形成。全身多个脏器均可受累，以缺血为主要表现，偶尔也可见到动脉瘤破裂出血。本路径仅适用于大动脉炎。

（二）诊断依据

根据《大动脉炎诊断及治疗指南》（中华医学会风湿病学分会，2011 年）。

1. 发病年龄≤40 岁：40 岁前出现症状或体征。

2. 肢体间歇性活动障碍：活动时 1 个或多个肢体出现逐渐加重的乏力和肌肉不适，尤以上肢明显。

3. 肱动脉搏动减弱：一侧或双侧肱动脉搏动减弱。

4. 血压差＞10mmHg：双侧上肢收缩压差＞10mmHg。

5. 锁骨下动脉或主动脉杂音：一侧或双侧锁骨下动脉或腹主动脉闻及杂音。

6. 血管造影异常：主动脉一级分支或上下肢近端的大动脉狭窄或闭塞，病变常为局灶或节段性，且不是由动脉硬化、纤维肌发育不良或类似原因引起。

符合上述 6 项中的 3 项者可诊断本病，敏感度 90.5%，特异度 97.8%。

> **释义**
>
> ■ 目前大动脉炎的诊断所采用的分类标准主要参考 1990 年美国风湿病学会发布的大动脉炎分类诊断标准。该标准强调了大动脉炎的发病年龄较年轻，肢体缺血、特别是上肢缺血比较多见，出现锁骨下动脉及主动脉血管杂音以及主动脉及分支血管造影的典型表现，都是诊断大动脉炎重要的诊断依据。需要注意的是，依据目前的影像学诊断技术，诊断依据除传统意义上的导管造影外，还可以使用 CT 血管成像和 MRI 血管成像检查，这些方法都可以比较准确地显示大动脉炎血管受累的程度及范围，经验丰富的多普勒超声技术人员也可以比较准确地描述大动脉炎颈部动脉受累的表现。发现颈动脉血管杂音时，需要依据血管影像技术，明确是否为大动脉炎的病变表现，大动脉炎需与动脉硬化鉴别，前者多为向心性弥漫改变，后者病变多为偏心性分布。此外，大动脉炎还应与一些先天的血管发育异常相鉴别。

（三）治疗方案的选择

根据《大动脉炎诊断及治疗指南》（中华医学会风湿病学分会，2011 年）。

1. 药物治疗：

（1）控制感染：发病早期有感染因素存在时，应有效控制感染，高度怀疑结核感染者，应同时抗结核治疗。

（2）糖皮质激素。

（3）免疫抑制剂：常用的免疫抑制剂为环磷酰胺、甲氨蝶呤、硫唑嘌呤、吗替麦考酚酯、环孢霉素等。

（4）扩张血管，抗血小板聚集，改善血液循环，对高血压患者应积极控制血压。

2. 手术治疗：

（1）经皮腔内血管成形术。

（2）外科手术治疗。

> **释义**
>
> ■ 大动脉炎的治疗目标是控制炎症，延缓或阻止血管病变的进展，避免出现严重缺血的表现，改善患者的预后。药物治疗是大动脉炎的治疗基础，在制订治疗方案时，应全面评估受累的血管范围和病变程度、受累的脏器缺血情况，以及血管病变对患者长期预后的影响。大动脉炎的发病机制可能与结核既往感染或活动性感染有关，因此在治疗前需进行感染方面的排查，积极控制感染。在大动脉炎的治疗中，最有效的药物就是糖皮质激素，但是长期大剂量应用糖皮质激素的不良反应明显，因此建议联合应用免疫抑制剂，以协助糖皮质激素的减量和停药。在药物治疗血管炎症病变时，对缺血性病变和高血压也需要积极对症治疗，以改善患者的预后。

糖皮质激素及常规免疫抑制剂不能控制病情的难治性大动脉炎，可以考虑联合使用肿瘤坏死因子抑制剂或白介素-6受体阻断剂。

■ 大动脉炎病情活动时，常见患者血清急性期反应物（红细胞沉降率、C反应蛋白等）的升高，伴有血管病变的影像学进展和缺血症状加重，应积极治疗。

■ 介入和手术治疗的时机是大动脉炎治疗中的重要环节，对于引起重要脏器缺血改变的不可逆血管病变，可以进行介入和手术治疗。若需手术治疗，建议进入外科相应的手术治疗的临床路径。

（四）进入路径标准

1. 第一诊断必须符合外周性大动脉炎疾病编码（ICD-10：I77.604，M31.601，M31.4）。
2. 排除先天性主动脉狭窄、动脉粥样硬化、肾动脉纤维肌营养不良、血栓闭塞性脉管炎、白塞病（贝赫切特病）、结节性多动脉炎等疾病所致的血管病变。
3. 当患者同时具有其他疾病诊断，但在住院期间不需要特殊处理也不影响第一诊断的临床路径流程实施时，可以进入路径。

释义

■ 进入本路径的标准必须是符合指南中明确诊断的大动脉炎患者。

■ 需要除外患有未经治疗的恶性肿瘤、尚未控制的结核感染以及急性重症病毒感染等疾患。

■ 患者如果合并糖尿病、胃溃疡、已初步控制的感染等疾病，也可以进入路径，但应密切监测血糖、胃部病变、继续积极控制感染等，并及时调整糖皮质激素和抗生素的使用。

（五）住院期间检查项目

1. 必需的检查项目：
（1）血常规、尿常规、大便常规+隐血。
（2）肝功能、肾功能、红细胞沉降率、C反应蛋白（CRP）。
（3）抗结核菌素实验。
（4）心电图、胸部X线片。
（5）彩色多普勒超声血管检查：主动脉及其主要分支；超声心动图检查。
2. 根据患者病情可选择检查项目：
（1）血管造影、数字减影血管造影（DSA）。
（2）增强CT和磁共振成像（MRI）。

释义

■ 必查项目是为明确诊断大动脉炎、了解大动脉累及的范围、患者存在的潜在其他疾病和是否存在使用药物禁忌的必要检查。相关人员应认真分析检查结果，以便及时发现异常情况并及时采取对应处置。

> ■ 在有条件的医疗机构，采用血管造影、DSA、CT 或 MRI 血管成像，有助于全面评估患者血管受累的范围和程度、制订治疗方案，同时有助于出院后长期随诊治疗方案的制订以及对预后的评估。

（六）治疗方案与药物选择

1. 糖皮质激素：根据患者病情选择合适的剂量及疗程，一般口服泼尼松 1mg/kg，维持 3~4 周后逐渐减量，每 10~15 天减量 5%~10%，减至 5~10mg/d 后应长期维持一段时间，注意不良反应。

2. 免疫抑制剂：联合糖皮质激素能增加疗效，常用的药物为：①环磷酰胺：每日或隔日口服 2mg/kg，或冲击治疗每 3~4 周 0.5~1.0g/m^2；②甲氨蝶呤：每周 5~25mg 静脉注射、肌内注射或口服；③硫唑嘌呤：每日口服 1~2mg/kg。上述药物疗效不佳或不耐受者可使用其他免疫抑制剂，如吗替麦考酚酯、环孢素等。

3. 抗结核药物：高度怀疑结核感染的患者可同时加用抗结核治疗。

4. 抗血小板药：包括阿司匹林 75~100mg，每天 1 次，双嘧达莫 50mg，每天 3 次，不耐受者可使用其他抗血小板药物。

5. 生物制剂：包括依那西普、阿达木单抗、英夫利息单抗、托珠单抗等，可考虑应用于难治性大动脉炎患者。

6. 手术治疗：包括经皮腔内血管成形术和外科手术等。

释义

> ■ 患者治疗期间应注意休息，避免感染。
> ■ 如评估大动脉炎病情不活动时，可考虑定期复查随诊，暂不加用药物治疗。
> ■ 如无重要脏器缺血症状，评估大动脉炎活动性较低时，可考虑使用糖皮质激素（泼尼松每日 40mg 起）联合甲氨蝶呤、硫唑嘌呤等治疗。
> ■ 如有重要脏器缺血症状，评估大动脉炎病情活动，可考虑使用环磷酰胺、吗替麦考酚酯或环孢素与糖皮质激素（泼尼松每日 40mg 起）联合使用，或同时使用两种或两种以上的免疫抑制剂与糖皮质激素联合治疗，必要时可给予糖皮质激素冲击治疗。可以在积极药物治疗的同时，考虑手术或介入治疗，以改善重要脏器的血供情况。
> ■ 如果对常用治疗药物反应不佳时，可考虑调整为生物制剂（肿瘤坏死因子抑制剂或白介素-6 受体阻断剂）与糖皮质激素联合治疗。
> ■ 如果对常用治疗药物反应不佳时，可考虑调整为吗替麦考酚酯、环孢素等药物与糖皮质激素联合使用，或同时使用两种或两种以上的免疫抑制剂与糖皮质激素联合治疗。
> ■ 使用糖皮质激素和免疫抑制剂治疗时，应注意患者出现继发感染的可能，特别是出现活动性结核感染的可能。对怀疑存在结核潜伏感染的患者，可考虑加用预防性抗结核治疗。
> ■ 治疗后病情稳定的患者，可在医师指导下将糖皮质激素逐渐减量。

> ■ 患者使用糖皮质激素的同时应给予钙制剂和阿法骨化醇、骨化三醇等，预防出现重度骨质疏松和骨折。
> ■ 有消化道溃疡或出血的高风险患者，可给予质子泵抑制剂和胃黏膜保护剂。

（七）出院标准

1. 病情活动度改善。
2. 组织器官缺血程度改善。
3. 没有需要住院处理的并发症和/或合并症。

> **释义**
>
> ■ 患者出院前应完善必查项目，制订出治疗方案，服用糖皮质激素和免疫抑制剂等药物后无特殊不适或并发症发生，且无其他需要继续住院治疗的并发症。

（八）标准住院日 7~14 天

> **释义**
>
> ■ 完善相关实验室检查，评估病情、制订治疗方案 1~4 天，糖皮质激素及免疫抑制剂使用在第 2~5 天实施，第 3~7 天观察患者加用药物治疗后有无不良反应。如患者使用糖皮质激素冲击治疗或需要在本次住院期间进行介入治疗，可延长住院日 5~7 天。总住院时间不超过 14 天均符合路径要求。若需要进行外科手术治疗，建议转入外科手术治疗的临床路径。

五、大动脉炎临床路径给药方案

由于大动脉炎发病率低，不同个体对药物治疗的反应差异较大，缺乏可靠的临床队列研究证据，根据临床经验和 2018 年欧洲风湿病学会大动脉炎管理指南提供一个治疗流程图以供临床参考。

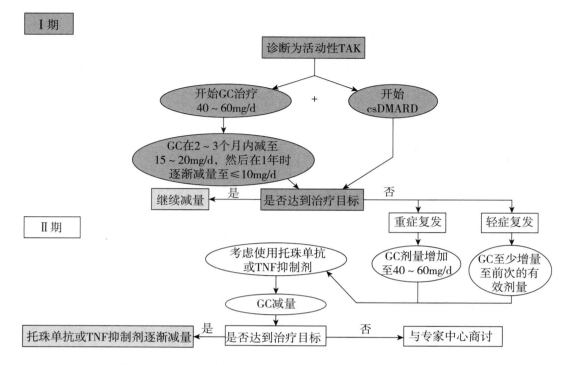

注：TAK，大动脉炎；GC，糖皮质激素；csDMARD，传统合成控制疾病的抗风湿药物（包括甲氨蝶呤、环磷酰胺、霉酚酸脂等）。

【药学提示】

1. 患者需要长期使用免疫抑制剂治疗时，用药前应除外急性感染、结核感染、病毒性肝炎等疾病，依此决定治疗大动脉炎时是否必要给予相应的抗感染治疗。

2. 患者使用免疫抑制剂治疗前，要检查血常规、肝肾功能等，如有严重异常，则禁止使用。

3. 使用激素及免疫制剂治疗前，应提前检查患者血糖、血压等，并给予必要的治疗。

【注意事项】

1. 患者因长期使用糖皮质激素，应监测血糖、血压等，并注意预防骨质疏松、白内障、青光眼等激素的不良反应。出现血压升高、血糖升高时，应积极对症治疗。骨质疏松则应在激素开始使用的同时予补钙治疗。激素应在病情允许的情况下尽可能减至最低剂量维持或停用，以避免出现白内障、青光眼等，如果发生应尽早就诊眼科、及时治疗。

2. 患者长期使用糖皮质激素，应注意观察继发消化道溃疡的发生，必要时给予质子泵抑制剂。

3. 患者使用环磷酰胺、甲氨蝶呤、环孢素、吗替麦考酚酯等免疫抑制剂时，要定期检查血常规、肝肾功、尿常规等，防止药物对血液系统、肝肾功能的损害；注意环磷酰胺可能会引起出血性膀胱炎；注意监测环孢素可能会引起血压升高、肌酐升高。出现上述不良反应时，应考虑减量、停用可疑药物或换用其他药物治疗，并于相应专科治疗。

4. 患者使用免疫抑制剂期间应避免接种活疫苗。

六、大动脉炎患者护理规范

1. 心理护理：关心体贴患者，帮助患者认识疾病，消除顾虑，树立信心，积极配合治疗。

2. 监测血压，密切观察患者有无颅内缺血、视力改变、肢体跛行等缺血表现。

3. 观察皮肤、黏膜、消化道有无治疗相关副反应，注意预防感染。

4. 加强病情观察，做好对症护理。

七、大动脉炎患者营养治疗规范

1. 规律进食，戒烟忌酒。

2. 饮食原则以清淡为宜，注意营养均衡。

3. 动态评估患者的饮食和体重情况。

八、大动脉炎患者健康宣教

1. 保持心情舒畅，正确对待疾病，积极配合治疗。

2. 饮食起居生活规律，杜绝不良生活卫生习惯。避免熬夜等过度劳累，适当锻炼身体，增强体质，注意保暖。

3. 遵医嘱用药，风湿免疫科随诊。定期复查血常规、尿常规、肝功能、肾功能等，密切监测药物反应，调整治疗方案。

九、推荐表单

(一) 医师表单

大动脉炎临床路径医师表单

适用对象: 第一诊断为大动脉炎 (ICD-10: I77.604, M31.601, M31.4)

患者姓名:	性别:	年龄:	门诊号:	住院号:
住院日期:　　年　月　日	出院日期:　　年　月　日			标准住院日: 7~14 天

时间	住院第 1 天	住院第 2~4 天	住院第 5~14 天
主要诊疗工作	□ 询问病史和体格检查 □ 完成病历书写 □ 观察患者肢体缺血的症状 □ 与其他血管病变进行鉴别 □ 完善常规检查	□ 上级医师查房 □ 分析病情, 初步诊断, 制订诊疗计划 □ 完成上级医师查房记录 □ 申请相关科室会诊 □ 向患者及家属交代病情 □ 签署各种必要的知情同意书、自费用品协议书 □ 必要时协助患者完成检查 □ 书写病程记录	□ 上级医师查房 □ 评估检查结果, 明确诊断 □ 观察患者病情变化 □ 病情评估, 根据病情调整治疗方案 □ 观察药物不良反应 □ 确认有无并发症 □ 书写病程记录 □ 必要时完成诊断证明书 □ 患者教育
重点医嘱	**长期医嘱:** □ 风湿免疫科护理常规 □ 膳食选择 □ 一级或二级护理 □ 对症治疗 □ 既往基础用药 **临时医嘱:** □ 血常规、尿常规、大便常规+隐血 □ 肝功能、肾功能、血糖、血脂、电解质、ESR、CRP、凝血功能、病毒性肝炎抗体、HIV、梅毒血清抗体、ANA 谱、RF、免疫球蛋白及补体 □ 心电图、心脏彩超、胸部 X 线片、主动脉及其主要分支多普勒超声检查、肝胆胰脾彩超、骨密度 □ PPD 试验 □ 必要时进行: 磁血管成像检查、CT 血管成像	**长期医嘱:** □ 风湿免疫科护理常规 □ 膳食选择 □ 一级或二级护理 □ 继续对症治疗 □ 必要时调整既往用药 □ 阿司匹林 □ 激素 □ 免疫抑制剂 **临时医嘱:** □ 血管造影、增强 CT 血管重建或磁共振血管检查 (必要时) □ 其他特殊或补充医嘱	**长期医嘱:** □ 风湿病护理常规 □ 一级或二级护理 □ 膳食选择 □ 继续对症治疗 □ 根据实验室检查结果调整抗风湿药, 可给予糖皮质激素, 免疫抑制剂 (环磷酰胺、吗替麦考酚酯、甲氨蝶呤、硫唑嘌呤、环孢素等) □ 必要时给予质子泵抑制剂、胃黏膜保护剂、抗感染、保肝治疗 □ 需要时给予钙剂、阿法骨化醇/骨化三醇、双膦酸盐防治骨质疏松治疗 **临时医嘱:** □ 必要时复查血常规、CRP、ESR、肝功能、肾功能、血糖、电解质 □ 异常指标复查 □ 必要时给予糖皮质激素冲击治疗 □ 必要时行血管介入治疗
病情变异记录	□ 无　□ 有, 原因: 1. 2.	□ 无　□ 有, 原因: 1. 2.	□ 无　□ 有, 原因: 1. 2.
医师签名			

（二）护士表单

大动脉炎临床路径护士表单

适用对象：第一诊断为大动脉炎（ICD-10：I77.604，M31.601，M31.4）

患者姓名：		性别：　年龄：　门诊号：		住院号：
住院日期：　　年　月　日		出院日期：　　年　月　日		标准住院日：7~14 天

时间	住院第 1 天	住院第 2~14 天
健康宣教	□ 入院宣教 　介绍主管医师、护士 　介绍环境、设施 　介绍住院注意事项	□ 用药前宣教 　使用的药物名称，作用及可能出现的不良反 　应做好自我防护，避免感染 　疾病相关知识宣教 　慢性疾病，需要长期随诊 　了解大动脉炎的缺血表现
护理处置	□ 核对患者，佩戴腕带 □ 建立入院护理病历 □ 卫生处置：剪指（趾）甲、更换病号服 □ 测量生命体征 □ 遵医嘱采血 □ 遵医嘱留取尿便送检 □ 影像、心肺功能检查	□ 遵医嘱完成使用药物阶段相关监测指标 □ 遵医嘱完成各种药物的发放和液体的输注
基础护理	□ 二级护理 □ 晨晚间护理 □ 患者安全管理	□ 一级或二级护理 □ 晨晚间护理 □ 患者安全管理
专科护理	□ 测体温、脉搏、血压、血糖	□ 遵医嘱晨 8：00 给予激素 □ 遵医嘱监测血压、血糖的变化 □ 糖皮质冲击治疗时升级为特级护理，密切监 　测生命体征，完善护理记录
重点医嘱	□ 详见医嘱执行单	□ 详见医嘱执行单
病情变异记录	□ 无　□ 有，原因： 1. 2.	□ 无　□ 有，原因： 1. 2.
护士签名		

（三）患者表单

大动脉炎临床路径患者表单

适用对象：第一诊断为大动脉炎（ICD-10：I77.604，M31.601，M31.4）

患者姓名：	性别： 年龄： 门诊号：	住院号：
住院日期： 年 月 日	出院日期： 年 月 日	标准住院日：7~14 天

时间	入院第 1 天	住院第 2~14 天	出院日
医患配合	□ 配合询问病史、收集资料，务必详细告知既往史、用药史、过敏史	□ 配合签署关于治疗用药的各种必要的知情同意书 □ 治疗中使用药物如有不适，及时告诉医师 □ 如需进行介入治疗，签署手术知情同意书等	□ 接受出院前指导 □ 了解复诊程序 □ 获取出院诊断书
护患配合	□ 配合测量体温、脉搏、呼吸、血压 □ 配合完成入院护理评估（简单询问病史、过敏史、用药史） □ 接受入院宣教（环境介绍、病室规定、订餐制度、贵重物品保管等） □ 有任何不适告知护士	□ 接受术后宣教 □ 配合静脉输液、皮下及肌内注射用药等之类 □ 有任何不适告知护士 □ 配合定时测量生命体征、每日询问尿便，监测血糖 □ 配合做好病房消毒，避免感染 □ 配合执行探视及陪伴	□ 接受出院宣教 □ 办理出院手续 □ 获取出院带药 □ 知道服药方法、作用、注意事项 □ 了解复查的时间及项目 □ 知道复印病历方法
饮食	□ 如无禁忌，正常饮食	□ 如无禁忌，正常饮食	□ 正常饮食
排泄	□ 正常排尿便	□ 正常排尿便	□ 正常排尿便
活动	□ 如无明显脑缺血症状，可正常活动	□ 加强防护，避免感染 □ 如需进行介入治疗，注意穿刺部位有无渗血、血肿	□ 加强防护，避免感染

附: 原表单 (2016 年版)

大动脉炎临床路径表单

适用对象: 第一诊断为大动脉炎 (ICD-10: I77.604, M31.601, M31.4)

患者姓名:	性别: 年龄: 门诊号:	住院号:
住院日期: 年 月 日	出院日期: 年 月 日	标准住院日: 7~14 天

时间	住院第 1 天	住院第 2~4 天	住院第 5 天
主要诊疗工作	□ 询问病史和体格检查 □ 完成病历书写 □ 观察患者肢体缺血的症状 □ 与其他血管病变进行鉴别 □ 完善常规检查	□ 上级医师查房 □ 明确下一步诊疗计划 □ 完成上级医师查房记录	□ 观察患者有无药物不良反应 □ 上级医师查房及诊疗评估 □ 完成查房记录 □ 对患者进行坚持治疗和疾病监测的宣教
重点医嘱	长期医嘱: □ 内科护理常规 □ 一级或二级护理 □ 普通饮食/低盐饮食/半流质饮食 临时医嘱: □ 血常规、尿常规、大便常规+隐血 □ 肝功能、肾功能、电解质、红细胞沉降率、血糖、血脂、C 反应蛋白、免疫球蛋白、感染性疾病筛查 □ 心电图、腹部超声、胸部 X 线片、主动脉及其主要分支彩超检查 □ 药物治疗 □ PPD 试验	长期医嘱: □ 内科护理常规 □ 一级或二级护理 □ 普通饮食/低盐饮食/半流质饮食 □ 阿司匹林 □ 激素 □ 免疫抑制剂 临时医嘱: □ 血管造影、增强 CT 血管重建或磁共振血管检查 (必要时)	长期医嘱: □ 内科护理常规 □ 一级或二级护理 □ 普通饮食/低盐饮食/半流质饮食 □ 阿司匹林 □ 激素 □ 免疫抑制剂 临时医嘱: □ 根据病情变化及检查异常结果复查 □ 请血管外科会诊 (必要时)
主要护理工作	□ 协助患者及家属办理入院手续 □ 进行入院宣教和健康宣教 (疾病相关知识) □ 制订护理计划 □ 根据医嘱完成相关辅助检查 □ 完成护理记录	□ 基本生活和心理护理 □ 观察患者病情变化	□ 基本生活和心理护理 □ 监督患者用药 □ 对患者进行疾病治疗与监测方面的宣教 □ 观察患者病情变化
病情变异记录	□ 无 □ 有, 原因: 1. 2.	□ 无 □ 有, 原因: 1. 2.	□ 无 □ 有, 原因: 1. 2.
护士签名			
医师签名			

时间	住院第 6~11 天	住院第 12~14 天 （出院日）
主要诊疗工作	□ 观察患者病情变化 □ 上级医师查房及诊疗评估 □ 完成查房记录 □ 监测用药后有无不良反应 □ 对患者进行坚持治疗和疾病监测的宣教	□ 观察患者病情变化 □ 上级医师查房及诊疗评估 □ 完成查房记录 □ 监测用药后有无不良反应 □ 对患者进行坚持治疗和疾病监测的宣教 □ 完成上级医师查房记录、出院记录、出院证明书和病历首页的填写 □ 通知出院 □ 向患者及家属交代出院后注意事项，预约复诊时间 □ 如患者不能出院，在病程记录中说明原因和继续治疗的方案
重点医嘱	**长期医嘱：** □ 内科护理常规 □ 一级或二级护理 □ 普通饮食/低盐饮食/半流质饮食 □ 阿司匹林 □ 激素 □ 免疫抑制剂 **临时医嘱：** □ 根据病情变化及检查异常结果复查：血常规、电解质、肝功能、肾功能、红细胞沉降率、C反应蛋白	**出院医嘱：** □ 出院带药（根据具体情况） □ 门诊随诊 □ 4周后门诊复诊
主要护理工作	□ 基本生活和心理护理 □ 监督患者用药 □ 对患者进行关节功能锻炼宣教 □ 填写护理记录	□ 基本生活和心理护理 □ 对患者进行坚持治疗和疾病监测的宣教 □ 帮助患者办理出院手续、交费等事宜 □ 饮食指导 □ 出院指导
病情变异记录	□ 无　□ 有，原因： 1. 2.	□ 无　□ 有，原因： 1. 2.
护士签名		
医师签名		

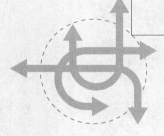

第二篇

风湿免疫性疾病
临床路径释义药物信息表

Therapeutic Drugs

第一章

非甾体抗炎药

■ 药品名称	对乙酰氨基酚　Paracetamol
适应证	用于中、重度发热；缓解轻、中度疼痛，如头痛、肌痛、关节痛等，为轻、中度骨关节炎的首选药物
制剂与规格	对乙酰氨基酚片[保(甲)]：①0.1g；②0.3g；③0.5g[基] 对乙酰氨基酚缓释片[保(乙)]：0.65g 对乙酰氨基酚滴剂：10% 对乙酰氨基酚注射液：①1ml：75mg；②2ml：0.25g
用法与用量	1. 解热镇痛：口服。①成人：一次 0.3~0.6g，一日 3~4 次；一日量不超过 2g，解热疗程一般不超过 3 日，镇痛疗程不宜超过 10 日。②儿童：一次 10~15mg/kg（按体重），4~6 小时 1 次；或一日 1.5g/m² （按体表面积），分次服，4~6 小时 1 次；12 岁以下小儿，每 24 小时不超过 5 次量。解热疗程一般不超过 3 日，镇痛疗程遵医嘱 2. 骨关节炎：口服缓释片，成人，一次 0.65~1.30g，8 小时 1 次；一日最大量不超过 4g，疗程遵医嘱
注意事项	1. 本品抗炎作用较弱，无抗风湿作用 2. 不宜长期大量用药以防引起造血系统和肝、肾功能损害，若有必要，则应定期监测肝、肾功能和血常规
禁忌	严重肝、肾功能不全者及对本品过敏者禁用
不良反应	1. 常规剂量下不良反应很少，偶见恶心、呕吐、出汗、腹痛、皮肤苍白等 2. 罕见过敏性皮炎、粒细胞缺乏、血小板减少、高铁血红蛋白血症、贫血、肝肾功能损害和胃肠道出血等
特殊人群用药	肝、肾功能不全患者：肝病患者尽量避免长期使用；肾功能不全患者长期大量使用本品有增加肾脏毒性的危险，故建议减量服用 儿童：3 岁以下儿童因其肝、肾功能发育不全应慎用，其余见"用法与用量" 妊娠与哺乳期妇女：慎用
药典	BP、Eur. P. 、ChP
国家处方集	CNF
其他推荐依据	
■ 药品名称	阿司匹林　Aspirin
适应证	1. 用于解热、镇痛、抗炎、抗风湿（急性风湿热、风湿性关节炎和类风湿关节炎） 2. 抑制下列情况下的血小板黏附和聚集：不稳定型心绞痛、急性心肌梗死、动脉血管术后、降低短暂性脑缺血发作及其继发脑卒中的风险

续　表

制剂与规格	阿司匹林片[基,保(甲)]：①0.3g；②0.5g 阿司匹林泡腾片：①0.1g；②0.3g；③0.5g 阿司匹林肠溶片[保(乙)]：①25mg；②100mg；③300mg[基] 注射用精氨酸阿司匹林：①0.5g；②1.0g（以精氨酸阿司匹林计）
用法与用量	口服 1. 解热、镇痛：一次 0.3~0.6g，一日 3 次，必要时 4 小时 1 次 2. 抗炎、抗风湿：一日 3~6g，分 4 次服用 3. 心脑血管疾病一级预防：一次 75~100mg，一日 1 次 4. 心脑血管疾病二级预防：一次 75~150mg，一日 1 次 5. 急性心肌梗死、冠状动脉内药物洗脱支架置入术后：1 个月内，建议一次 300mg，一日 1 次。以上肠溶片不可掰开或嚼服 6. 急性冠状动脉综合征急诊 PCI 术前：顿服 300mg，应使用非肠溶片或嚼服肠溶片
注意事项	下列情况慎用：对其他镇痛药、抗炎药或抗风湿药过敏；花粉性鼻炎、鼻息肉或慢性呼吸道感染（特别是有过敏性症状者）；同时使用抗凝药物（低剂量肝素治疗除外）；支气管哮喘；慢性或复发性胃或十二指肠病变；葡萄糖-6-磷酸脱氢酶缺陷（偶见引起溶血性贫血）；痛风（可影响排尿酸药的作用，小剂量时可能引起尿酸滞留）
禁忌	对本品或含水杨酸的物质过敏者，胃、十二指肠溃疡者，有出血倾向者（出血体质）禁用
不良反应	1. 消化系统：恶心、呕吐、上腹部不适、疼痛、溃疡、胃肠出血、ALT 及 AST 升高 2. 血液系统：凝血酶原减少、凝血时间延长、贫血、粒细胞减少、血小板减少、出血倾向 3. 中枢神经系统：头晕、头痛、耳鸣、听力下降、精神障碍等 4. 呼吸系统：呼吸困难（阿司匹林哮喘）、鼻息肉、肺水肿 5. 内分泌系统：血尿酸增高 6. 皮肤：过敏、味觉异常、脱发、皮疹 7. 其他：如水杨酸中毒等
特殊人群用药	肝、肾功能不全患者：肝功能减退时可加重肝毒性反应、出血倾向等，严重肝功能不全者慎用；肾损害时慎用，肾衰竭时可有加重肾毒性的危险 儿童：儿童或青少年服用可能发生少见但致命的 Reye 综合征 老年人：由于肾功能下降容易出现不良反应 妊娠与哺乳期妇女：本品易于通过胎盘屏障，动物实验在妊娠前 3 个月应用本品可致畸胎，在妊娠后 3 个月长期大量应用本品可使妊娠期延长，有增加过期产综合征及产前出血的危险，在妊娠最后 2 周应用可增加胎儿出血或新生儿出血的危险，在妊娠晚期长期用药也有可能使胎儿动脉导管收缩或早期闭锁，导致新生儿持续性肺动脉高压及心力衰竭；本品可在乳汁中排泄，长期大剂量用药时婴儿有可能产生不良反应
药典	EP、USP、ChP、Jpn. P.
国家处方集	CNF
其他推荐依据	
■ 药品名称	布洛芬　Ibuprofen
适应证	缓解各种慢性关节炎的关节肿痛症状；治疗各种软组织风湿性疼痛，如肩痛、腱鞘炎、滑囊炎、肌痛及运动后损伤性疼痛等；有解热作用

续　表

制剂与规格	布洛芬片[基,保(甲)]：①0.1g；②0.2g 布洛芬缓释胶囊[基,保(乙)]：0.3g 布洛芬混悬液[保(乙)]：①25ml：0.5g；②100ml：2g[基] 布洛芬乳膏[保(乙)]：20g：1g
用法与用量	1. 成人 （1）常释剂型：口服。①抗风湿：一次 0.4~0.6g，一日 3~4 次，类风湿关节炎比骨关节炎用量大些。②轻中度疼痛：一次 0.2~0.4g，4~6 小时 1 次；一日最大剂量为 2.4g （2）缓释剂型：口服，一次 0.3g，一日 2 次 （3）乳膏：外用，一日 3 次 2. 儿童 常释剂型：口服。12 岁以下者，一次 5~10mg/kg（按体重），一日 3 次
注意事项	1. 对阿司匹林或其他非甾体抗炎药过敏者，对本品可有交叉过敏反应 2. 本品可能增加胃肠道出血的风险并导致水钠潴留 3. 有消化道溃疡病史、支气管哮喘、心功能不全、高血压、血友病或其他出血性疾病、骨髓功能减退病史的患者慎用 4. 长期用药时应定期检查血常规及肝肾功能
禁忌	对阿司匹林或其他非甾体抗炎药过敏者，服用此类药物诱发哮喘、鼻炎或荨麻疹患者，活动性消化性溃疡患者，严重肝病及中重度肾功能不全患者禁用
不良反应	常见消化道症状如消化不良、胃灼热、胃痛、恶心、呕吐，少见胃溃疡、消化道出血、头痛、嗜睡、眩晕、耳鸣、皮疹、支气管哮喘发作、肝酶升高、血压升高、白细胞计数减少、水肿。罕见肾功能不全
特殊人群用药	肝、肾功能不全患者：肝功能不全者慎用，严重肝功能不全者禁用；轻度肾功能不全者可使用最小有效剂量并密切监视肾功能和水钠潴留情况，中重度肾功能不全者禁用 儿童：见"用法与用量" 妊娠与哺乳期妇女：尽量避免使用
药典	BP、USP、Eur. P.、ChP、Jpn. P.
国家处方集	CNF
其他推荐依据	
■ 药品名称	洛索洛芬　Loxoprofen
适应证	用于类风湿关节炎、骨关节炎、腰痛症、肩关节周围炎、颈肩腕综合征等疾病的消炎和镇痛
制剂与规格	洛索洛芬钠片[保(乙)]：60mg 洛索洛芬钠胶囊[保(乙)]：60mg
用法与用量	口服：不宜空腹服药。成人，一次 60mg，一日 3 次。出现症状时，可一次性口服 60~120mg，应随年龄及症状适宜增减或遵医嘱
注意事项	1. 以下情况慎用：有消化性溃疡既往史、血液异常或有其既往史、心功能异常、有过敏症既往史、支气管哮喘等 2. 长期用药时，应定期查尿常规、血常规及肝功能，若出现异常应减量或停止用药

续　表

	3. 用于急性疾病时，应考虑急性炎症、疼痛及发热程度给药；原则上避免长期使用同一药物 4. 用于感染引起的炎症时，应合用适当抗菌药，慎重给药 5. 避免与其他非甾体抗炎药合用 6. 有长期使用非甾体抗炎药导致女性暂时性不孕的报道
禁忌	对本品成分有过敏反应者、阿司匹林哮喘者，有消化性溃疡、严重血液学异常和肝肾功能损害、心功能不全者，妊娠晚期妇女禁用
不良反应	1. 严重不良反应：休克、溶血性贫血、皮肤-黏膜-眼综合征（Stevens-Johnson syndrome）、急性肾衰竭、肾病综合征、间质性肺炎、消化道出血、肝功能障碍、黄疸、哮喘发作 2. 其他不良反应：瘙痒、荨麻疹、胃部不适、食欲减退、恶心呕吐、腹痛腹泻、便秘、嗜睡、头痛、贫血、白细胞计数减少、血小板减少、嗜酸性粒细胞增加、肝酶升高、水肿、心悸、面部潮红
特殊人群用药	肝、肾功能不全患者：肝、肾损害或有其既往史者慎用，严重肝、肾功能损害者禁用 儿童：尚未确立本品在低出生体重儿、新生儿、乳儿、幼儿或小儿用药的安全性 老年人：应从小剂量开始用药，并密切观察患者状态，慎重给药 妊娠与哺乳期妇女：妊娠期妇女用药应权衡利弊，妊娠晚期妇女禁用；哺乳期妇女用药时应停止哺乳
药典	Jpn. P.
国家处方集	CNF
其他推荐依据	
■ 药品名称	萘普生　Naproxen
适应证	对于类风湿关节炎、骨关节炎、强直性脊柱炎、急性痛风性关节炎、肌腱炎、腱鞘炎等所致的肿胀、疼痛、活动受限均有缓解症状作用。亦可用于缓解肌肉骨骼扭伤、挫伤、损伤及痛经等所致的疼痛
制剂与规格	萘普生片[保(乙)]：①0.1g；②0.25g 萘普生缓释片[保(乙)]：①0.25g；②0.5g 萘普生注射液：①2ml：0.1g；②2ml：0.2g 注射用萘普生钠：0.275g（相当于萘普生 0.25g） 萘普生栓：①0.25g；②0.3g；③0.4g
用法与用量	1. 口服 （1）抗风湿：成人，普通片，一次 0.25~0.5g，一日 2 次，必要时 6~8 小时 1 次，一日最大剂量 1.5g；缓释剂型，一次 0.5g，一日 1 次。儿童：普通片，一日 10mg/kg 按体重，分 2 次口服，一日最大剂量 750mg （2）镇痛：成人，普通片，首次 0.5g，必要时重复，以后一次 0.25g，6~8 小时 1 次；疗程不超过 10 日 2. 注射 （1）肌内注射：成人，一次 100~200mg，一日 1 次 （2）静脉注射：成人，一次 0.275g，一日 1~2 次，加氯化钠注射液 20ml 稀释后缓慢注射，时间不得少于 3 分钟；儿童 5mg/kg（按体重）或遵医嘱 （3）静脉滴注：成人，一次 0.275g，一日 1~2 次，加氯化钠注射液 100ml 稀释后缓慢滴注，时间不得少于 30 分钟；儿童 5mg/kg（按体重）或遵医嘱 3. 直肠给药：成人，一次 0.25g，睡前肛内塞入

续　表

注意事项	1. 对阿司匹林或其他非甾体抗炎药过敏者对本品可有交叉过敏反应 2. 本品有增加胃肠道出血的风险并导致水钠潴留 3. 有凝血机制或血小板功能障碍、哮喘、心功能不全或高血压者慎用 4. 长期用药应定期进行肝肾功能、血常规、血压及眼科检查
禁忌	对本品或同类药品过敏者、活动性消化性溃疡患者、严重肝肾功能不全患者禁用
不良反应	1. 常见胃灼热、消化不良、胃痛或不适、恶心及呕吐，严重者可能出现胃肠出血甚至穿孔 2. 久服可能出现血压升高、头晕、嗜睡、头痛等 3. 少见视物模糊或视觉障碍、听力减退、腹泻、口腔刺激或痛感、心悸及多汗、下肢水肿、肾脏损害（过敏性肾炎、肾病、肾乳头坏死及肾衰竭等）、荨麻疹、过敏性皮疹、精神抑郁、肌肉无力、粒细胞减少及肝功损害等
特殊人群用药	肝、肾功能不全患者：肝、肾功能不全患者慎用，严重肝、肾功能不全患者禁用 儿童：见"用法与用量" 老年人：慎用 妊娠与哺乳期妇女：尽量避免使用
药典	BP、USP、Eur. P.、ChP、Jpn. P.
国家处方集	CNF
其他推荐依据	
■ 药品名称	**双氯芬酸　Diclofenac**
适应证	用于各种急慢性关节炎和软组织风湿所致的疼痛，以及创伤后、术后的急性疼痛、牙痛、头痛等；有解热作用
制剂与规格	双氯芬酸钠片[保(甲)]：25mg 双氯芬酸钠肠溶片[基,保(甲)]：25mg 双氯芬酸钠缓释胶囊[基,保(甲)]：①50mg；②100mg 双氯芬酸钠栓[保(乙)]：①12.5mg；②50mg 双氯芬酸钠凝胶：①10g：0.1g；②15g：0.15g；③20g：0.2g
用法与用量	1. 肠溶片：口服。成人常用剂量，最初每日剂量为100~150mg，分2~3次服用；小儿常用剂量，一日0.5~2mg/kg，一日最大剂量为3mg/kg，分3次服用 2. 缓释胶囊：口服。成人，一次75~100mg，一日1~2次；一日最大剂量为150mg 3. 栓剂：直肠给药，成人，一次50mg，一日50~100mg 4. 凝胶剂：外用，一日3~4次
注意事项	1. 本品可增加胃肠道出血的风险并导致水钠潴留，血压上升 2. 有胃肠道溃疡史、心功能不全病史者慎用 3. 有眩晕史或其他中枢神经疾病史的患者服用本品期间应禁止驾车或操纵机器 4. 长期用药应定期监测肝肾功能、血常规及血压
禁忌	对本品或同类药品有过敏史、活动性消化性溃疡患者、中重度心血管病变者禁用
不良反应	1. 常见上腹部疼痛及恶心、呕吐、腹泻、腹部痉挛、消化不良、腹胀、厌食 2. 少见头痛、头晕、眩晕、皮疹、血清 AST 及 ALT 升高、血压升高 3. 罕见过敏反应及水肿、胃肠道溃疡、出血、穿孔和出血性腹泻

续　表

特殊人群用药	肝、肾功能不全患者：慎用 儿童：见"用法与用量" 老年人：慎用 妊娠与哺乳期妇女：尽量避免使用
药典	BP、USP、Eur. P.、ChP、Jpn. P.
国家处方集	CNF
其他推荐依据	

■ 药品名称	氟芬那酸　Flufenamic Acid
适应证	用于风湿性及类风湿关节炎及痛经、分娩后疼痛等
制剂与规格	氟芬那酸片：0.2g 氟芬那酸胶囊：0.2g 氟芬那酸丁酯软膏：10g：0.5g
用法与用量	口服：一次 0.2~0.3g，一日 3 次，饭后或睡前服用
注意事项	哮喘患者慎用
禁忌	对本药及非甾体抗炎药过敏者、消化性溃疡者、妊娠及哺乳期妇女禁用
不良反应	恶心、呕吐、腹泻等。偶有皮疹、眩晕、白细胞减少、ALT 及 AST 升高、血尿、蛋白尿及水肿
特殊人群用药	肝、肾功能不全患者：肾功能不全患者慎用 妊娠与哺乳期妇女：禁用
药典	BP、Eur. P.
国家处方集	CNF
其他推荐依据	

■ 药品名称	吲哚美辛　Indometacin
适应证	用于缓解轻、中、重度风湿病的炎症疼痛及急性骨骼肌肉损伤、急性痛风性关节炎、痛经等所致的疼痛。亦用于高热的对症解热
制剂与规格	吲哚美辛片[保(乙)]：25mg 吲哚美辛肠溶片[保(乙)]：25mg 吲哚美辛缓释胶囊[保(乙)]：75mg 吲哚美辛栓[基,保(甲)]：①25mg；②50mg；③100mg 吲哚美辛搽剂：①1%；②1.5%
用法与用量	1. 口服 （1）抗风湿：成人，首次剂量一次 25~50mg，一日 2~3 次，饭时或餐后立即服用，一日最大剂量不超过 150mg （2）抗痛风：成人，首次剂量一次 25~50mg，继之 25mg，一日 3 次，直到疼痛缓解，可停药 （3）退热：一次 12.5~25mg，一日不超过 3 次 2. 直肠给药：关节炎患者如有持续性夜间疼痛或晨起时关节发僵，可在睡前给予本品栓剂 50~100mg，塞入肛门 3. 口服与直肠联合用药：一日最大剂量 150~200mg

注意事项	1. 以下情况应慎用：有消化性溃疡、溃疡性结肠炎及其他上消化道疾病病史者；癫痫、帕金森病、精神病患者；心功能不全、高血压患者；血友病及其他出血性疾病患者；再生障碍性贫血、粒细胞减少等患者 2. 有直肠炎和出血者，应避免直肠给药 3. 长期用药注意定期检查血压、肝肾功能和血常规，并定期做眼科检查
禁忌	对阿司匹林及其他非甾体抗炎药过敏者、上消化道出血或活动性消化性溃疡及溃疡性结肠炎患者、血管性水肿和支气管哮喘患者、妊娠和哺乳期妇女禁用
不良反应	常见消化系统不良反应，如消化不良、腹泻，严重者可能出现上消化道出血和溃疡；神经系统不良反应，如头痛、头晕、焦虑和失眠等。少见血压升高、困倦、意识模糊、失眠、惊厥、精神行为障碍、抑郁、晕厥；影响血三系，如白细胞计数或血小板减少，甚至再生障碍性贫血；血尿、水肿、肾功能不全；各型皮疹、过敏反应、哮喘、休克。偶有肠道狭窄。直肠用药有可能导致直肠激惹和出血
特殊人群用药	肝、肾功能不全患者：本品经肝脏代谢、肾脏排泄，对肝、肾均有一定毒性，肝、肾功能不全时慎用 儿童：14 岁以下患儿一般不宜应用此药，如必须应用时应密切观察，以防止不良反应的发生 老年人：老年人易发生毒性反应，应慎用 妊娠与哺乳期妇女：禁用
药典	BP、Eur. P. 、ChP、Jpn. P.
国家处方集	CNF
其他推荐依据	
■ 药品名称	美洛昔康　Meloxicam
适应证	1. 片剂：骨关节炎症状加重时的短期症状治疗；类风湿性关节炎和强直性脊柱炎的长期症状治疗 2. 莫比可针剂适用于以下疾病的初始与短期症状性治疗：类风湿性关节炎；疼痛性骨关节炎（关节病、退行性关节病）；强直性脊柱炎
制剂与规格	美洛昔康片^[保(乙)]：7.5mg 美洛昔康注射液：1.5ml：15mg
用法与用量	1. 片剂：口服。 （1）骨关节炎症状加重时：一次 1 片，一日 1 次，如果症状没有改善，需要时，剂量可增至一次 2 片，一日 1 次；每片 7.5mg （2）类风湿关节炎，强直性脊柱炎：一次 2 片，一日 1 次，根据治疗后反应，剂量可减至一次 1 片，一日 1 次；每片 7.5mg（参见"特殊人群"） 每日剂量不得超过 15mg/d 每天的总剂量应一次性服用，用水或其他流体与食物一起送服 2. 针剂：仅在治疗的最初几天使用肌内注射。持续治疗时，应当口服给药（片剂或胶囊）。依据疼痛强度和炎症的严重程度，本品的推荐注射剂量为 7.5mg 或 15mg. 每日 1 次。本品应当经深部肌内注射给药。因为可能具有配伍禁忌，不应在同一注射器内混合本品与其他药物。进行血液透析的严重肾功能衰竭患者的本品每日最大剂量不应高于 7.5mg。本品严禁用于静脉给药。因为尚未确定儿童和青少年的剂量，注射液应当限用于成人。联合用药：莫比可胶囊、片剂、栓剂、口服混悬液和注射液的每日总剂量不应超过 15mg

续　表

注意事项	1. 有消化性溃疡史者应慎用，出现胃肠症状或出血者立即停用 2. 对中度心、肝、肾病者剂量宜酌情调整 3. 服药者宜定期随诊其肝肾功能，尤其是 65 岁以上老年患者 4. 过量服用本品，可口服考来烯胺（消胆胺），以加快本药排出
禁忌	1. 对本品阿司匹林或其他非甾体类抗炎药过敏的患者禁用 2. 对活动性消化性溃疡、严重肝、肾功能不全者禁用 3. 妊娠、哺乳期妇女禁用
不良反应	1. 胃肠道：消化不良、腹痛、恶心、腹泻等最为常见（约 15%），严重胃肠道反应如溃疡、出血、穿孔约 0.1% 2. 肝酶升高：见于约 10% 患者，停药恢复 3. 水肿、血压升高：见于 1% 患者 4. 肾损害：见于约 0.4% 患者，出现轻度血肌酐或尿素氮异常，停药消失。偶有出现急性肾衰竭 5. 其他不良反应有头晕、头痛（7.7%）、皮疹（6%），极少出现多形性红斑、毒性上皮坏死、Stevens-Johnson 综合征
特殊人群用药	肝、肾功能不全患者：严重肾衰竭需透析的患者剂量不应超过 7.5mg/d。轻度和中度肝、肾功能不全患者无需调整剂量（如患者肌酐清除率大于 25ml/min）。严重肝功能不全的患者禁用。严重肾衰竭无需透析的患者禁用 儿童：因尚未确定儿童和青少年的剂量，故 15 岁以下的儿童和青少年禁用 老年人：因老年患者稳态的平均血浆清除率略低于年轻患者，故推荐老年患者使用小剂量，即每日 7.5mg 妊娠与哺乳期妇女：禁用
药典	ChP
国家处方集	CNF
其他推荐依据	中华医学会风湿病学分会. 类风湿关节炎诊断及治疗指南，中华风湿病学杂志，2010.8，14（4）：256-259.
■ 药品名称	氯诺昔康　Lornoxicam
适应证	用于急性轻、中度疼痛和由某些类型的风湿性疾病引起的关节疼痛和炎症
制剂与规格	氯诺昔康片：①4mg；②8mg 注射用氯诺昔康[保(乙)]：8mg（每瓶实际装氯诺昔康 8.6mg）
用法与用量	1. 口服：①急性轻、中度疼痛：一日 8~16mg，分 2 次服用。如需反复用药，一日最大剂量为 16mg。②风湿性疾病引起的关节疼痛和炎症：一日剂量为 12~16mg，分 2 次服用 2. 注射：肌内（>5 秒）或静脉（>15 秒）注射，注射前必须将氯诺昔康冻干粉用随药提供的注射用水溶解。本品起始剂量 8mg，如不能充分缓解疼痛，可加用一次 8mg；有些病例在术后第一天可能需要另加 8mg，即当天最大剂量为 24mg；其后本品的剂量为 8mg，每日 2 次，每日剂量不应超过 16mg
注意事项	以下情况慎用：有胃肠道出血或十二指肠溃疡病史、凝血障碍、哮喘患者
禁忌	已知对非甾体抗炎药（如阿司匹林）过敏者，由水杨酸诱发的支气管哮喘者，急性胃肠出血或急性胃或肠溃疡者，严重心功能不全者，严重肝肾功能不全者，血小板计数明显减低者，妊娠和哺乳期妇女，年龄<18 岁者禁用

续　表

不良反应	常见头晕、头痛、胃肠功能障碍（如胃痛、腹泻、消化不良、恶心和呕吐）
特殊人群用药	肝、肾功能不全患者：肝、肾功能受损者慎用；严重肝、肾功能不全者禁用 儿童：年龄<18 岁者禁用 老年人：慎用 妊娠与哺乳期妇女：禁用
药典	ChP
国家处方集	CNF
其他推荐依据	
■ 药品名称	萘丁美酮　Nabumetone
适应证	用于骨关节炎、类风湿关节炎、强直性脊柱炎的关节肿痛和脊柱痛的对症治疗。亦用于软组织风湿病、运动性软组织损伤及手术后、外伤后等的镇痛
制剂与规格	萘丁美酮片[保(甲)]：0.5g 萘丁美酮胶囊[保(甲)]：①0.25g；②0.5g 萘丁美酮干混悬剂：①0.5g；②1.0g
用法与用量	口服。成人，每晚 1g，一次性服用；一日最大量为 2g，分 2 次服用
注意事项	1. 对阿司匹林过敏者，对本品可能有相似反应 2. 具有消化性溃疡病史的患者使用后，应对其症状进行定期检查 3. 有心力衰竭、水肿或高血压的患者应慎用本品 4. 在餐中服用本品可使吸收率增加，应在餐后或晚间服用 5. 服用本品的剂量一日超过 2g 时腹泻发生率增加
禁忌	活动性消化性溃疡或出血者、严重肝功能异常者、对本品及其他非甾体药物过敏者、妊娠和哺乳期妇女禁用
不良反应	1. 消化系统：如恶心、呕吐、消化不良、腹痛、腹泻、便秘、胃肠胀气、大便隐血试验阳性、胃炎、口干、口腔炎、上消化道出血 2. 神经系统：如头痛、头晕、疲劳、耳鸣、多汗、失眠、多梦、嗜睡和紧张 3. 皮肤：如皮疹、瘙痒、皮肤水肿。少见不良反应：黄疸、食欲增加或减退、吞咽困难、肠胃炎、肝功能异常、肝衰竭、衰弱、兴奋、焦虑、多疑、抑郁、震颤、眩晕、大疱性皮疹、荨麻疹、光敏感、风疹、中毒性表皮坏死松解症、多形红斑、Stevens-Johnson 综合征、血管炎、体重增加、呼吸困难、过敏性肺炎、蛋白尿、氮质血症、高尿酸血症、肾病综合征、阴道出血、血管神经性水肿 4. 罕见胆红素尿、十二指肠炎、嗳气、胆结石、舌炎、胰腺炎、直肠出血、噩梦、味觉异常、脱发、心绞痛、心律失常、高血压、心肌梗死、心悸、晕厥、血栓性静脉炎、哮喘、咳嗽、排尿困难、血尿、阳痿、肾结石、发热、寒战、贫血、白细胞计数减少、粒细胞减少症、血糖升高、低钾血症、体重减轻
特殊人群用药	肝、肾功能不全患者：严重肝功能异常者禁用；肾功能损害者，应考虑减少剂量或禁用 儿童：不推荐使用 老年人：应该维持最低有效剂量，通常为每晚 0.5g，一次性服用 妊娠与哺乳期妇女：禁用
药典	BP、USP、Eur. P.、ChP、Jpn. P.

续　表

国家处方集	CNF
其他推荐依据	
■ 药品名称	塞来昔布　Celecoxib
适应证	用于缓解骨关节炎、类风湿关节炎、强直性脊柱炎的肿痛症状，也用于缓解手术前后、软组织创伤等的急性疼痛
制剂与规格	塞来昔布胶囊[保(乙)]：①100mg；②200mg
用法与用量	口服 1. 骨关节炎：一日200mg，一次性服用，如有必要，可增加剂量；最大剂量为一次200mg，一日2次 2. 类风湿关节炎及强直性脊柱炎：可增加到一次200mg，一日1~2次 3. 急性疼痛：首剂400mg，必要时可再服200mg，随后根据需要，一次200mg，一日2次
注意事项	1. 有引起心血管栓塞的风险，与剂量及疗程（1年以上连续服用）相关，有心血管风险者慎用 2. 长期服用可引起血压升高、水钠潴留、水肿等，故宜定期监测血压、血常规、肝肾功能 3. 化学结构中一个芳基为苯磺酰胺，与磺胺类药有交叉过敏反应，用药前需询问是否对磺胺类药过敏 4. 有支气管哮喘病史、过敏性鼻炎（花粉症）、荨麻疹病史者慎用 5. 服用本品时不能停服因防治心血管病所需的小剂量阿司匹林，但两者同服会增加胃肠道不良反应
禁忌	对磺胺过敏者，对阿司匹林或其他非甾体抗炎药物过敏或诱发哮喘者，对本品过敏者，有心肌梗死或脑卒中病史者，严重心功能不全者，重度肝功能损害者，妊娠及哺乳期妇女均禁用本品
不良反应	常见胃肠胀气、腹痛、腹泻、消化不良、咽炎、鼻窦炎、下肢水肿、头痛、头晕、嗜睡、失眠。少见口炎、便秘、心悸、疲乏、四肢麻木、肌肉痉挛、血压升高。偶见 ALT、AST 升高。罕见味觉异常、脱发。非常罕见癫痫恶化
特殊人群用药	肝、肾功能不全患者：中度肝功能损害患者，塞来昔布每日推荐剂量应减少约50%；对于重度肝功能损害患者，由于未在该人群中进行有关研究因而不推荐使用。中度肾功能损害患者应慎用，未在严重肾功能不全患者中进行有关研究 儿童：不推荐使用 老年人：一般不需调整剂量；然而对体重<50kg的患者，开始治疗时建议使用最低推荐剂量 妊娠与哺乳期妇女：禁用
药典	BP、USP、Eur. P.
国家处方集	CNF
其他推荐依据	
■ 药品名称	依托考昔　Etoricoxib
适应证	用于急性痛风性关节炎、类风湿关节炎、骨关节炎、慢性腰背疼痛、强直性脊柱炎、原发性痛经和术后牙痛等

续　表

制剂与规格	依托考昔片[保(乙)]：①30mg；②60mg；③90mg；④120mg
用法与用量	口服 1. 骨关节炎：推荐剂量为一日 30mg，每日 1 次；对于症状不能充分缓解的患者，可以增加至最大推荐剂量，即一日 60mg，每日 1 次 2. 急性痛风性关节炎：推荐剂量为一日 120mg，每日 1 次，此为最大推荐剂量；本品 120mg 只适用于症状急性发作期，最长使用 8 日
注意事项	1. 有心脏病危险因素的患者使用时应谨慎 2. 如发生过量，可采取常规的治疗措施，如从胃肠道清除未被吸收的药物，给予临床监测，必要时使用支持治疗。本品不能被血液透析清除，目前尚不清楚是否可被腹膜透析清除
禁忌	对本品过敏，服用阿司匹林或其他非甾体抗炎药后诱发哮喘、荨麻疹或过敏反应，有活动性消化道溃疡或出血，既往曾复发溃疡或出血，充血性心力衰竭［纽约心脏病学会（NYHA）心功能分级Ⅱ~Ⅳ］，确诊的缺血性心脏病，外周动脉疾病和/或脑血管病者（包括近期进行过冠状动脉旁路移植术或血管成形术）禁用
不良反应	过敏反应、焦虑、失眠、味觉障碍、嗜睡、充血性心力衰竭、高血压危象、支气管痉挛、腹痛、口腔溃疡、消化道溃疡包括穿孔和出血（主要发生在老年患者）、呕吐、腹泻、肝炎、血管性水肿、瘙痒、皮疹、Stevens-Johnson 综合征、风疹、肾功能不全包括肾衰竭
特殊人群用药	肝、肾功能不全患者：轻度肝功能不全者，本品使用剂量不应超过 60mg，每日 1 次；中度肝功能不全者，应当减量，剂量不应超过 60mg，隔日 1 次，或考虑 30mg，每日 1 次；重度肝功能不全者，目前尚无临床或药代动力学资料。轻、中度肾功能不全者不需要调整剂量，重度肾功能不全者不推荐使用本品 儿童：尚未确立本品在儿童患者中的安全性和疗效 老年人：不需调整剂量 妊娠与哺乳期妇女：应权衡利弊使用
药典	
国家处方集	
其他推荐依据	
■ 药品名称	艾瑞昔布　Imrecoxib
适应证	本品用于缓解骨关节炎的疼痛症状
制剂与规格	艾瑞昔布片[保(乙)]：0.1g
用法与用量	餐后口服。成人常用剂量为每次 0.1g，每日 2 次，疗程 8 周；多疗程累积用药时间暂限定在 24 周内（含 24 周）
注意事项	1. 本品可能使严重心血管血栓事件、心肌梗死和中风的风险增加，使严重胃肠道不良事件的风险增加 2. 避免与其他非甾体抗炎药包括 COX-2 抑制药合用。根据需要，在最短治疗时间内使用最低有效剂量，可以使不良反应降到最低 3. 长期应用本品的患者如果出现任何贫血或失血的症状和体征，应该检查血常规 4. 由于可能存在交叉过敏，本品不应用于阿司匹林哮喘患者，在伴有哮喘的患者中也应慎用

续　表

禁忌	已知对本品或其他昔布类药物及磺胺过敏者，服用阿司匹林或其他非甾体抗炎药后诱发哮喘、荨麻疹或过敏反应者，有应用非甾体抗炎药后发生胃肠道出血或穿孔病史者，有活动性消化道溃疡或出血，或者既往曾复发溃疡或出血者，重度心力衰竭者，有生育要求的妇女禁用，禁用于冠状动脉搭桥手术（CABG）围手术期疼痛的治疗
不良反应	常见上腹不适、大便隐血、ALT升高。少见腹痛、便秘、消化道溃疡、恶心、呕吐、胃灼伤感、慢性浅表性胃炎、剑突下阵发疼痛、胃糜烂灶、胃底/胃体出血点、皮疹、水肿、胸闷、心悸、镜下血尿、血清尿素氮（BUN）升高、白细胞下降、AST升高、尿蛋白阳性、尿糖阳性、尿红细胞阳性等
特殊人群用药	肝、肾功能不全患者：本品尚未在肝、肾功能不全的患者中进行相关研究，故不建议肝、肾功能不全患者使用 儿童：尚无对本品有效性和安全性足够和良好对照的研究，故儿童和青少年禁用 老年人：未进行系统的老年患者用药临床研究 妊娠与哺乳期妇女：尚不能完整评价其生殖毒性，故妊娠期妇女、产妇、哺乳期及育龄期妇女和治疗期间有生育要求的妇女应禁用本品
药典	
国家处方集	
其他推荐依据	
■ 药品名称	尼美舒利　Nimesulide
适应证	可用于：慢性关节炎症（如类风湿关节炎和骨关节炎等）；手术和急性创伤后的疼痛；有解热作用
制剂与规格	尼美舒利片[保(甲)]：①50mg；②100mg 尼美舒利缓释片：200mg 尼美舒利颗粒：①50mg；②100mg
用法与用量	口服。成人，一次50~100mg，一日2次，餐后服用。按照病情的轻重和患者的需要，可以增加到200mg，一日2次。12岁以上儿童，常用剂量为每日5mg/kg，分2~3次服用
注意事项	1. 以下患者慎用：有出血症病史、胃肠道疾病、接受抗凝剂治疗或服用抗血小板凝集药物的患者 2. 如果出现视力下降的症状，为了证实视力是否受到影响，最好停止治疗，进行眼科检查
禁忌	对本品或其他非甾体抗炎药过敏者、胃肠道出血或消化性溃疡活动期者、严重肾功能不全者、肝功能不全者禁用
不良反应	主要有胃灼热、恶心、胃痛，但症状都轻微、短暂，很少需要中断治疗。极少情况下，患者服药后出现过敏性皮疹
特殊人群用药	肝、肾功能不全患者：肝功能不全者禁用。本品通过肾脏排泄，如有肾功能不全应根据内生肌酐清除率相应调整用药剂量，严重肾功能不全者禁用 儿童：12岁以下儿童禁用，其他见"用法与用量" 老年人：老年患者因肾功能减退，用量应严格遵照医嘱，医师可根据情况适当减少用药剂量 妊娠与哺乳期妇女：不推荐使用
药典	BP、Eur. P.、ChP

续 表

国家处方集	CNF
其他推荐依据	

■ 药品名称	氟比洛芬 Flurbiprofen
适应证	适用于类风湿关节炎、骨关节炎、强直性脊柱炎，也可用于软组织病以及术后及癌症的镇痛
制剂与规格	氟比洛芬缓释片：0.2g 氟比洛芬酯注射液[保(乙)]：5ml：50mg 氟比洛芬凝胶贴膏[保(乙)]：每贴含氟比洛芬40mg（面积13.6cm×10.0cm，含膏量12g）
用法与用量	1. 口服：成人一日0.2g，宜于晚餐后服用 2. 静脉：应在不能口服药物或口服药物效果不理想时应用，成人通常每次静脉给予氟比洛芬酯50mg，尽可能缓慢给药（1分钟以上），根据需要使用镇痛泵，必要时可重复应用，并根据年龄、症状适当增减用量
注意事项	1. 以下情况慎用：有消化道溃疡既往史，有出血倾向、血液系统异常或有既往史的患者，心、肝、肾功能不全或有既往史的患者及高血压患者，有过敏史的患者，有支气管哮喘的患者 2. 尽量避免与其他非甾体抗炎药合用 3. 不能用于发热患者的解热和腰痛症患者的镇痛 4. 应避免长期使用，在不得已需长期使用时，需定期监测血、尿常规和肝功能，及时发现异常情况，给予减量或停药
禁忌	对本品成分有过敏史者，阿司匹林哮喘或有既往史者，消化道溃疡者，严重的肝、肾及血液系统功能障碍者，严重心力衰竭、高血压者，正在使用依洛沙星、洛美沙星、诺氟沙星者禁用
不良反应	1. 严重不良反应：罕见休克、急性肾衰竭、肾病综合征、胃肠道出血、伴意识障碍的抽搐、再生障碍性贫血、中毒性表皮坏死症（Lyell综合征）、剥脱性皮炎等 2. 一般的不良反应：注射部位偶见疼痛及皮下出血；消化系统，有时出现恶心、呕吐、转氨酶升高，偶见腹泻，罕见胃肠出血；精神和神经系统，有时出现发热，偶见头痛、倦怠、嗜睡、畏寒；循环系统，偶见血压上升、心悸；皮肤，偶见瘙痒、皮疹等过敏反应；血液系统，罕见血小板减少、血小板功能低下等
特殊人群用药	肝、肾功能不全患者：肝、肾功能不全者慎用；严重肝、肾功能障碍者禁用 儿童：安全性尚未确定，不宜使用 老年人：需特别注意老年患者出现不良反应，要从小剂量开始慎重给药 妊娠与哺乳期妇女：妊娠期妇女应用本品的安全性尚未确立，必须在治疗的有益性大于危险性时才能应用，尽量不在妊娠末期应用；应用本品过程中应避免哺乳
药典	BP、USP、Eur. P.、ChP、Jpn. P.
国家处方集	CNF
其他推荐依据	

第二章

糖皮质激素

■ 药品名称	泼尼松　Prednisone
适应证	用于自身免疫性炎症性疾病，如类风湿关节炎、系统性红斑狼疮、干燥综合征、血管炎等
制剂与规格	醋酸泼尼松片[基,保(甲)]：5mg
用法与用量	口服。一般认为给药剂量可分为以下几种情况：①大剂量，>1.0mg/（kg·d）；②中剂量，0.5~1.0mg/（kg·d）；③小剂量，<0.5mg/（kg·d）；④长期服用维持剂量，2.5~15.0mg/d。根据不同疾病和不同治疗目的，选择起始用量、减量方案以及疗程。自身免疫性疾病，通常一日40~60mg起始，病情稳定后逐渐减量；抗炎治疗，通常一日5~60mg，依病情不同而异
注意事项	1. 高血压、血栓、胃与十二指肠溃疡、精神病、电解质代谢异常、心肌梗死、内脏手术、青光眼等患者不宜使用 2. 长期使用中或大剂量糖皮质激素时，减量过快或突然停药可出现停药反应或反跳现象 3. 使用糖皮质激素时可酌情采取如下措施：低钠高钾高蛋白饮食；补充钙剂和维生素D；加服预防消化性溃疡及出血等不良反应的药物；如有感染应同时应用抗生素以防感染扩散及加重 4. 最好是每天早上8点顿服，可最大程度减少药品对正常内分泌激素的影响
禁忌	对本药及其他肾上腺皮质激素类药物过敏者、真菌和病毒感染者禁用
不良反应	长期超生理剂量应用可出现并发感染、向心性肥胖、满月脸、紫纹、皮肤变薄、肌无力、肌萎缩、低血钾、水肿、恶心、呕吐、高血压、糖尿病、痤疮、多毛、感染、胰腺炎、伤口愈合不良、骨质疏松、诱发或加重消化道溃疡、儿童生长抑制、诱发精神症状等
特殊人群用药	肝、肾功能不全患者：慎用 儿童：儿童或少年长期使用糖皮质激素须密切观察，患儿发生骨质疏松症、股骨头缺血性坏死、青光眼、白内障的危险性均增加 老年人：使用糖皮质激素易产生高血压，老年患者尤其是更年期后的女性使用易发生骨质疏松 妊娠与哺乳期妇女：妊娠期妇女用药需权衡利弊，哺乳期妇女接受大剂量给药时不应哺乳
药典	BP、USP、Eur. P.、ChP
国家处方集	CNF
其他推荐依据	《糖皮质激素类药物临床应用指导原则》
■ 药品名称	泼尼松龙　Prednisolone
适应证	用于自身免疫性炎症性疾病
制剂与规格	醋酸泼尼松龙片[保(乙)]：5mg 醋酸泼尼松龙注射液[保(乙)]：①1ml：25mg；②2ml：50mg；③5ml：125mg

续　表

用法与用量	1. 肌内或关节腔内注射：一次 5~50mg，用量依关节大小而定，应在无菌条件下操作以防引起感染 2. 口服：根据病情，成人开始一日 15~40mg，需要时可用到一日 60mg 或一日 0.5~1.0mg/kg，发热患者分 3 次服用，体温正常者每日晨起一次顿服。病情稳定后逐渐减量，维持量 5~10mg，视病情而定。小儿开始用量 1mg/（kg·d）
注意事项	1. 下列疾病患者一般不宜使用，特殊情况应权衡利弊，但应注意病情恶化可能：严重的精神病（过去或现在）、癫痫、活动性消化性溃疡病、新近胃肠吻合手术、骨折、创伤修复期、角膜溃疡、肾上腺皮质功能亢进症、高血压、糖尿病、抗菌药物不能控制的感染如水痘、麻疹、真菌感染、较重的骨质疏松症等 2. 长期使用中或大剂量糖皮质激素时，减量过快或突然停药可出现停药反应或反跳现象 3. 使用糖皮质激素时可酌情采取如下措施：低钠高钾高蛋白饮食；补充钙剂和维生素 D；加服预防消化性溃疡及出血等不良反应的药物；如有感染应同时应用抗生素以防感染扩散及加重
禁忌	对本药及其他肾上腺皮质激素类药物过敏者禁用
不良反应	见"泼尼松"
特殊人群用药	肝、肾功能不全患者：本品无需经肝脏转化可直接发挥效应，适用于肝功能不全者 儿童：儿童或青少年患者长期使用糖皮质激素须密切观察 老年人：老年人用糖皮质激素易发生高血压、糖尿病，易加重骨质疏松（尤其是更年期后的女性） 妊娠与哺乳期妇女：应权衡利弊，尽可能避免使用
药典	BP、USP、Eur. P.、ChP、Jpn. P.
国家处方集	CNF
其他推荐依据	
■ **药品名称**	**氢化可的松　Hydrocortisone**
适应证	用于自身免疫性疾病，如类风湿关节炎、风湿性发热、系统性红斑狼疮、血管炎等
制剂与规格	氢化可的松片[基,保(甲)]：①10mg；②20mg 醋酸氢化可的松片[保(甲)]：20mg 氢化可的松注射液（5%）[基,保(甲)]：①2ml：10mg；②5ml：25mg；③20ml：100mg 注射用氢化可的松琥珀酸钠[基,保(甲)]：①50mg；②100mg（以氢化可的松计）
用法与用量	1. 静脉滴注：用于各种危重病例的抢救，一次 100~200mg，每 6~8 小时给予 1 次，待病情改善后，逐渐减量，连续应用不宜超过 3~5 日 2. 关节腔或鞘内注射：一次 25~50mg，摇匀后关节腔内或鞘内注射 3. 口服：用于抗炎和免疫抑制，一日 2.5~10.0mg/kg，分 3~4 次给药，每 6~8 小时给药 1 次
注意事项	1. 下列疾病患者一般不宜使用，特殊情况应权衡利弊，但应注意病情恶化可能：严重的精神病（过去或现在）、癫痫、活动性消化性溃疡病、新近胃肠吻合手术、骨折、创伤修复期、角膜溃疡、肾上腺皮质功能亢进症、高血压、糖尿病、抗菌药物不能控制的感染如水痘、麻疹、真菌感染、较重的骨质疏松症等 2. 氢化可的松注射液中含有乙醇，必须稀释至 0.2mg/ml 浓度后滴注；对中枢神经系统受抑制、肝功能受损者宜选择氢化可的松琥珀酸钠注射液

续 表

	3. 长期应用可发生低钾、低钙、负氮平衡和垂体-肾上腺皮质功能抑制，应补充钾、钙、蛋白质饮食，必要时配合蛋白同化激素等，并限制糖摄入，采取保护肾上腺皮质功能的措施
禁忌	对本药及其他肾上腺皮质激素类药物过敏者禁用
不良反应	1. 长期大量应用可致皮肤萎缩、色素脱失、毛细血管扩张、皮炎、医源性库欣综合征、动脉粥样硬化、下肢水肿、创面愈合不良、月经紊乱、股骨头坏死、儿童生长发育受抑制、欣快感、定向力障碍等精神症状 2. 其他不良反应：肌无力、肌萎缩、胃肠道反应、消化性溃疡、肠穿孔、胰腺炎、水钠潴留、青光眼、白内障、眼压增高、颅内压增高、血脂参数改变、血液学参数改变等 3. 若快速静脉滴注大剂量可发生全身性过敏反应，如面部、鼻黏膜及眼睑肿胀、荨麻疹、气短、胸闷、喘鸣等
特殊人群用药	肝、肾功能不全患者：慎用 儿童：尽量应用小剂量 老年人：老年人用糖皮质激素易发生高血压、糖尿病，易加重骨质疏松（尤其是更年期后的女性） 妊娠与哺乳期妇女：慎用
药典	BP、USP、Eur. P.、ChP、Jpn. P.
国家处方集	CNF
其他推荐依据	
■ 药品名称	甲泼尼龙　Methylprednisolone
适应证	冲击疗法，用于严重自身免疫性炎症性疾病和/或对常规治疗无反应的疾病
制剂与规格	甲泼尼龙片[保(甲)]：①4mg[基]；②16mg 注射用甲泼尼龙琥珀酸钠[保(乙)]：①40mg[基]；②125mg；③250mg；④500mg（以甲泼尼龙计）
用法与用量	冲击疗法：通常每日 0.5~1.0g，静脉滴注，连用 3 日；如果治疗 2~3 周后病情无好转，或因病情需要，本方案可重复；初始剂量依临床疾病而变化。静脉用药数日后，必须逐步减量或改为口服给药。口服给药初始剂量可一日 4~48mg，依病情决定并调整
注意事项	1. 大剂量（>0.5g）而又快速注射或静脉滴注有可能引起心律不齐甚至循环衰竭，仅限在医院使用 2. 若长期治疗后需停药时，建议逐渐减量，不可突然停药 3. 注意用药时可能掩蔽感染症状或并发新感染
禁忌	对本药及其他肾上腺皮质激素类药物过敏者、全身性真菌感染者禁用
不良反应	大剂量可致心律失常，其他见"氢化可的松"
特殊人群用药	肝、肾功能不全患者：慎用 儿童：长期每天服用分次给予的糖皮质激素会抑制儿童生长，此种给药方案仅限于非常危重的情况。隔日疗法通常可避免这一不良反应，或将其减少到最低限度 老年人：因骨质疏松及水钠潴留风险增加，且可能引起高血压，故老年人接受糖皮质激素长期治疗时应谨慎 妊娠与哺乳期妇女：慎用

续 表

药典	BP、USP、Eur. P. 、ChP、Jpn. P.
国家处方集	CNF
其他推荐依据	
■ **药品名称**	**曲安奈德 Triamcinolone Acetonide**
适应证	曲安奈德肌内注射用于皮质类固醇类药物治疗的疾病，如弥漫性风湿性关节炎、结缔组织疾病等，当口服该类药物不可行时，肌内注射疗效显著。此外，本品可经关节内注射或囊内注射，还可直接进行腱鞘或关节囊给药，此种给药方式能够对疼痛、关节肿胀、僵直给予有效的局部、短期治疗
制剂与规格	曲安奈德注射液^[保(乙)]：①1ml：40mg；②2ml：80mg 醋酸曲安奈德注射液^[保(乙)]：①1ml：5mg；②1ml：10mg；③2ml：20mg；④5ml：50mg
用法与用量	1. 全身用药：肌内注射。①成人和>12岁的儿童：初次推荐剂量是60mg，根据患者病情及反应，用量可在40~80mg；②6~12岁的儿童：初次推荐剂量是40mg，但同时需要考虑患者病情而定 2. 局部用药：用于关节腔、囊内、腱鞘内的注射剂量依赖于病情程度和部位大小。对于成人，小面积给药10mg，大面积给药40mg即可以有效减轻症状。对于多关节病变的进行性疾病可以分部位给药，总剂量可达到80mg。用药次数视症状缓解情况而定。通常关节腔、囊内、腱鞘内注射时需要局部麻醉
注意事项	1. 本品不宜用于静脉注射，使用前应将药瓶充分摇匀，使药液成均匀悬浮液 2. 关节腔内注射可能引起关节损害
禁忌	患有病毒性、结核性或急性化脓性眼病者禁用
不良反应	常见全身性荨麻疹、支气管痉挛、厌食、眩晕、头痛、嗜睡、月经紊乱、视力障碍。少数患者出现双颊潮红现象。长期应用可导致胃溃疡、血糖升高、骨质疏松、肌肉萎缩、肾上腺萎缩和功能减退及诱发感染等，但一般不会引起水肿、高血压、满月脸等症状。其他参见"氢化可的松"
特殊人群用药	肝、肾功能不全患者：慎用 儿童：见"用法与用量" 老年人：因骨质疏松及水钠潴留风险增加，且可能引起高血压，故老年人接受糖皮质激素长期治疗时应谨慎 妊娠与哺乳期妇女：不宜使用
药典	BP、USP、Eur. P. 、ChP、Jpn. P.
国家处方集	CNF
其他推荐依据	
■ **药品名称**	**地塞米松 Dexamethasone**
适应证	用于炎症性与自身免疫性炎症性疾病

续　表

制剂与规格	地塞米松片[基,保(甲)]：0.75mg 醋酸地塞米松片[保(甲)]：0.75mg 注射用地塞米松磷酸钠[保(甲)]：①1mg；②2mg；③5mg 地塞米松磷酸钠注射液[保(甲)]：①1ml：1mg；②1ml：2mg[基]；③1ml：5mg[基] 地塞米松棕榈酸酯注射液[保(甲)]：1ml：4mg（以地塞米松棕榈酸酯计，相当于2.5mg地塞米松）
用法与用量	1. 静脉滴注：一次2~20mg；静脉滴注时，应以5%葡萄糖注射液稀释，可2~6小时重复给药，至病情稳定。大剂量连续给药一般不超过72小时。不宜长期应用 2. 鞘内注射：一次5mg，间隔1~3周注射1次；关节腔内注射：一般一次0.8~4mg，按关节腔大小而定 3. 口服：成人开始剂量为一次0.75~3mg，一日2~4次；维持剂量为一日0.7~1.5mg，视病情而定 4. 棕榈酸酯注射液： （1）静脉注射：成人患者2周静脉注射1次，每次用量1支（以地塞米松计2.5mg）注射时可用葡萄糖或生理盐水先行稀释。根据患者年龄、体重和症状，用量可适当增减，或遵医嘱 （2）关节腔注射：按关节大小每次用量为0.5~2支，必要时隔2~4周可再加强注射1次，以巩固疗效
注意事项	1. 高血压、血栓症、胃与十二指肠溃疡、精神病、电解质代谢异常、心肌梗死、内脏手术、青光眼等患者一般不宜使用。特殊情况下权衡利弊使用，但应注意病情恶化的可能 2. 用药过程中应监测患者的血红蛋白、血糖、血清钾、血压的变化，并注意是否有隐性出血
禁忌	对本药及其他肾上腺皮质激素类药物过敏者禁用
不良反应	少见有水钠潴留、血糖升高。静脉注射可引起肛门生殖区的感觉异常或激惹。长期应用可致医源性库欣综合征，表现为满月脸、向心性肥胖、紫纹、出血倾向、痤疮、糖尿病倾向、高血压、骨质疏松或骨折。其他可参见"氢化可的松"
特殊人群用药	肝、肾功能不全患者：慎用 儿童：小儿如使用肾上腺皮质激素，须十分慎重，因可抑制患儿的生长和发育，如确有必要长期使用时，应使用短效或中效制剂，避免使用长效地塞米松制剂，并观察颅内压的变化 老年人：老年人用药后易产生高血压，尤其是更年期后的女性使用易发生骨质疏松 妊娠与哺乳期妇女：妊娠期妇女应权衡利弊。哺乳期妇女接受大剂量给药时则不应哺乳
药典	BP、USP、Eur. P.、ChP
国家处方集	CNF
其他推荐依据	
■ 药品名称	倍他米松　Betamethasone
适应证	主要用于过敏性与自身免疫性炎症性疾病。现多用于活动性风湿病、类风湿关节炎、红斑狼疮、严重支气管哮喘、严重皮炎、急性白血病等，也用于某些感染的综合治疗

制剂与规格	倍他米松片^[保(乙)]：0.5mg 注射用倍他米松磷酸钠^[保(乙)]：①2.63mg；②5.26mg 倍他米松磷酸钠注射液^[保(乙)]：①1ml：2.63mg；②1ml：5.26mg 复方倍他米松注射液^[保(乙)]：1ml：二丙酸倍他米松（以倍他米松计）5mg 与倍他米松（以倍他米松计）2mg
用法与用量	1. 倍他米松片：口服，起始剂量一日 1~4mg，分次给予；维持量为一日 0.5~1.0mg 2. 注射用倍他米松磷酸钠或倍他米松磷酸钠注射液：肌注或静脉注射，一日 2~20mg，分次给药 3. 复方倍他米松注射液：①肌内注射，全身给药时，开始为 1~2ml，必要时可重复给药，剂量及注射次数视病情及患者反应而定；②关节内注射，局部注射剂量为 0.25~2.00ml（视关节大小或注射部位而定）。大关节（膝、髋、肩）用 1~2ml，中关节（肘、腕、踝）用 0.5~1.0ml，小关节（足、手、胸）用 0.25~0.50ml
注意事项	1. 下列疾病患者一般不宜使用，特殊情况应权衡利弊使用，但应注意病情恶化可能：严重的精神病（过去或现在）、癫痫、活动性消化性溃疡病、新近胃肠吻合手术、骨折、创伤修复期、角膜溃疡、肾上腺皮质功能亢进症、高血压、糖尿病、抗菌药物不能控制的感染如水痘、麻疹、真菌感染、较重的骨质疏松症等 2. 诱发感染：在激素作用下，原来已被控制的感染可活动起来，最常见者为结核感染复发。在某些感染时应用激素可减轻组织的破坏、减少渗出、减轻感染中毒症状，但必须同时用有效的抗生素治疗、密切观察病情变化，在短期用药后，即应迅速减量、停药 3. 长期应用糖皮质激素者，应定期检查以下项目：血糖、尿糖或糖耐量试验，尤其是糖尿病或糖尿病倾向者；小儿应定期检测生长和发育情况；眼科检查，注意白内障、青光眼或眼部感染的发生；血清电解质和大便隐血；高血压和骨质疏松的检查，尤其是老年人
禁忌	对本药及其他肾上腺皮质激素类药物过敏者禁用
不良反应	长期使用可引起以下不良反应：医源性库欣综合征面容和体态、体重增加、下肢水肿、紫纹、易出血倾向、创口愈合不良、痤疮、月经紊乱、骨质疏松及骨折、肌无力、肌萎缩、低血钾综合征、胃肠道刺激、胰腺炎、消化性溃疡或穿孔，儿童生长受到抑制、青光眼、白内障、良性颅内压升高综合征、糖耐量减退和糖尿病加重，还可出现精神症状，并发感染等
特殊人群用药	肝、肾功能不全患者：慎用 儿童：复方倍他米松注射液由于含苯甲醇，禁止用于儿童肌内注射 老年人：老年患者使用糖皮质激素易发生高血压及糖尿病，尤其是更年期后的女性应用糖皮质激素易加重骨质疏松 妊娠与哺乳期妇女：妊娠期妇女或育龄期妇女需权衡利弊。哺乳期妇女应在考虑药物对乳母的重要性后作出停药或停止哺乳的决定
药典	BP、USP、Eur. P.、ChP、Jpn. P.
国家处方集	CNF
其他推荐依据	

第三章

免疫抑制剂及 DMARDs 药

■ 药品名称	甲氨蝶呤 Methotrexate
适应证	用于类风湿关节炎、银屑病及银屑病关节炎、强直性脊柱炎的周围关节炎
制剂与规格	甲氨蝶呤片[基,保(甲)]：2.5mg 甲氨蝶呤注射液[保(甲)]：①2ml∶50mg；②20ml∶500mg；③10ml∶1000mg 注射用甲氨蝶呤[保(甲)]：①5mg[基]；②0.1g[基]；③1g
用法与用量	1. 类风湿关节炎：口服，一周1次，一次7.5~15mg，最高剂量一周1次25mg，对给药剂量大的也可一周分次给予 2. 银屑病关节炎：口服，一周1次，一次15~20mg 3. 强直性脊柱炎的周围关节炎：口服，一周1次，一次7.5~10mg
注意事项	1. 初始用药时每月查血常规及肝肾功能，逐渐过渡到每3个月检测1次 2. 长期服用出现感染的概率增加
禁忌	对本品过敏者、营养不良者、肝肾功能不全或伴有血液疾病者、妊娠及哺乳期妇女禁用
不良反应	1. 血液系统：可见白细胞减少、血小板减少、贫血等 2. 消化系统：可见口腔炎、咽喉炎、恶心、呕吐、消化道溃疡出血、肝酶升高等 3. 泌尿系统：可见肾衰竭、氮质血症、膀胱炎、血尿、蛋白尿、少尿等 4. 呼吸系统：可见咳嗽、气短、肺炎、肺纤维化 5. 皮肤及软组织：可见红斑、瘙痒、皮疹、光敏感、脱发等 6. 中枢神经系统：可见眩晕、头痛、视物模糊等 7. 生殖系统：短期精液减少、月经不调、不育、流产、胎儿先天缺陷等
特殊人群用药	肝、肾功能不全患者：禁用 儿童：慎用 老年人：慎用 妊娠与哺乳期妇女：禁用
药典	BP、USP、Eur. P.、ChP、Jpn. P.
国家处方集	CNF
其他推荐依据	
■ 药品名称	环磷酰胺 Cyclophosphamid
适应证	用于活动性系统性红斑狼疮、狼疮肾炎、精神神经性狼疮、系统性血管炎
制剂与规格	环磷酰胺片[基,保(甲)]：50mg 复方环磷酰胺片：每片含环磷酰胺50mg，人参茎叶总皂苷50mg 注射用环磷酰胺[保(甲)]：①0.1g[基]；②0.2g[基]；③0.5g[基]；④0.8g；⑤1g

续　表

用法与用量	1. 成人常用剂量： （1）活动性系统性红斑狼疮、狼疮肾炎：静脉注射，按体表面积一次 500~1000mg/m²，3~4 周 1 次，或静脉注射一次 200mg，隔日 1 次，疗程约 6 个月，以后 3 个月 1 次。口服，一日 100mg，一次性服用，维持期剂量减半。疗程遵医嘱 （2）系统性血管炎活动期：静脉注射，一次 200mg，一日或隔日 1 次。疗程遵医嘱 2. 儿童常用剂量：口服，一日 1~3mg/kg
注意事项	1. 下列情况慎用：周围血白细胞计数和/或血小板低下、骨髓抑制、感染尚未控制、痛风病史、泌尿道结石史、放化疗病史 2. 本品的代谢产物对泌尿系统有刺激性，为预防肾及膀胱毒性，应鼓励患者用药后大量饮水，必要时静脉补液，也可给予尿路保护剂美司钠 3. 用药期间定期监测血尿常规、肝肾功能和血清尿酸水平 4. 环磷酰胺水溶液仅能稳定 2~3 小时，需现用现配 5. 一次静脉滴注前需查血常规。白细胞计数<3.0×10⁹/L 或血小板<50.0×10⁹/L 者停用
禁忌	对本品过敏者、严重骨髓功能损害者、尿道阻塞者、急性感染者、妊娠与哺乳期妇女禁用
不良反应	1. 心血管系统：常规剂量不产生心脏毒性，大剂量（120~240mg/kg）可能引起出血性心肌坏死（包括病灶部位出血、冠状血管炎等），甚至在停药后 2 周仍可出现心力衰竭 2. 消化系统：可有食欲减退、恶心、呕吐、肝损伤等 3. 泌尿生殖系统：大剂量给药时，本品代谢产物丙烯醛可引起出血性膀胱炎等，尚可引起生殖毒性，如停经或精子缺乏 4. 呼吸系统：偶有肺纤维化、肺炎等 5. 皮肤：可有皮肤及指甲色素沉着、黏膜溃疡、荨麻疹、脱发等 6. 长期使用可致继发性肿瘤；还可引起剂量相关的骨髓抑制等
特殊人群用药	肝、肾功能不全患者：慎用 儿童：见"用法与用量" 老年人：慎用 妊娠与哺乳期妇女：禁用
药典	BP、USP、Eur. P.、ChP、Jpn. P.
国家处方集	CNF
其他推荐依据	
■ 药品名称	硫唑嘌呤　Azathioprine
适应证	用于系统性红斑狼疮、皮肌炎、系统性血管炎及其他自身免疫性结缔组织病等
制剂与规格	硫唑嘌呤片[基,保(甲)]：①50mg；②100mg
用法与用量	口服，用于自身免疫性疾病。①成人常用量：一次 100mg，一日 1 次；病情缓解后一次 50mg，一日 1 次。②小儿常用量：一次 1~3mg/kg（按体重），一日 1 次
注意事项	1. 周围全血细胞计数检查以监测骨髓抑制征象，监测频率在最初服用时，需 4 周 1 次，之后可减少至 3 个月 1 次。大剂量用药和肝肾功能损伤患者可增加监测频率，出现出血、感染、肝功能损伤时应立即减量或停药 2. 发生非霍奇金淋巴瘤、皮肤癌、肉瘤和原位子宫颈癌的危险性增加
禁忌	对硫唑嘌呤和巯嘌呤过敏者、妊娠或近期准备妊娠的妇女禁用

续　表

不良反应	1. 消化系统：可见厌食、恶心、呕吐、肝损伤等
	2. 血液系统：可出现白细胞计数及血小板减少、巨红细胞血症、贫血等，大剂量及用药过久时可有严重骨髓抑制，甚至再生障碍性贫血
	3. 生殖系统：对精子、卵子有一定损伤
	4. 其他：可出现继发感染、脱发、黏膜溃疡等，长期用药可增加风湿病患者发生肿瘤的危险性
特殊人群用药	肝、肾功能不全患者：慎用
	儿童：见"用法与用量"
	老年人：经验有限，虽然现有资料未证明老年人使用本品后的不良反应发生率较高，但仍建议采用推荐剂量范围的下限值
	妊娠与哺乳期妇女：妊娠期妇女禁用。哺乳期妇女用药期间不应进行哺乳
药典	BP、USP、Eur. P.、ChP、Jpn. P.
国家处方集	CNF
其他推荐依据	
■ 药品名称	来氟米特　Leflunomide
适应证	用于类风湿关节炎，减缓骨质破坏，减轻症状和体征
制剂与规格	来氟米特片[基,保(乙)]：①5mg；②10mg；③20mg
	来氟米特胶囊[保(乙)]：10mg
用法与用量	口服。①成人常用剂量，一日 20~50mg，一次性口服，连续 3 日后，维持量一日 10~20mg，一次性口服。②儿童常用剂量，国内产品尚未建立。国外产品如下，体重<20kg，一次 10mg，隔日 1 次；体重 20~40kg，一次 10mg，一日 1 次；体重>40kg，同成人量
注意事项	1. 免疫缺陷、未控制感染、活动性胃肠道疾病、骨髓发育不良者不宜用本品。高血压患者在用药过程中应监测血压
	2. 用药期间检测肝功能、血常规，1~3 个月 1 次
	3. 应用本品期间不宜使用免疫活疫苗
禁忌	对本品或其代谢产物过敏者、严重肝脏损害者、妊娠期妇女及未采取可靠避孕措施的育龄期妇女、哺乳期妇女禁用
不良反应	1. 消化系统：可见口腔溃疡、消化不良、恶心、呕吐、腹泻、AST 及 ALT 升高等
	2. 血液系统：可见白细胞计数下降、血小板减少等
	3. 其他：可见脱发、乏力、血压升高、头晕、皮疹、瘙痒、呼吸道感染等
特殊人群用药	肝、肾功能不全患者：肝、肾功能不全者慎用，严重肝脏损害者禁用
	儿童：见"用法与用量"
	老年人：慎用
	妊娠与哺乳期妇女：禁用，有计划生育者必须停药 3 个月以上方可考虑生育
药典	BP、USP、Eur. P.、ChP
国家处方集	CNF
其他推荐依据	

■ 药品名称	环孢素　Ciclosporin
适应证	常与糖皮质激素等免疫抑制药合用，以治疗难治性或重症自身免疫性结缔组织病、类风湿关节炎等
制剂与规格	环孢素软胶囊^[基,保(甲)]：①10mg；②25mg；③50mg 环孢素口服溶液^[基,保(甲)]：50ml：5g
用法与用量	口服。用于自身免疫性疾病：初始剂量为一日 3~5mg/kg，分 2 次口服，出现明显疗效后缓慢减至一日 2~3mg/kg，疗程 3~6 个月以上
注意事项	1. 下列情况慎用：高钾血症患者、感染患者、肠道吸收不良和对本品不耐受者等 2. 用药期间，应监测血药浓度以调整用药剂量，定期检测肝肾功能、血压、血脂、血钾和血镁 3. 若本品已引起肾功能不全或有持续负氮平衡，应立即减量或停用 4. 若发生感染，应立即用抗生素治疗，本品亦应减量或停用 5. 环孢素口服溶液需使用专配吸管正确吸取每次所需药量，最好以橘子或苹果汁稀释后服用，也可根据各人的口味用软饮料来稀释（但请勿用葡萄柚汁稀释，因其可能干扰 P450 依赖的酶系），并于充分搅匀后，立即服用。开封后须在 2 个月内用完
禁忌	对本药过敏者、严重肝肾损害者、未控制的高血压患者、感染及恶性肿瘤患者禁用
不良反应	常见厌食、恶心、呕吐、齿龈增生伴出血、疼痛，约 1/3 用药者出现肾毒性，可出现血清肌酐及尿素氮增高、肾小球滤过率减低等肾功能损害、高血压等。尚可引起 ALT 及 AST 升高、胆汁淤积、高胆红素血症、高血糖、多毛症、手震颤、高尿酸血症、血小板减少、溶血性贫血、四肢感觉异常等。罕见胰腺炎、白细胞减少、雷诺综合征、糖尿病、血尿等
特殊人群用药	肝、肾功能不全患者：慎用；严重肝、肾损害者禁用 儿童：3 岁以下儿童禁用 老年人：因易合并肾功能不全，故老年人应慎用本品 妊娠与哺乳期妇女：妊娠期用药应权衡利弊，谨慎用药。本品可由乳汁分泌，对哺乳婴儿可产生高血压、肾毒性、恶性肿瘤等潜在危险，服药期间应停止哺乳
药典	BP、Eur. P. 、ChP、Jpn. P.
国家处方集	CNF
其他推荐依据	

■ 药品名称	吗替麦考酚酯　Mycophenolate Mofetil
适应证	用于难治性狼疮肾炎、不能耐受其他免疫抑制药或有严重器官损害的（弥漫性）结缔组织病
制剂与规格	吗替麦考酚酯片^[基,保(乙)]：①0.25g；②0.5g 吗替麦考酚酯胶囊^[基,保(乙)]：0.25g 注射用吗替麦考酚酯：0.5g
用法与用量	口服 1. 用于狼疮肾炎：成人一次 1g，一日 2 次。一日 2g 比一日 3g 的安全性明显高。对有严重慢性肾功能损害的患者（肾小球滤过率每分钟<25ml），应避免超过一次 1g，一日 2 次的剂量 2. 结缔组织病：成人一次 0.75~1g，一日 2 次。维持量，一次 0.25~0.5g，一日 2 次，空腹服用

续　表

注意事项	1. 本品不能与硫唑嘌呤同时服用 2. 由于免疫抑制作用，本品可能增加感染风险，也可能引发淋巴瘤 3. 在用药期间应定期（每1~3个月）监测血常规、肝功能等。第一个月每周1次进行全血细胞计数检测，第二和第三个月每月2次，余下的1年中每月1次。如果发生中性粒细胞减少（中性粒细胞绝对计数$<1.3\times10^9/L$），应停止或减量使用本品，并对这些患者密切观察；本品出现ALT升高不超过正常值3倍且不伴黄疸者可以继续使用，但应追踪观察，如不恢复则需停药
禁忌	对于吗替麦考酚酯、麦考酚酸或药物中其他成分有超敏反应者禁用。吗替麦考酚酯静脉制剂禁用于对聚山梨醇酯80（吐温）有超敏反应的患者
不良反应	1. 消化系统：结肠炎（有时由巨细胞病毒属引起），胰腺炎 2. 免疫抑制紊乱：可导致严重的威胁生命的感染，如脑膜炎和感染性心内膜炎 3. 呼吸系统：肺间质异常，包括致命的肺纤维化少有报道
特殊人群用药	肝、肾功能不全患者：慎用；严重慢性肾功能不全患者见"用法与用量" 儿童：根据肾脏移植后儿童的药代动力学和安全性数据，推荐剂量是吗替麦考酚酯口服$600mg/m^2$ 老年人：尚不能确定老年人的效果是否与年轻人不同，剂量选择需慎重 妊娠与哺乳期妇女：除非对胎儿潜在益处大于潜在危险，否则妊娠期应避免使用。哺乳期妇女不宜使用
药典	BP、USP、Eur. P.、ChP
国家处方集	CNF
其他推荐依据	
■ 药品名称	**氯喹　Chloroquine**
适应证	用于盘状红斑狼疮、系统性红斑狼疮伴皮损和/或关节病变、类风湿关节炎、青少年慢性关节炎、舍格伦综合征以及由阳光引发或加剧的皮肤病变
制剂与规格	磷酸氯喹片[基,保(甲)]：①0.075g；②0.25g
用法与用量	口服，用于治疗红斑狼疮或类风湿关节炎。①成人：开始一次0.25g，一日1~2次，或一日3.5~4mg/kg，一次性服用。经过2~3周后可改为一日1次，一次0.25g，长期维持。②儿童：一日5~10mg/kg（按体重），一次或分次服用
注意事项	1. 长期应用可致视网膜黄斑病变，虽发生率很低，连续服用1年的患者应做眼底及视野筛查，视网膜病变与超剂量服用有关 2. 本品可引起葡萄糖-6-磷酸脱氢酶（G6PD）缺乏者溶血性贫血 3. 吸烟可影响抗疟药的疗效
禁忌	对任何4-氨基喹啉化合物治疗而有视网膜或视野改变的患者、眼睛有黄斑病变的患者、已知对4-氨基喹啉化合物过敏的患者和银屑病患者、妊娠及哺乳期妇女禁用
不良反应	1. 口服可出现消化道反应，包括食欲减退、恶心、呕吐、腹痛、腹泻，停药或不停药均可自行消失 2. 久服后可能出现眼黄斑水肿、萎缩、异常色素沉着、视力减退，其他罕见眼底反应有视盘萎缩及视网膜小动脉变细 3. 本品影响听力，妊娠期妇女大量服用可造成儿童先天性耳聋、智力迟钝、四肢缺陷等

续　表

	4. 氯喹偶可导致心律失常 5. 其他不良反应尚有血细胞减少、皮炎、皮肤色素沉着、脱发、药物性精神异常等，均较罕见
特殊人群用药	肝、肾功能不全患者：慎用 儿童：慎用 老年人：慎用 妊娠与哺乳期妇女：禁用
药典	BP、USP、Eur. P.、ChP
国家处方集	CNF
其他推荐依据	
■ 药品名称	羟氯喹　Hydroxychloroquine
适应证	用于类风湿关节炎、青少年慢性关节炎、盘状和系统性红斑狼疮以及由阳光引发或加剧的皮肤病变
制剂与规格	硫酸羟氯喹片[基,保(乙)]：①0.1g；②0.2g
用法与用量	口服。①成人一日 0.2~0.4g，分 1~2 次服用；或一日 ≤6mg/kg，分次服用。疗程持续数周或数月。长期维持治疗，一日 0.2g。②儿童，一日 5~7mg/kg（按体重），分次服用
注意事项	1. 接受长期或高剂量治疗的部分患者，已观察到不可逆的视网膜损伤，据报道视网膜病变具有剂量相关性。服用本品，应进行初次（基线）以及定期（每 3 个月 1 次）的眼科检查 2. 长期治疗的患者应定期检查，包括检查膝和踝反射，如发现肌软弱，应当停药 3. 长期治疗的患者应定期检查血细胞计数，如出现不能归因于所治疾病的任何严重血液障碍，应当考虑停药。缺乏葡萄糖-6-磷酸脱氢酶（G6PD）的患者应慎用本品
禁忌	已知对 4-氨基喹啉类化合物过敏者、先前存在眼睛黄斑病变者、6 岁以下儿童禁用
不良反应	1. 视觉：可发生视网膜色素沉着变化和视野缺损，但罕见，尚有角膜水肿和浑浊的报告 2. 皮肤：皮疹、瘙痒症、皮肤黏膜色素变化等 3. 胃肠道：恶心、腹泻、厌食、腹痛等 4. 中枢神经系统：头晕、眩晕、耳鸣、听觉缺失等 5. 神经肌肉：进行性虚弱和近端肌群萎缩的骨骼肌肌病或神经肌病 6. 心血管系统：心肌病罕有报道 7. 血液学影响：如贫血、再生障碍性贫血、粒性白细胞缺乏症、白细胞减少症和血小板减少症等 8. 还可见肝功能异常、过敏反应等
特殊人群用药	肝、肾功能不全患者：慎用 儿童：6 岁以下儿童禁用，其余见"用法与用量" 老年人：用法用量同成年人 妊娠与哺乳期妇女：妊娠期妇女应避免使用。因为母乳中可分泌有少量的羟氯喹，哺乳期妇女应慎用
药典	BP、USP、Eur. P.
国家处方集	CNF
其他推荐依据	

续　表

■ 药品名称	青霉胺　Penicillamine
适应证	用于系统性硬化患者的皮肤肿胀和硬化、类风湿关节炎
制剂与规格	青霉胺片[基,保(甲)]：0.125g
用法与用量	口服。初始剂量：一次0.125g，一日1次，逐渐加至一日0.75~1g，分3次服用。常规维持量：0.25g/d
注意事项	1. 本品对肝、肾及血液系统均有不良影响，用药前后及用药时应当检查或监测 2. 在开始服药的6个月内，应每2周检查1次血、尿常规，以后每月检查1次 3. 治疗期间应每1~2个月检查肝、肾功能1次，以便早期发现中毒性肝病和胆汁潴留及肾损伤
禁忌	对青霉素类药物过敏、粒细胞缺乏、再生障碍性贫血、肾功能不全、红斑狼疮、严重皮肤病、重症肌无力患者及妊娠期妇女禁用
不良反应	1. 过敏反应：可出现全身瘙痒、皮疹、荨麻疹、发热、关节痛、淋巴结肿大等过敏反应，重者可发生狼疮样红斑和剥脱性皮炎 2. 消化系统：可有恶心、呕吐、食欲减退、腹痛、腹泻、味觉减退、口腔溃疡，肝功能异常等 3. 泌尿生殖系统：可见蛋白尿、肾病综合征 4. 血液系统：可致骨髓抑制，主要表现为血小板和白细胞计数减少、粒细胞缺乏，严重者可致再生障碍性贫血等 5. 神经系统：可有周围神经病变、视神经炎等 6. 内分泌代谢系统：本品可与多种金属形成复合物，可能导致铜、铁、锌或其他微量元素缺乏 7. 呼吸系统：可能加重或诱发哮喘发作
特殊人群用药	肝、肾功能不全患者：肝功能不全者慎用，肾功能不全者禁用 儿童：尚不明确本药对幼年型类风湿关节炎的有效性 老年人：65岁以上老年人用药后易出现血液系统毒性反应 妊娠与哺乳期妇女：妊娠期禁用。尚不明确本药是否可分泌入乳汁，建议哺乳期禁用
药典	BP、USP、Eur. P.、ChP
国家处方集	CNF
其他推荐依据	

■ 药品名称	沙利度胺　Thalidomide
适应证	用于强直性脊柱炎、皮肤黏膜血管炎
制剂与规格	沙利度胺片[保(乙)]：①25mg；②50mg 沙利度胺胶囊[保(乙)]：25mg
用法与用量	口服。睡前一次50mg，1周后递增至一日150mg，分2~3次服用或睡前服用
注意事项	1. 原用于治疗麻风病和血液系统肿瘤，目前少量资料证明对强直性脊柱炎有控制病情的作用 2. 本品致畸作用强，用药期间应该严格采取有效避孕措施以防止胎儿畸形 3. 一旦出现手足末端麻木和/或感觉异常，应立即停药 4. 驾驶员和机器操纵者慎用

续　表

禁忌	对本品过敏者、儿童、妊娠及哺乳期妇女禁用
不良反应	口鼻黏膜干燥、头晕、倦怠、嗜睡、恶心、腹痛、便秘、面部水肿、面部红斑、过敏反应及多发性周围神经炎、深静脉血栓
特殊人群用药	肝、肾功能不全患者：肾功能不全患者无须进行剂量调整 儿童：禁用 老年人：慎用 妊娠与哺乳期妇女：禁用
药典	USP、ChP
国家处方集	CNF
其他推荐依据	
■ **药品名称**	**艾拉莫德　Iguratimod**
适应证	用于活动性类风湿关节炎
制剂与规格	艾拉莫德片[保(乙)]：25mg
用法与用量	口服。一次 25mg，饭后服用，一日 2 次，早晚各 1 次
注意事项	1. 以下患者慎重用药：低体重患者，伴有贫血、白细胞减少症、血小板减少症的患者，骨髓功能低下患者，活动性胃肠疾病患者 2. 本品用药前及用药期间，需定期进行肝肾功能、血液学检查 3. 由于尚未明确与甲氨蝶呤以外抗风湿药联合用药时的有效性和安全性，应特别留意联合用药 4. 治疗期间接种免疫活疫苗的效果和安全性没有临床资料，因此服药期间不应使用免疫活疫苗
禁忌	对本药过敏、严重肝病、消化性溃疡或消化性溃疡既往史者、妊娠期妇女或有怀孕可能性的妇女禁用
不良反应	常见上腹部不适、恶心、食欲缺乏、氨基转移酶升高、皮疹或皮肤瘙痒、头痛、头晕、失眠、白细胞计数下降、血红蛋白下降、多汗、胸闷、心电图异常、月经失调等。少见腹泻、胃溃疡、反流性食管炎、十二指肠溃疡、胃窦部出血、呕吐、发热、咳嗽、流感样症状、口干、口腔溃疡、面部水肿、皮肤水肿、尿蛋白阳性、总胆红素升高等
特殊人群用药	肝、肾功能不全患者：患有肝病或肝病既往史者慎用，严重肝病者禁用；患有肾病者慎用 儿童：尚无明确临床资料 老年人：尚无明确临床资料 妊娠与哺乳期妇女：禁用
药典	
国家处方集	
其他推荐依据	
■ **药品名称**	**柳氮磺吡啶　Sulfasalazine**
适应证	用于类风湿关节炎、强直性脊柱炎的外周关节病、银屑病关节炎

续　表

制剂与规格	柳氮磺吡啶肠溶片[基,保(甲)]：0.25g
用法与用量	口服。①成人：起始量一日500mg，分2次服用，一周递增至一日1.5~3.0g，分2~3次服用。②儿童：一次7.5~10mg/kg，一日4次。初始剂量一日10mg/kg；逐渐递增至一日规定量。一日最大量为2g，分次服用
注意事项	1. 以下患者应慎用：葡萄糖-6-磷酸脱氢酶缺乏，血小板、粒细胞减少，血卟啉症 2. 服用期间应多饮水，保持高尿流量，以防结晶尿的发生，必要时服碱化尿液的药物；失水、休克和老年患者应用本品易致肾损害，应慎用或避免应用本品 3. 治疗中须注意检查血常规、肝肾功能等
禁忌	对本药及其代谢物、磺胺类药物、水杨酸过敏者，肠梗阻或泌尿系统梗阻者，卟啉病患者，2岁及以下儿童，妊娠和哺乳期妇女禁用
不良反应	常见恶心、厌食、体温升高、红斑、瘙痒、头痛、心悸。少见且与剂量有关的不良反应包括红细胞异常（如溶血性贫血、巨幼细胞贫血）、发绀、胃痛及腹痛、头晕、耳鸣、蛋白尿、血尿、皮肤黄染。可能与剂量无关的不良反应，包括骨髓抑制、肝炎、胰腺炎、周围神经病变、无菌性脑膜炎、荨麻疹、多形性红斑、剥脱性皮炎、表皮坏死溶解综合征、光敏感性、肺部并发症、肾病综合征等。曾报道男性用药后出现精液缺乏性不育，停止用药可逆转此反应
特殊人群用药	肝、肾功能不全患者：慎用 儿童：2岁及以下儿童禁用，其余见"用法与用量" 老年人：老年患者应用磺胺药发生严重不良反应的概率增加，如严重皮疹、骨髓抑制和血小板减少等均是老年人常见严重不良反应。因此老年人宜避免应用，确有指征时须权衡利弊后决定 妊娠与哺乳期妇女：禁用
药典	BP、USP、Eur. P.、ChP
国家处方集	CNF
其他推荐依据	
■ 药品名称	帕米膦酸二钠　Pamidronate Disodium
适应证	用于恶性肿瘤并发的高钙血症和溶骨性癌转移引起的骨痛
制剂与规格	注射用帕米膦酸二钠[保(乙)]：①15mg；②30mg 帕米膦酸二钠注射液[保(乙)]：①5ml：15mg；②10ml：30mg
用法与用量	1. 治疗骨转移性疼痛：一次30~60mg，用前稀释于不含钙离子的氯化钠注射液或5%葡萄糖注射液中，缓慢静脉滴注4小时以上，浓度不得>15mg/125ml，滴速不得>15mg/2h 2. 治疗高钙血症：应严格按照血浆钙浓度，在医师指导下酌情用药。参考用量：血钙浓度<3.0mmol/L，本品用量15~30mg；血钙浓度3.0~3.5mmol/L，本品用量30~60mg；血钙浓度3.5~4.0mmol/L，本品用量60~90mg；血钙浓度>4.0mmol/L，本品用量90mg
注意事项	1. 本品需以不含钙的液体稀释后立即静脉缓慢滴注，不可直接静脉滴注 2. 本品不得与其他种类双膦酸类药物合并使用 3. 用于治疗高钙血症时，应同时注意补充液体，使每日尿量达2L以上。使用本品过程中，应注意监测血清钙、磷等电解质水平

续　表

禁忌	对本品及其他二膦酸盐过敏者、妊娠及哺乳期妇女禁用
不良反应	少见恶心、胸痛、胸闷、头晕、乏力及轻微肝肾功能改变等。偶见发热
特殊人群用药	肝、肾功能不全患者：轻、中度肝功能不全者无须调整剂量，尚无严重肝功损不全者使用本品的临床试验资料。轻、中度肾功能不全者不需调整剂量，严重肾功能不全者不建议使用本品 儿童：可能影响骨骼成长，儿童一般不用 老年人：适当减量 妊娠与哺乳期妇女：禁用
药典	BP、USP、Eur. P.、ChP
国家处方集	CNF
其他推荐依据	
■ 药品名称	**托法替布　Tofacitinib**
适应证	适用于甲氨蝶呤疗效不足或对其无法耐受的中度至重度活动性类风湿关节炎成年患者
制剂与规格	枸橼酸托法替布片[保(乙)]：5mg（以托法替布计）
用法与用量	本药可与甲氨蝶呤或其他非生物改善病情抗风湿药（DMARD）联合使用，推荐剂量为5mg，每天2次，口服给药，有无进食皆可
注意事项	1. 不建议与生物DMARD类药物或强效免疫抑制剂（如硫唑嘌呤和环孢素）联用 2. 不建议在淋巴细胞绝对计数$<0.5\times10^9/L$、中性粒细胞绝对计数$<1\times10^9/L$或血红蛋白水平$<90g/L$的患者中开始使用；正在用药的患者，若出现淋巴细胞减少症、中性粒细胞减少症或贫血时，建议调整剂量或中断治疗 3. 避免用药期间进行活疫苗接种 4. 本药可增加严重感染（包括活动性结核、真菌感染及机会性感染）的发生风险，甚至导致死亡，尤其是与免疫抑制药（如甲氨蝶呤、皮质类固醇）合用时。慢性或复发性感染患者用药前应权衡利弊。用药期间及结束后应密切监测感染症状和体征的进展，如有新发感染，应进行适用于免疫功能低下患者的及时和完整的诊断性检测，开始适当的抗菌治疗并密切监测；若发生严重感染，应中断本药治疗，直至感染得到控制 5. 本药可能导致淋巴瘤和其他恶性肿瘤，如发生需中断本药治疗。在接受本品治疗的患者中已有非黑色素瘤皮肤癌的报告，建议对皮肤癌风险增高的患者进行定期的皮肤检查。在患有获得成功治疗的非黑色素瘤皮肤癌之外的某种已知恶性肿瘤的患者中开始治疗之前或者考虑在发生恶性肿瘤的患者中继续进行托法替布治疗时，需考虑治疗的风险和收益 6. 在同时使用本药和免疫抑制剂的肾移植患者中，有发生EB病毒相关的移植后淋巴增生性疾病的相关报道 7. 在基线时以及开始治疗后每3个月，监测淋巴细胞计数1次；在基线时、治疗4~8周后以及此后每3个月，监测1次中性粒细胞计数和血红蛋白；开始治疗4~8周后应评估血脂参数；定期检测血压及肝功能 8. 同时接受细胞色素P450 3A4（CYP3A4）强抑制剂（如酮康唑）治疗，或者接受一种或多种可同时导致CYP3A4中等抑制和CYP2C19强效抑制的合并用药（如氟康唑），本药的推荐剂量应为5mg，每天1次；与CYP3A4强诱导剂（如利福平）合用，可能导致临床缓解作用丧失或下降，因此不建议合用

续　表

禁忌	尚不明确
不良反应	临床试验显示，严重不良反应中最常见的为严重感染，如上呼吸道感染、鼻咽炎、泌尿系统感染，尚有结核、机会性感染等；恶性肿瘤，较常见肺癌和乳腺癌，其次为胃癌、结直肠癌、肾细胞癌、前列腺癌、淋巴瘤、恶性黑色素瘤。还可见淋巴细胞减少症、中性粒细胞减少症、肝酶升高、血脂升高、血清肌酐升高等实验室检查异常，以及腹泻、头痛、高血压等
特殊人群用药	肝、肾功能不全患者：中度或重度肾功能不全、中度肝功能损伤患者，推荐剂量应为5mg，每天1次；重度肝功能损伤患者不建议使用 儿童：在儿童中的安全性和有效性尚不明确 老年人：65岁及以上老年人较年轻者发生感染风险增加，应慎用 妊娠与哺乳期妇女：在妊娠与哺乳期妇女中使用托法替布对胎儿和婴儿的风险尚不能排除，因此需权衡利弊
药典	
国家处方集	
其他推荐依据	药品说明书；MICROMEDEX（R）Vol. 176；Up To Date临床顾问

第四章

生物性 DMARDs

■ 药品名称	依那西普　Etanercept
适应证	用于活动性类风湿关节炎、银屑病及银屑病关节炎、幼年特发性关节炎、活动性强直性脊柱炎
制剂与规格	注射用依那西普[保(乙)]：25 毫克/瓶
用法与用量	皮下注射。成人推荐剂量：一次 25mg，一周 2 次，注射部位可为大腿、腹部和上臂
注意事项	1. 使用本品治疗前，要接受结核感染筛查（皮肤试验、胸部 X 线透视），对有结核感染或感染可疑者应首先抗结核治疗 3 个月，再考虑应用本品；还应筛查乙型及丙型肝炎病毒感染，有活动性者不宜应用本品 2. 本品曾导致充血性心力衰竭的患者病情恶化，因此，重度心力衰竭患者不宜使用本品 3. 本品可诱发感染，若患者有反复发作的感染史，尤其是老年者，应慎用；若在使用过程中患者出现感染，应及时停药并密切观察 4. 在使用过程中，应注意过敏反应的发生，包括血管性水肿、荨麻疹以及其他严重反应，根据其情况给予抗过敏药物或停药 5. 使用本品期间不可接种活疫苗 6. 在治疗类风湿关节炎时宜与甲氨蝶呤联合应用以提高疗效
禁忌	对本品过敏者，脓毒症或存在脓毒症风险者，严重活动性感染者（包括慢性感染、局部感染）禁用
不良反应	常见注射部位局部反应，如疼痛、肿胀、瘙痒、红斑、注射部位出血等；感染，如上呼吸道感染、支气管炎、膀胱感染、皮肤感染等；变态反应；自身抗体形成；发热。可见严重不良反应报道，如致命或威胁生命的感染和脓毒症，各种恶性肿瘤包括乳腺癌、皮肤癌和淋巴瘤等，严重的血液系统、神经系统异常以及自身免疫反应等
特殊人群用药	肝、肾功能不全患者：无须进行剂量调整 儿童：国内资料表明儿童不适用，但国外有儿童用法用量 老年人：无须进行剂量调整 妊娠与哺乳期妇女：不推荐妊娠期妇女使用。哺乳期妇女应停药或停止哺乳
药典	
国家处方集	CNF
其他推荐依据	
■ 药品名称	阿达木单抗　Adalimumab
适应证	用于类风湿关节炎、强直性脊柱炎的治疗
制剂与规格	阿达木单抗注射液[保(乙)]：40mg/0.8ml

续 表

用法与用量	皮下注射。①类风湿关节炎：成人建议用量为 40mg，每 2 周单剂量给药；本品治疗过程中，应继续使用甲氨蝶呤。在单一药物治疗时，如某些患者出现治疗效果下降，可以将用药剂量增加为每周注射 40mg 以改善疗效。②强直性脊柱炎：成人建议用量为 40mg，每 2 周单剂量给药
注意事项	1. 使用 TNF-α 拮抗剂的患者更易发生严重感染。在使用本品之前、期间及使用后，必须严密监测患者是否出现感染，包括结核。无论是慢性活动性或局灶活动性感染，在感染未得到控制之前均不能开始应用本品治疗。由于本品的清除可能长达 4 个月，因此在此期间应持续进行监测 2. 包括本品在内的 TNF-α 拮抗剂极少情况下可引起中枢神经系统脱髓鞘病变的发生和恶化，因此对以往存在或近期患有中枢及外周神经系统脱髓鞘病变的患者，医师在给予本品治疗时应格外小心 3. 在使用 TNF-α 拮抗剂的病例中，罕有包括再生障碍性贫血在内的全血细胞减少的报告。如果患者出现已经确诊的血液系统异常，应该立即停用本品 4. 中重度心力衰竭患者禁用 5. 本品治疗会导致自身抗体的形成，如果患者用药过程中出现狼疮样综合征的症状并且双链 DNA 抗体阳性时，应该立即停止应用本品治疗
禁忌	对本药过敏者，严重感染（如活动性结核、败血症）者，中至重度心力衰竭者（NYHA 分类Ⅲ～Ⅳ级）禁用
不良反应	最常报告的不良反应为感染，如鼻咽炎、上呼吸道感染、鼻窦炎等；注射部位反应，如红斑、瘙痒、出血、疼痛或肿胀等；头痛和骨骼肌肉疼痛。已有本品严重不良反应的报告，致死感染和威胁生命的感染，包括脓毒症、机会感染、结核；乙型肝炎复发；多种恶性肿瘤，如白血病、淋巴瘤和肝脾 T 细胞淋巴瘤等；尚有严重血液系统反应、神经系统反应和自身免疫性反应等
特殊人群用药	肝、肾功能不全患者：未在此类患者人群中进行本品研究，尚无剂量建议 儿童：尚无本品在儿童患者中进行的安全性和有效性研究资料 老年人：无需进行剂量调整 妊娠与哺乳期妇女：该类人群临床数据有限，因此不推荐妊娠期用药，哺乳期妇女用药应权衡利弊
药典	
国家处方集	
其他推荐依据	国家食品药品监督管理总局 . 2014.
■ 药品名称	英夫利西单抗　Infliximab
适应证	用于活动性类风湿关节炎、活动性强直性脊柱炎、银屑病及银屑病关节炎
制剂与规格	注射用英夫利西单抗[保(乙)]：100 毫克/支
用法与用量	静脉滴注 1. 类风湿关节炎：首次 3mg/kg，加入氯化钠注射液 200ml，第 2 周和第 6 周及以后每隔 8 周各给予一次相同剂量。疗效不理想者，可考虑将本品剂量调整至 10mg/kg，或将用药间隔调整为 4 周或 6 周 2. 强直性脊柱炎：首次 5mg/kg，加入氯化钠注射液 200ml，然后第 2 周和第 6 周及以后每隔 6 周各给予 1 次相同剂量

续　表

注意事项	1. 感染：接受本品的患者对各种感染，尤其是分枝杆菌感染包括结核菌较为易感，宜密切注意。已有感染者不宜应用。在使用本品前，做结核菌皮肤试验及胸部 X 线片的筛查试验，有陈旧性结核病复发或新感染的患者应首先抗结核治疗 2~3 个月；有结核病既往病史且不能确定已接受足够治疗疗程的患者，必要时进行抗结核治疗 2. 充血性心力衰竭者不宜使用本品 3. 输液反应/过敏反应：本品的过敏反应可在不同的时间内发生，多数出现在输液过程中或输液后 2 小时内，症状包括荨麻疹、呼吸困难和/或支气管痉挛（罕见）、喉头水肿、咽部水肿和低血压。为减少输液反应的发生，应将输液速度放慢，或预防性使用对乙酰氨基酚或糖皮质激素 4. 使用本品会促使自身抗体的形成，罕见狼疮样综合征，若出现宜停药 5. 神经系统：本品及其他 TNF-α 抑制药有罕见的中枢神经系统脱髓鞘病例、罕见视神经炎和癫痫发作的病例，出现上述症状不宜使用 6. 使用本品的乙肝病毒及丙肝病毒慢性携带者有出现肝功能异常的风险。有活动性肝炎者不宜使用 7. 用本品治疗类风湿关节炎时需与甲氨蝶呤联合应用，以提高疗效，亦减少不良反应
禁忌	已知对鼠源蛋白或本品其他成分过敏者禁用，本品剂量>5mg/kg 时禁用于中重度心力衰竭（NYHA 分类Ⅲ~Ⅳ级）患者
不良反应	可见发热、寒战等输液反应。亦可见恶心、呕吐、瘙痒、皮疹、低血压、呼吸困难、头痛、肌肉痛、关节痛等过敏反应。可通过免疫抑制作用诱发感染或恶性肿瘤
特殊人群用药	肝、肾功能不全患者：尚无相关资料 儿童：推荐儿童使用本药前接种现阶段所需所有疫苗 老年人：65 岁及以上老年患者与 65 岁以下患者相比，严重感染发生率更高，故老年人应慎重用药 妊娠与哺乳期妇女：妊娠期妇女只有在确实需要时方可使用。哺乳期妇女应考虑本品对母亲的重要性来决定是否停止哺乳或停止用药
药典	
国家处方集	CNF
其他推荐依据	
■ 药品名称	**托珠单抗　Tocilizumab**
适应证	用于治疗对改善病情的抗风湿药物治疗应答不足的中至重度活动性类风湿关节炎的成年患者
制剂与规格	托珠单抗注射液[保(乙)]：①80mg/4ml；②200mg/10ml；③400mg/20ml
用法与用量	静脉滴注。成人推荐剂量是 8mg/kg，每 4 周 1 次，可与甲氨蝶呤或其他抗风湿药物联用。配制时，需要由医疗专业人员以无菌操作方法将托珠单抗用 0.9%的无菌生理盐水稀释至 100ml，建议本品静脉滴注时间在 1 小时以上。对于体重>100kg 的患者，每次推荐的滴注剂量不得超过 800mg
注意事项	1. 感染活动期患者禁用。在使用本品之前、期间及使用后，必须严密监测患者是否出现感染 2. 活疫苗和减毒活疫苗不应与托珠单抗同时使用

续 表

	3. 已有托珠单抗输注引起严重超敏反应的报道,如发生速发过敏反应或其他严重超敏反应,应立即停用本品,并永久终止托珠单抗治疗
	4. 应用托珠单抗,特别是合用甲氨蝶呤时,可能会使肝氨基转移酶升高,对有活动期肝病或肝功能损伤的患者进行治疗需慎重
	5. 医师应警惕患者出现中枢脱髓鞘病发作的潜在征象
	6. 若在治疗中出现肝酶异常、中性粒细胞计数降低、血小板计数降低时,可将本品剂量减至 4mg/kg
禁忌	对本药过敏者、感染活动期患者禁用
不良反应	可导致输液反应,如头痛、皮疹、荨麻疹等;感染,如肺炎、蜂窝织炎、带状疱疹、脓毒症等;恶性肿瘤;胃肠穿孔;抗体产生;血液学异常,如中性粒细胞减少、血小板减少;肝酶升高;血脂升高等
特殊人群用药	肝、肾功能不全患者:尚未在肝功能损伤患者中进行安全性和有效性研究。轻度肾功能损伤患者无需调整剂量,中重度肾功能损伤患者尚无用药研究 儿童:2 岁以下儿童用药的安全性和有效性尚不明确 老年人:65 岁及以上老年患者与 65 岁以下患者相比,严重感染发生率更高,故老年人应慎重用药 妊娠与哺乳期妇女:妊娠期妇女只有在确实需要时方可使用。哺乳期妇女用药应权衡利弊
药典	
国家处方集	
其他推荐依据	药品说明书;MICROMEDEX(R)Vol. 176;Up To Date 临床顾问
■ 药品名称	利妥昔单抗 Rituximab
适应证	用于难治性系统性红斑狼疮、经 TNF-α 拮抗药治疗无效的类风湿关节炎
制剂与规格	利妥昔单抗注射液[基,保(乙)]:①100mg/10ml;②500mg/50ml
用法与用量	静脉滴注。成人推荐剂量,按体表面积 375mg/m^2,一周静脉滴注 1 次,在 22 日内使用 4 次。初次滴注推荐起始滴注速度为每小时 50mg;最初 60 分钟过后,可每 30 分钟增加每小时 50mg 直至最大速度每小时 400mg。利妥昔单抗滴注的开始速度也可为每小时 100mg,每 30 分钟增加每小时 100mg,直至最大速度每小时 400mg
注意事项	1. 置于无菌无致热原的含 0.9%氯化钠注射液或 5%葡萄糖注射液的输液袋中,稀释到利妥昔单抗的浓度为 1mg/ml。轻柔地翻转注射袋使溶液混合并避免产生泡沫。由于本品不含抑菌剂,必须具备无菌操作技术。静脉使用前应观察注射液有无微粒或变色 2. 一次滴注利妥昔单抗开始前 30~60 分钟前应预先使用镇痛药(如对乙酰氨基酚)、抗组胺药(如苯海拉明)或糖皮质激素 3. 对出现严重反应的患者,特别是有严重呼吸困难、支气管痉挛和低氧血症的患者应立即停止滴注,并迅速进行抢救治疗
禁忌	已知对本品的任何组分和鼠蛋白过敏者、哺乳期妇女禁用
不良反应	1. 输液相关不良反应:主要包括轻微的流感样反应、发热、寒战、血管性水肿、荨麻疹、皮疹等;偶可出现呼吸衰竭和急性肾衰竭等多器官衰竭 2. 血液学不良反应:包括严重的血小板减少症、中性粒细胞减少症和贫血

续　表

	3. 感染机会增多：包括严重的细菌、病毒和真菌感染
	4. 心脏不良反应：心律失常、直立性低血压、滴注期间有心绞痛和心肌梗死病史的患者可能发生心肌梗死
	5. 消化系统：腹泻、消化不良和厌食症
	6. 神经系统：头晕、焦虑、感觉异常、感觉过敏、易激惹、失眠和脱髓鞘病变
特殊人群用药	肝、肾功能不全患者：尚无相关资料 儿童：儿童用药的安全性和有效性尚未确立 老年人：老年人用药可使心脏（室上性心律失常）和肺部（肺炎）不良反应风险升高，故应慎用 妊娠与哺乳期妇女：妊娠期妇女不宜使用。哺乳期妇女禁用
药典	
国家处方集	CNF
其他推荐依据	

第五章

植物制剂

■ 药品名称	白芍总苷　Total Glucosides of Paeony
药物组成	白芍总苷
功能与主治	养血益阴和营
临床应用	抗炎镇痛、免疫调节及对肝细胞有保护作用
制剂与规格	白芍总苷胶囊[保(乙)]：0.3g（含芍药苷不少于104mg）
用法与用量	口服。①成人，一次0.6g，一日2~3次，餐后用水送服，或遵医嘱。4周为1个疗程，连服2~3个疗程效果更佳。建议首期3个月，一次0.6g，一日3次；起效后维持量一次0.6g，一日2次。②儿童，30mg/kg（按体重），分2次早晚服用
注意事项	少数患者服药初期出现大便性状改变，可小剂量开始，一次0.2g，一日2次，1周后加到常规量
禁忌	对白芍及其相关成分过敏者禁用
不良反应	偶有软便，无需处理，可自行消失
特殊人群用药	儿童：见"用法与用量"
药典	
国家处方集	CNF
其他推荐依据	
■ 药品名称	雷公藤多苷　Tripterygium Glycosides
药物组成	雷公藤多苷
功能与主治	祛风解毒、除湿消肿、舒经通络。有抗炎及抑制细胞免疫和体液免疫等作用
临床应用	用于风湿热瘀、毒邪阻滞所致的类风湿关节炎、肾病综合征、白塞综合征、麻风反应、自身免疫性肝炎等
制剂与规格	雷公藤多苷片[基,保(甲)]：10mg
用法与用量	口服。正常量：成人，一日60mg，分3次餐后口服。控制症状后减量。维持量：成人，一日20~30mg，分次口服
注意事项	1. 本品影响生育功能，对男女均有影响，故服此药时应避孕。拟生育者必须停药3个月以上 2. 对各种风湿性疾病，应用本品必须在医师指导下进行 3. 在用本品过程中应定期监测血象和肝肾功能，必要时停药

续　表

禁忌	妊娠及哺乳期妇女、严重心血管病、肝肾和造血系统病变和功能障碍者禁用
不良反应	1. 生殖系统：可致女性月经减少、停经，对高龄妇女可致绝经，对男性可致精子活力降低、数量减少，停药后部分人群可恢复正常 2. 消化系统：可引起恶心、呕吐、腹痛、腹泻、食欲减退等，一般能耐受 3. 皮肤黏膜：可出现皮肤变薄、色素沉着、皮疹、口腔溃疡、痤疮、指甲变薄 4. 血液系统：有骨髓抑制作用，可引起白细胞计数及血小板减少，但少见 5. 其他：偶引起心悸、胸闷、心律失常、AST 及 ALT 升高、肌酐清除率下降、头晕、头痛、失眠、脱发等
特殊人群用药	肝、肾功能不全患者：肝、肾功能障碍者禁用 儿童：慎用 老年人：适当减量 妊娠与哺乳期妇女：禁用
药典	
国家处方集	CNF
其他推荐依据	
■ 药品名称	青藤碱　Sinomenine
药物组成	盐酸青藤碱
功能与主治	祛风除湿，活血通络，利水消肿
临床应用	用于风湿与类风湿性关节炎属风寒湿痹证者，症见：肌肉酸痛，关节肿胀、疼痛、屈伸不利、麻木僵硬等
制剂与规格	盐酸青藤碱肠溶片：20mg
用法与用量	口服。成人每次 20~40mg，每日 3 次，若无不良反应，3 日后增至一次 60~80mg，每日 3 次，餐后半小时服用
注意事项	1. 慎用于过敏性哮喘患者 2. 定期复查血象（建议每月检查 1 次），并注意观察血糖和胆固醇
禁忌	对本品过敏者禁用
不良反应	少数患者出现皮疹或白细胞减少现象，停药后即可消失
特殊人群用药	妊娠与哺乳期妇女：慎用
药典	BP、Eur. P.
国家处方集	
其他推荐依据	
■ 药品名称	痹祺胶囊　Biqi Jiaonang
药物组成	马钱子粉、地龙、党参、茯苓、白术、川芎、丹参、三七、牛膝、甘草

续　表

功能与主治	益气养血，祛风除湿，活血止痛。用于气血不足，风湿瘀阻，肌肉关节酸痛，关节肿大、僵硬变形或肌肉萎缩，气短乏力；风湿、类风湿关节炎，腰肌劳损，软组织损伤属上述证候者
临床应用	痹病：因气血不足，风湿瘀阻所致。症见肌肉关节酸楚疼痛，抬举无力，局部肿胀，僵硬，变形，甚则肌肉挛缩，不能屈伸，或见皮肤结节瘀斑，伴倦怠乏力，心悸，气短，汗出，舌胖苔少或无苔，脉细无力或细数无力；类风湿关节炎、风湿性关节炎、骨性关节炎软组织损伤见上述证候者
制剂与规格	痹祺胶囊[保(乙)]：每粒装 0.3g
用法与用量	口服。一次 4 粒，一日 2~3 次
注意事项	1. 孕妇禁服 2. 运动员慎用
禁忌	尚不明确
不良反应	尚不明确
特殊人群用药	妊娠与哺乳期妇女：孕妇禁服
药典	ChP
国家处方集	
其他推荐依据	中国中西医结合学会风湿病专业委员会. 常见风湿病中西医结合诊疗指南（草案）骨关节炎中西医结合诊疗指南. 中药药理与临床，2013（06）：150-155.
■ 药品名称	**通络开痹片　Tongluo Kaibi Pian**
药物组成	马钱子粉、川牛膝、当归、红花、木瓜、荆芥、防风、全蝎
功能与主治	祛风通络，活血散结。用于寒热错杂瘀血阻络所致的关节疼痛、肿胀；类风湿关节炎具上述证候者
临床应用	痹症：因风湿瘀阻所致。症见肢体关节肿胀，关节冷痛，畏寒，恶风，屈伸不利，晨僵，甚至关节强直，畸形，舌质淡红，舌苔薄白或腻，脉浮缓或濡缓；类风湿关节炎见上述证候者
制剂与规格	通络开痹片[保(乙)]：每片重 0.3g×12 片每盒，0.31g、每板 12 片，每盒 1 板；每盒 2 板；每盒 3 板。每盒 15 片，每盒 1 板
用法与用量	晚饭后口服。一次 3 片，一日 1 次；60 天为 1 个疗程
注意事项	1. 本品含毒性药，需在医生指导下使用；不可超量服用；发生不良反应立即停药 2. 运动员慎用
禁忌	孕妇禁用
不良反应	个别患者发生头晕，舌、唇麻，口干，胃部不适，便秘，肌肉抽动，阳强，皮疹，全身发紧
特殊人群用药	孕妇禁用
药典	

续　表

其他推荐依据	1. 吴启富，范永升，叶志忠 . 风湿病中西医结合诊疗指南［M］. 北京：人民卫生出版社，2019：268-288. 2.《临床路径治疗药物释义》专家组 . 临床路径治疗释义·外科分册（县级医院版）下册 . 北京：中国协和医科大学出版社，2017.

第六章
痛风及其用药

■ 药品名称	秋水仙碱　Colchicine
适应证	用于急性期痛风性关节炎、短期预防痛风性关节炎急性发作
制剂与规格	秋水仙碱片[保(甲)]：①0.5mg[基]；②1mg
用法与用量	口服 1. 急性期：初始剂量1mg，之后一次0.5mg，一日3次，最多每4小时1次，直至疼痛缓解或出现呕吐或腹泻，24小时内最大剂量6mg；3日内不得重复此疗程。另一方案为一次1mg，一日3次，1周后剂量减半，疗程为2~3周 2. 预防痛风：一次0.5mg，一日2次。疗程酌定，并注意如出现不良反应，应随时停药
注意事项	1. 由于本品治疗痛风时的疗效和风险认识尚不一致，故选用本品时应慎重 2. 胃肠道疾病、心功能不全者应减少剂量或慎用 3. 用本品治疗急性痛风，每1个疗程间应停药3日，以免发生蓄积中毒 4. 痛风关节炎症状控制后可继续减量，短程与降血尿酸药联用以防痛风复发 5. 用药期间应定期检测血常规及肝肾功能
禁忌	对本品过敏、骨髓增生低下及肝肾功能中重度不全者、妊娠及哺乳期妇女禁用
不良反应	常见恶心、呕吐、腹痛、腹泻，药物过量也可以引起严重腹泻、胃肠道出血、皮疹和肝肾损害。少见周围神经炎、肌病、脱发、精子生成受抑制、休克、血尿、抽搐及意识障碍，死亡率高，多见于静脉用药及老年人。长期应用有导致骨髓抑制的可能
特殊人群用药	肝、肾功能不全患者：肝、肾功能中重度不全者禁用 儿童：未进行该项试验且无可靠参考文献 老年人：应减少剂量或慎用 妊娠与哺乳期妇女：禁用
药典	BP、USP、Eur. P.、ChP、Jpn. P.
国家处方集	CNF
其他推荐依据	
■ 药品名称	别嘌呤醇（别嘌醇）　Allopurinol
适应证	用于具有痛风史的高尿酸血症，预防痛风关节炎的复发
制剂与规格	别嘌醇片[基,保(甲)]：0.1g 别嘌醇缓释片[保(乙)]：0.25g 别嘌醇缓释胶囊[保(乙)]：0.25g

续　表

用法与用量	口服。成人：初始剂量一日 100mg 顿服，之后根据血、尿的尿酸水平调整剂量，国内常用最大剂量为一日 300mg，分 2~3 次口服，宜餐后服用；国外一日最大剂量为 600mg，分 3 次服用；维持剂量通常一日 100~200mg
注意事项	1. 同时应用秋水仙碱或非甾体抗炎药（非阿司匹林或水杨酸类药）预防痛风性关节炎急性发作，直到高尿酸血症被纠正 1 个月后 2. 确保摄入充足水分（一日 2~3L），维持尿液呈中性或微碱性，以减少尿酸石及肾内尿酸沉积的危险 3. 用药期间应定期检查血常规及肝肾功能 4. 无症状的高尿酸血症不宜用本品
禁忌	对本品过敏者、严重肝肾功能不全和明显血细胞低下者、妊娠及哺乳期妇女禁用
不良反应	1. 皮肤：较常见皮疹、瘙痒或荨麻疹；重症则可能发生其他过敏反应，如剥脱性皮炎、紫癜性病变、多形性红斑、Stevens-Johnson 综合征和中毒性上皮坏死溶解 2. 消化系统：如恶心、呕吐、腹泻、胃痛及阵发性腹痛、胃纳减退、口腔溃疡等 3. 神经系统：如周围神经炎、头痛、眩晕、嗜睡、视觉和味觉障碍等 4. 血液系统：如白细胞计数减少、血小板减少或贫血 5. 其他不良反应：如脱发、发热、淋巴结肿大、男性乳房发育、高血压、肝毒性、间质性肾炎及过敏性血管炎等
特殊人群用药	肝、肾功能不全患者：肾、肝功能不全者应慎用；严重肝、肾功能不全者禁用 儿童：儿童用药剂量应酌情调整 老年人：老年人应谨慎用药，并应减少一日用量 妊娠与哺乳期妇女：禁用
药典	BP、USP、Eur. P.、ChP、Jpn. P.
国家处方集	CNF
其他推荐依据	
■ 药品名称	丙磺舒　Probenecid
适应证	用于高尿酸血症伴慢性痛风性关节炎及痛风史，但必须为：①肾小球滤过率>50~60ml/min；②无肾结石或肾结石史；③非酸性尿；④不服用水杨酸类药物
制剂与规格	丙磺舒片：0.25g
用法与用量	口服。成人，一次 0.25g，一日 2 次，1 周后可增至一次 0.5g，一日 2 次
注意事项	1. 活动性消化性溃疡或有其病史者不宜服用本品 2. 痛风性关节炎急性发作症状尚未控制时不用本品；如在本品治疗期间有急性发作，可继续应用原来的用量，同时给予秋水仙碱或其他非甾体抗炎药治疗 3. 服用本品时应保持摄入足量水分（一日 2.5L 左右），以防止形成肾结石，必要时同时服用碱化尿液的药物 4. 治疗痛风性关节炎，如患者有轻度肾功能不全，而 24 小时尿酸排泄量又未超过 700mg，一般单日剂量不超过 2g 5. 服用本品期间不宜服用水杨酸类制剂 6. 定期检测血和尿 pH、肝肾功能及血尿酸和尿尿酸等。根据临床表现、血尿酸和尿尿酸水平调整药物用量，原则上以最小有效量维持较长时间

续　表

禁忌	对本品及磺胺类药过敏者、肾功能不全者、妊娠期及哺乳期妇女、2岁以下儿童禁用。伴有肿瘤的高尿酸血症者或使用细胞毒的抗癌药、放射治疗患者，均不宜使用本品，因可引起急性肾病
不良反应	1. 胃肠道症状，如恶心或呕吐等，偶可引起消化性溃疡 2. 能促进肾结石形成 3. 本品与磺胺出现交叉过敏反应，包括皮疹、皮肤瘙痒及发热等，但少见 4. 偶引起白细胞减少、骨髓抑制及肝坏死等少见不良反应
特殊人群用药	肝、肾功能不全患者：肝功能不全者不宜使用，肾功不全者禁用 儿童：2岁以下儿童禁用 老年人：老年患者因肾功能减退，用量酌减 妊娠与哺乳期妇女：禁用
药典	BP、USP、Eur. P.、ChP、Jpn. P.
国家处方集	CNF
其他推荐依据	
■ 药品名称	苯溴马隆　Benzbromarone
适应证	用于具痛风史的高尿酸血症、慢性痛风性关节炎或痛风石伴有高尿酸血症者
制剂与规格	苯溴马隆片[基,保(乙)]：50mg 苯溴马隆胶囊[基,保(乙)]：50mg
用法与用量	口服。初始剂量一日25mg，之后根据血清尿酸或尿尿酸浓度调整剂量，无不良反应可渐增至一日100mg，宜餐后服用。服药1~3周查血清及尿尿酸浓度，视病情而定维持量，连用3~6个月。根据尿液pH决定是否口服碳酸氢钠
注意事项	1. 同时应用秋水仙碱或非甾体抗炎药（非阿司匹林或水杨酸类药）预防痛风性关节炎急性发作，直到高尿酸血症被纠正至少1个月后 2. 确保摄入充足的水分（一日2~3L），碱化尿液，维持尿液为中性或微碱性，防止发生肾结石 3. 服用者需有正常的肾功能。在用药过程中定期检测肾功能、血和尿中尿酸的变化及血常规 4. 若在用药期间痛风发作，建议将所用药量减半，必要时服用秋水仙碱或吲哚美辛等非甾体抗炎药 5. 用药期间出现持续性腹泻，应立即停药
禁忌	对本品过敏者，痛风性关节炎急性发作期（单独应用），中、重度肾功能损害或肾结石者，妊娠及哺乳期妇女禁用
不良反应	可见恶心、腹部不适、肾结石、肾绞痛、诱发痛风性关节炎急性发作。少见发热、皮疹、肝肾功能损害等
特殊人群用药	肝、肾功能不全患者：中、重度肾功能损害或肾结石者禁用 儿童：本品对儿童用药的安全性和有效性尚未研究，故不推荐儿童使用 老年人：老年人一般生理功能下降，所以要减量用药或遵医嘱 妊娠与哺乳期妇女：禁用
药典	BP、Eur. P.、ChP、Jpn. P.

续　表

国家处方集	CNF
其他推荐依据	
■ 药品名称	非布司他　Febuxostat
适应证	用于预防和治疗高尿酸血症及其引发的痛风
制剂与规格	非布司他片[保(乙)]：①40mg；②80mg
用法与用量	口服。推荐剂量为 40mg 或 80mg，每日 1 次
注意事项	在服用本品初期，可观察到痛风发作增加，这是由于血尿酸浓度降低，导致组织中沉积的尿酸盐活动引起的。为预防治疗初期的痛风发作，建议同时服用非甾体抗炎药或秋水仙碱。在本品治疗期间，如果痛风发作，无需停用本品，应根据患者的具体情况，对痛风进行相应治疗
禁忌	本品禁用于正在接受硫唑嘌呤、巯嘌呤治疗的患者
不良反应	虚弱、胸痛、水肿、疲劳、情绪异常、步态障碍、流行性感冒症状、疼痛、口渴
特殊人群用药	肝、肾功能不全患者：轻中度肝肾功能不全者无需调整剂量，尚未进行重度肝肾功能不全者使用本品的疗效及安全性研究，应慎用 儿童：18 岁以下儿童用药的安全性和有效性尚不明确 老年人：65 岁及以上老人与年轻患者用药的安全性和有效性不存在有临床意义的差异，但不排除部分老年人对本药具有更高的敏感性 妊娠与哺乳期妇女：尚无妊娠期妇女用药充分严格的对照研究资料，仅在利大于弊时方可使用。哺乳期妇女应慎用
药典	
国家处方集	
其他推荐依据	

第七章

软骨保护药及抗骨质疏松药

■ 药品名称	玻璃酸钠　Sodium Hyaluronate
适应证	用于骨关节炎、膝关节炎、肩周炎、髋及踝关节炎
制剂与规格	玻璃酸钠注射液[保(乙)]：①0.55ml：5.5mg；②2ml：20mg；③2.5ml：25mg；④3ml：30mg
用法与用量	用于膝关节骨关节炎时，膝关节腔内注射；用于肩周炎时，肩关节腔或肩峰滑囊内注射。一次2ml，关节腔内注射，一周1次，3周或5周为1个疗程。因产品不同而疗程有差异
注意事项	1. 本品为软骨保护药，使用时要严格按照无菌操作以避免继发感染 2. 本品勿与其他药物混合以免产生不良反应 3. 有关节积液的患者在注入前应先将积液抽出，再缓慢注入本品 4. 勿将药物注入滑膜和韧带内，以防增加疼痛；勿过深刺入以免损伤关节软骨；不得将药物注射到血管中 5. 注射后嘱患者屈伸膝骨关节10次，使药物充分分布于软骨和滑膜表面，然后走动，嘱患者当日莫过量运动
禁忌	对本品过敏者禁用
不良反应	1. 注射部位可出现疼痛、肿胀、发热等症状，少数情况下出现非感染性关节腔积液 2. 过敏反应，罕见皮疹、荨麻疹、瘙痒等症状
特殊人群用药	肝、肾功能不全患者：肝功能障碍或有其既往史患者应慎用 儿童：尚未确立小儿用药的安全性 老年人：通常高龄者生理功能降低，使用时应多加注意 妊娠与哺乳期妇女：对于妊娠期或可能妊娠的妇女，如果判断为治疗上的有益性大于危险性的情况下，可酌情用药。本品使用期间应避免哺乳
药典	BP、Eur. P.、Jpn. P.
国家处方集	CNF
其他推荐依据	
■ 药品名称	氨基葡萄糖　Glucosamine
适应证	用于原发性和继发性各部位的骨关节炎
制剂与规格	硫酸氨基葡萄糖胶囊[保(乙)]：0.25g 盐酸氨基葡萄糖胶囊[保(乙)]：①0.24g；②0.48g；③0.75g
用法与用量	口服。一次0.25~0.50g（硫酸氨基葡萄糖），一日3次，最好在进食时服用。持续服用4~12周或根据需要延长。每年可重复治疗2~3个疗程
注意事项	宜在饭时或饭后服用，可减少胃肠道不适，特别是有胃溃疡的患者

续　表

禁忌	对本品过敏者禁用
不良反应	少见轻度胃肠不适，如恶心、便秘、腹胀、腹泻。偶见轻度嗜睡。罕见过敏反应，如皮疹、瘙痒、皮肤红斑
特殊人群用药	肝、肾功能不全患者：严重肝、肾功能不全者慎用 儿童：目前尚缺乏详细的研究资料 老年人：无特殊注意事项 妊娠与哺乳期妇女：慎用，妊娠初期 3 个月内应避免使用
药典	BP、USP、Eur. P.
国家处方集	CNF
其他推荐依据	
■ 药品名称	双醋瑞因　Diacerein
适应证	用于骨关节炎
制剂与规格	双醋瑞因胶囊：50mg
用法与用量	口服。一次 50mg，一日 1~2 次，餐后服用。疗程不应短于 3 个月
注意事项	1. 有腹泻史者慎用 2. 服用 2~4 周后开始显效，建议显效前与其他止痛药或非甾体抗炎药联合应用。若连续治疗 3 个月后停药，疗效至少可持续 1 个月（后续效应）
禁忌	对本品过敏者禁用
不良反应	常见轻度腹泻。少见上腹疼痛、恶心、呕吐
特殊人群用药	肝、肾功能不全患者：严重肾功能不全者应减小剂量 儿童：15 岁以下儿童避免使用 老年人：超过 70 岁并且伴有严重肾功能不全的老年患者，须剂量减半或遵医嘱 妊娠与哺乳期妇女：不推荐使用
药典	BP、Eur. P.
国家处方集	CNF
其他推荐依据	
■ 药品名称	硫酸软骨素　Chondroitin Sulfate
适应证	可用于关节痛、关节炎等的辅助治疗
制剂与规格	硫酸软骨素片：0.12g 硫酸软骨素钠片：①0.12g；②0.3g 硫酸软骨素注射液：2ml：40mg 注射用硫酸软骨素：40mg
用法与用量	1. 口服：一次 600~1200mg，一日 2~3 次 2. 肌内注射：一次 40mg，一日 1~2 次
注意事项	有出血倾向者慎用

续 表

禁忌	对本品过敏者禁用
不良反应	个别患者出现胸闷、恶心、牙龈少量出血等
特殊人群用药	尚不明确
药典	BP、USP、Eur. P.、ChP
国家处方集	
其他推荐依据	
■ 药品名称	维生素 A Vitamin A
适应证	用于防治维生素 A 缺乏症，如角膜软化、眼干燥症、夜盲症、皮肤角质粗糙等
制剂与规格	维生素 A 软胶囊^[保(乙)]：①25 000U；②50 000U 维生素 A 注射液：①0.5ml：25 000U；②1ml：25 000U
用法与用量	1. 成人 (1) 口服：①用于预防，一日 5000U。②用于严重维生素缺乏的治疗，一日 10 万 U，3 日后改为一日 5 万 U，给药 2 周后一日（1~2）万 U，再用 2 个月。③用于轻度维生素缺乏的治疗，一日（3~5）万 U，分 2~3 次服用后，症状改善后减量。④用于眼干燥症，成人一日（2.5~5）万 U，服用 1~2 周 (2) 肌内注射：一日（6~10）万 U，连续 3 日，以后一日 5 万 U，共用 2 周 2. 儿童 (1) 口服：①用于预防，0~1 岁，一日 600~1500U，2~3 岁，一日 2000U，4~6 岁，一日 2500U，7~10 岁，一日 3500U；②用于治疗，一日 5000U (2) 肌内注射：用于维生素 A 缺乏，一日（2.5~5）万 U，连续给药至症状及体征好转；有恶心、呕吐、吸收不良综合征、眼损害较严重或于手术前后时，1~7 岁儿童一日（0.5~1）万 U，共 10 日；8 岁以上儿童剂量同成人
注意事项	大量或长期服用维生素 A 可能引起齿龈出血，唇干裂。长期服用，应随访监测：暗适应试验、眼震颤、血浆胡萝卜素及维生素 A 含量测定
禁忌	维生素 A 过多症患者禁用
不良反应	1. 急性中毒可见异常激动、嗜睡、复视、颅内压增高等症状 2. 过量可引起慢性中毒
特殊人群用药	肝、肾功能不全患者：慢性肾功能减退时慎用 儿童：婴幼儿对大量维生素 A 较敏感，应慎用，其余见"用法与用量" 老年人：老年人长期服用维生素 A，可能因视黄醛廓清延迟而致维生素 A 过量 妊娠与哺乳期妇女：妊娠期对维生素 A 需要量较多，但一日不宜超过 6000U。维生素 A 能从乳汁中分泌，乳母摄入量增加时，应注意婴儿自母乳中摄取的维生素 A 量
药典	BP、USP、Eur. P.、ChP、Jpn. P.
国家处方集	CNF
其他推荐依据	

续 表

■ 药品名称	维生素 C Vitamin C
适应证	预防和治疗坏血病、创伤愈合期、急慢性传染病、紫癜及过敏性疾病的辅助治疗；用于特发性高铁血红蛋白血症的治疗；用于慢性铁中毒的治疗；克山病患者发生心源性休克时，可用大剂量维生素 C 治疗；某些疾病患者对维生素 C 需要量增加，如接受慢性血液透析的患者，发热、创伤、感染、手术后的患者，严格控制饮食、营养不良者
制剂与规格	维生素 C 片[保(乙)]：①25mg；②50mg；③100mg 维生素 C 咀嚼片：①50mg；②100mg 维生素 C 注射液[保(甲)]：①2ml：0.25g；②5ml：0.5g；③20ml：0.5g 注射用维生素 C[保(甲)]：①0.25g；②0.5g；③1g
用法与用量	1. 口服：通常成人一次 0.1~0.2g，一日 2~3 次；儿童一日 0.1~0.3g，分 2~3 次服用 2. 静脉注射或肌内注射：成人一日 0.25~0.5g，至少 2 周；儿童一日 0.1~0.3g，至少 2 周
注意事项	1. 突然停药可能出现坏血病症状 2. 下列情况慎用，如半胱氨酸尿症、痛风、高草酸盐尿症、尿酸盐性肾结石、糖尿病、葡萄糖-6-磷酸脱氢酶缺乏症
禁忌	对本品过敏、肝性脑病时禁用
不良反应	可见腹泻、皮肤潮红、头痛、尿频、恶心呕吐、胃部不适等反应。大量用药可能引起尿酸盐、半胱氨酸或草酸盐结石
特殊人群用药	儿童：见"用法与用量" 妊娠与哺乳期妇女：本品可通过胎盘分泌入乳汁
药典	USP、ChP
国家处方集	CNF
其他推荐依据	
■ 药品名称	维生素 E Vitamin E
适应证	用于吸收不良的母亲所生的新生儿、早产儿、低出生体重儿。进行性肌营养不良、心脑血管疾病、习惯性流产及不孕症的辅助治疗
制剂与规格	维生素 E 片：①5mg；②10mg 维生素 E 软胶囊：①50mg；②100mg 维生素 E 注射液：①1ml：5mg；②1ml：50mg
用法与用量	维生素 E 缺乏，治疗量随缺乏程度而异 1. 口服：通常成人一次 10~100mg，一日 2~3 次；儿童，一日 1mg/kg，早产儿一日 15~20mg 2. 肌内注射：一次 5~50mg，一日 1 次
注意事项	1. 大量使用可致血清胆固醇及血清三酰甘油升高 2. 因维生素 K 缺乏而引起的低凝血酶原血症及缺铁性贫血患者应谨慎使用
禁忌	对本品过敏者禁用
不良反应	大量长期应用可引起血栓形成、视物模糊、乳房肿大、腹泻、头晕、流感样综合征、头痛、恶心及胃痉挛、乏力软弱

续　表

特殊人群用药	儿童：见"用法与用量" 妊娠与哺乳期妇女：可在推荐用量范围内使用
药典	USP、ChP
国家处方集	CNF
其他推荐依据	
■ 药品名称	维生素 D　Vitamin D
适应证	用于维生素 D 缺乏，防治佝偻病、骨软化症和婴儿手足抽搐症
制剂与规格	单位维生素 D_2 片[保(甲)]：①0.125mg（5000U）；②0.25mg（1 万 U） 维生素 D_2 软胶囊[基,保(甲)]：①0.125mg（5000U）；②0.25mg（1 万 U） 维生素 D 滴剂：每粒含维生素 D 400U 维生素 D_2 注射液[基,保(甲)]：①1ml：5mg（20 万 U）；②1ml：10mg（40 万 U） 维生素 D_3 注射液[保(甲)]：①0.5ml：3.75mg（15 万 U）；②1ml：7.5mg（30 万 U）；③1ml：15mg（60 万 U）
用法与用量	1. 治疗佝偻病：口服，一日 2500~5000U，1~2 个月后待症状开始消失时即改用预防量。不能口服者、重症患者，肌内注射一次（30~60）万 U，如需要，1 个月后再肌内注射 1 次，两次总量不超过 90 万 U 2. 婴儿手足抽搐症：口服，一日 2000~5000U，1 个月后改为每日 400U 3. 预防维生素 D 缺乏症：母乳喂养的婴儿 400U/d，妊娠期妇女 400U/d（必要时）
注意事项	1. 大量久服，可引起高血钙、食欲缺乏、呕吐、腹泻甚至软组织异位骨化等。应及时停用本品及钙剂 2. 市售鱼肝油制剂中，内含大量维生素 A，长期大量使用，易引起维生素 A 慢性中毒，故治疗佝偻病时宜用纯维生素 D 制剂。此外，注射比口服易中毒
禁忌	维生素 D 增多症、高钙血症、高磷血症伴肾性佝偻病患者禁用
不良反应	长期过量服用，可出现中毒，早期表现为骨关节疼痛、肿胀、皮肤瘙痒、口唇干裂、发热、头痛、呕吐、便秘或腹泻、恶心等
特殊人群用药	肝、肾功能不全患者：肾功能不全患者慎用 儿童：婴儿对本品的敏感性个体间差异大，用量应慎重决定，其余见"用法与用量" 老年人：尚不明确 妊娠与哺乳期妇女：妊娠期妇女使用过量，可致胎儿瓣膜上主动脉狭窄、脉管受损、甲状旁腺功能抑制而使新生儿长期低血糖抽搐，故应予注意
药典	USP、ChP
国家处方集	
其他推荐依据	
■ 药品名称	碳酸钙　Ca lcium Carbonate
适应证	用于预防和治疗钙缺乏症

续　表

制剂与规格	碳酸钙片[保(乙)]：①0.2g；②0.3g（以钙计） 碳酸钙胶囊[保(乙)]：①0.1g；②0.2g（以钙计） 碳酸钙咀嚼片：①0.1g；②0.125g；③0.5g（以钙计）
用法与用量	口服。治疗低钙血症：成人，一日2g，分次服用；若维生素D缺乏需同时服用维生素D
注意事项	心、肾功能不全者慎用
禁忌	高钙血症、高钙尿症、含钙肾结石或有肾结石病史患者禁用
不良反应	可见嗳气、便秘。偶可发生奶-碱综合征，表现为高血钙、碱中毒及肾功能不全（因服用牛奶及碳酸钙或单用碳酸钙引起）。过量长期服用可引起胃酸分泌反跳性增高，并可发生高钙血症
特殊人群用药	肾功能不全者慎用
药典	BP、USP、Eur. P.、ChP、Jpn. P.
国家处方集	CNF
其他推荐依据	
■ 药品名称	枸橼酸钙　Ca lcium Citrate
适应证	用于预防和治疗钙缺乏症
制剂与规格	枸橼酸钙咀嚼片：50mg（以钙计）
用法与用量	咀嚼或含服，一日5~24片（以钙计250~1200mg），分次服用
注意事项	心、肾功能不全者慎用
禁忌	高钙血症、高钙尿症、含钙肾结石或有肾结石病史患者禁用
不良反应	偶见便秘
特殊人群用药	肾功能不全者慎用
药典	USP、ChP
国家处方集	
其他推荐依据	
■ 药品名称	阿仑膦酸钠　Alendronate Sodium
适应证	用于治疗绝经后妇女和男性的骨质疏松症
制剂与规格	阿仑膦酸钠片[基,保(乙)]：①10mg；②70mg 阿仑膦酸钠肠溶片[保(乙)]：①10mg；②70mg 阿仑膦酸钠维D_3片：阿仑膦酸钠（以阿仑膦酸计）70mg和维生素D_3 2800IU
用法与用量	口服。一次10mg，一日1次；或一次70mg，一周1次
注意事项	1. 有消化不良、吞咽困难、上消化道疾病者慎用 2. 需严格按给药说明服用

续　表

禁忌	有食管动力障碍，如食管弛缓不能、食管狭窄者禁用
不良反应	1. 腹痛、腹泻、恶心、便秘、消化不良，不遵守服药方法者可有食管溃疡 2. 可见无症状性血钙降低、短暂的血白细胞增多，尿红细胞、白细胞增多
特殊人群用药	肝、肾功能不全患者：轻、中度肾功能减退者慎用，重度肾功能不全者不推荐使用 儿童：本品不适用儿童 老年人：在临床研究中，未发现本品有年龄相关性的疗效和安全性方面的差异 妊娠与哺乳期妇女：未在妊娠与哺乳期妇女中做过研究，不宜使用
药典	USP、ChP、Jpn. P.
国家处方集	CNF
其他推荐依据	
■ 药品名称	利塞膦酸钠　Risedronate Sodium
适应证	用于治疗和预防绝经后妇女的骨质疏松症
制剂与规格	利塞膦酸钠片[保(乙)]：①5mg；②35mg 利塞膦酸钠胶囊[保(乙)]：5mg
用法与用量	口服。一次 5mg，一日 1 次，需至少餐前 30 分钟直立位服用，以 200ml 左右清水送服，服药后 30 分钟内不宜卧床
注意事项	1. 服药后 2 小时内，避免食用高钙食品（如牛奶或奶制品）及服用补钙剂或含铝、镁等抗酸药物 2. 不宜与阿司匹林或非甾体抗炎药同服 3. 饮食中钙、维生素 D 摄入不足者，应加服这些药品 4. 勿嚼碎或吸吮本品
禁忌	对本品过敏者，低钙血症者，30 分钟内难以坚持站立或端坐位者禁用
不良反应	1. 消化系统：可引起上消化道紊乱，表现为吞咽困难、食管炎、食管或胃溃疡，还可引起腹泻、腹痛、恶心、便秘等 2. 其他不良反应如流感样综合征、头痛、头晕、皮疹、关节痛等
特殊人群用药	肝、肾功能不全患者：重度肾功能损害者慎用 儿童：儿童用药的安全有效性尚未确立 老年人：临床试验资料表明，老年人和年轻人在服用本品时无安全性和有效性上的差异，但不排除老年人个体对本品具有高敏性 妊娠与哺乳期妇女：妊娠期妇女用药的安全有效性尚未确立，除非疾病本身对母子的危害性更大并无其他更安全药物替代时，才在妊娠期使用。本品对哺乳婴儿有严重的不良反应，哺乳期妇女应停药或停止哺乳
药典	BP、USP、Eur. P.、Jpn. P.
国家处方集	CNF
其他推荐依据	

■ 药品名称	骨化三醇软胶囊　Calcitriol Soft Capsules
适应证	1. 绝经后和老年性骨质疏松 2. 慢性肾衰竭尤其是接受血液透析患者之肾性骨营养不良症 3. 术后甲状旁腺功能低下 4. 特发性甲状旁腺功能低下 5. 假性甲状旁腺功能低下 6. 维生素 D 依赖性佝偻病 7. 低血磷性维生素 D 抵抗型佝偻病等
制剂与规格	骨化三醇软胶囊[保(乙)]：①0.25μg；②0.5μg；③1.0μg
用法与用量	口服，应根据每个患者血钙水平小心制订本品的每日最佳剂量。开始以本品治疗时，应尽可能使用最小剂量，并且不能在没有监测血钙水平的情况下增加用量 1. 绝经后和老年性骨质疏松：推荐剂量为每次 0.25μg，每日 2 次。服药后分别于第 4 周、第 3 个月、第 6 个月监测血钙和血肌酐浓度，以后每 6 个月监测 1 次 2. 肾性骨营养不良（包括透析患者）：起始阶段的每日剂量为 0.25μg。血钙正常或略有降低的患者隔日 0.25μg 即可。如 2~4 周内生化指标及病情未见明显改善，则每隔 2~4 周将本品的每日用量增加 0.25μg，在此期间至少每周测定血钙 2 次。大多数患者最佳用量为每日 0.5~1.0μg 3. 甲状旁腺功能低下和佝偻病：推荐起始剂量为每日 0.25μg，晨服。如生化指标和病情未见明显改善，则每隔 2~4 周增加剂量。在此期间，每周至少测定血钙浓度 2 次。甲状旁腺功能低下者，偶见吸收不佳现象，因此这种患者需要较大剂量。或遵医嘱
注意事项	1. 饮食改变以至钙摄入量迅速增加或不加控制的服用钙制剂均可导致高血钙。应告知患者及其家属，必须严格遵守处方饮食，并教会他们如何识别高钙血症的症状 2. 骨化三醇能增加血无机磷水平，这对低磷血症的患者是有益的。但对肾衰竭的患者来说则要小心不正常的钙沉淀所造成的危险。在这种情况下，要通过口服适量的磷结合剂或减少磷质摄入量将血磷保持在正常水平 3. 由于骨化三醇是现有的最有效的维生素 D 代谢产物，故不需其他维生素 D 制剂与其合用，从而避免高维生素 D 血症 4. 肾功能正常的患者服用本品时必须避免脱水，故应保持适当的水摄入量
禁忌	禁用于与高血钙有关的疾病，亦禁用于已知对本品或同类药品及其任何赋形剂过敏的患者；禁用于有维生素 D 中毒迹象的患者
不良反应	由于骨化三醇能产生维生素 D 的作用，所以可能发生的不良反应与维生素 D 过量相似。如高血钙综合征或钙中毒（取决于高血钙的严重程度及持续时间）
特殊人群用药	儿童：应遵医嘱 老年人：老年患者无需特殊剂量，但建议监测血钙和血肌酐浓度 妊娠与哺乳期妇女：孕妇使用本品，需权衡利弊。哺乳期妇女在服用骨化三醇期间不应哺乳
药典	Eur. P.
国家处方集	CNF
其他推荐依据	《糖皮质激素诱导的骨质疏松诊治的专家共识》

续　表

■ 药品名称	阿法骨化醇　Alfacalcidol
适应证	用于钙缺乏、维生素 D 缺乏、甲状旁腺功能减退症
制剂与规格	阿法骨化醇片[保(乙)]：①0.25μg[基]；②0.5μg[基]；③1μg 阿法骨化醇软胶囊[保(乙)]：①0.25μg[基]；②0.5μg[基]；③1μg 阿法骨化醇滴剂[基,保(乙)]：20ml：40μg
用法与用量	口服。低钙血症：成人，一日 0.25~1μg，分 2 次服用
注意事项	1. 治疗期间应定期测血钙，按血钙浓度调整剂量，如出现高血钙应停药。血钙降至正常浓度后应从低剂量重新开始 2. 高磷酸盐血症者应用氢氧化铝凝胶等控制高磷酸盐血症 3. 少数患者出现胃肠道反应、肝功能异常、精神和神经系统症状等
禁忌	高钙血症、高磷酸盐血症（伴有甲状旁腺功能减退者除外）、高镁血症，具有维生素 D 中毒症状，对本品中任何成分或已知对维生素 D 及类似物过敏者禁用
不良反应	除了引起肾损伤患者出现高血钙、高血磷外，尚无其他不良反应的报道（对于进行高钙血症透析的患者应考虑其透析液钙内流的可能性）。但长期大剂量服用或肾损伤患者可能出现恶心、头晕、皮疹、便秘、厌食、呕吐、腹痛等高血钙征象，停药后即可恢复正常
特殊人群用药	肝、肾功能不全患者：肾功能不全患者应特别注意监测 儿童：儿童用药应充分监测 老年人：因高龄者的生理功能低下，需注意用量 妊娠与哺乳期妇女：妊娠期服用阿法骨化醇的安全性尚无足够的证据，需权衡利弊。哺乳期用药的安全性尚未最后确定，但服用阿法骨化醇时，母乳中 1,25-二羟基维生素 D_3 的含量可能有所增加，由于这会影响婴儿的钙代谢，故哺乳期应考虑停药
药典	BP、Eur. P.、ChP
国家处方集	CNF
其他推荐依据	

第八章

抗凝药物

■ 药品名称	肝素 Heparin
适应证	用于防治血栓形成或栓塞性疾病（如心肌梗死、血栓性静脉炎、肺栓塞等），各种原因引起的弥散性血管内凝血、血液透析、体外循环、导管术、微血管手术等操作中及某些血液标本或器械的抗凝处理
制剂与规格	肝素钠注射液^[保(甲)]：①2ml：1000U；②2ml：5000U^[基]；③2ml：12 500U^[基] 肝素钙注射液^[保(甲)]：①1ml：5000U^[基]；②1ml：7500U；③1ml：10 000U^[基]
用法与用量	1. 成人常用剂量：①深部皮下注射，一次 5000~10 000U，以后每 8 小时 8000~10 000U 或每 12 小时 15 000~20 000U，或根据凝血试验监测结果调整剂量。每 24 小时总量30 000~40 000U。②静脉注射，首次 5000~10 000U，之后按体重每 4 小时 100U/kg，用氯化钠注射液稀释后应用。③静脉滴注，一日 20 000~40 000U，加至氯化钠注射液 1000ml 中持续滴注。静脉滴注前应先静脉注射 5000U 作为初始剂量。④预防性治疗：高危血栓形成患者，在外科手术前 2 小时 5000U 肝素皮下注射，但避免硬膜外麻醉，然后每隔 8~12 小时给 5000U，共约 7 日 2. 儿童常用剂量：①静脉注射，按体重一次 50U/kg，以后每 4 小时给予 50~100U。②静脉滴注，按体重 50U/kg，以后按体表面积 24 小时给予 20 000U/m²，加至氯化钠注射液中缓慢滴注
注意事项	用药期间应定时测定凝血时间
禁忌	对肝素过敏、有自发出血倾向、血液凝固迟缓（如血友病、紫癜、血小板减少）、溃疡病、创伤、产后出血及严重肝功能不全者禁用
不良反应	1. 自发性出血倾向，有黏膜、伤口、齿龈渗血、皮肤淤斑或紫癜、月经量过多等；严重时有内出血征象、麻痹性肠梗阻、咯血、呕血、血尿、血便及持续性头痛 2. 偶见过敏反应 3. 过量甚至可使心脏停搏 4. 肌内注射可引起局部血肿，静脉注射可致短暂血小板减少症（肝素诱导血小板减少症） 5. 长期使用有时反可形成血栓，ALT、AST 升高等
特殊人群用药	肝、肾功能不全患者：严重肝功能不全者禁用 儿童：见"用法与用量" 老年人：60 岁以上老年人，尤其是老年妇女对该药较敏感，用药期间容易出血，应减量并加强用药随访 妊娠与哺乳期妇女：妊娠后期和产后用药，有增加母体出血危险，须慎用
药典	BP、USP、Eur. P.、ChP、Jpn. P.
国家处方集	CNF

续　表

其他推荐依据	
■ **药品名称**	**依诺肝素　Enoxaparin**
适应证	用于预防静脉血栓栓塞性疾病，深静脉血栓（伴或不伴有肺栓塞），不稳定型心绞痛及非ST段抬高型心肌梗死，血液透析体外循环中防止血栓的形成
制剂与规格	依诺肝素钠注射液[保(乙)]：①0.4ml：4000AXaIU；②0.6ml：6000AXaIU；③1.0ml：10 000AXaIU 注射用依诺肝素钠[保(乙)]：①40mg：4000AXaIU；②100mg：10 000AXaIU
用法与用量	1. 内科患者预防静脉血栓栓塞性疾病：皮下注射一次4000U（0.4ml），一日1次。治疗最短应为6日直至患者不需卧床为止，最长14日 2. 伴有或不伴有肺栓塞的深静脉血栓：皮下注射一次150U/kg，一日1次或一次100U/kg，一日2次。合并栓塞性疾病时，一次100U/kg，一日2次。疗程一般为10日。应在适当时开始口服抗凝药治疗，并应持续本品治疗直至达到抗凝治疗效果（INR：2~3）
注意事项	1. 禁止肌内注射 2. 以下情况慎用：止血障碍、消化道溃疡史、出血倾向的器官损伤史、近期出血性卒中、难控制的严重高血压、糖尿病性视网膜病变、近期接受神经或眼科手术和蛛网膜下腔/硬膜外麻醉 3. 使用前和使用中应监测血小板计数，如显著下降（低于原值的30%~50%），应停用本品
禁忌	对肝素及低分子肝素过敏，严重的凝血障碍，肝素或低分子肝素诱导的血小板减少症史，活动性消化道溃疡，有出血倾向的器官损伤，急性感染性心内膜炎（心脏瓣膜置换术所致的感染除外）禁用。以下情况不推荐使用：严重肾功能不全，出血性脑卒中，难以控制的动脉高压等
不良反应	1. 可见注射部位淤点、淤斑 2. 罕见注射部位坚硬炎性结节、局部或全身过敏反应、血小板减少症、免疫性血小板减少症伴有血栓形成、骨质疏松倾向、转氨酶升高等
特殊人群用药	肝、肾功能不全患者：慎用，严重肾功能不全者不推荐使用 儿童：不推荐使用 老年人：用于预防时无需调整剂量，用于治疗时应测定抗Xa活性 妊娠与哺乳期妇女：妊娠期妇女仅在必要时使用。哺乳期妇女使用时应停止哺乳
药典	BP、USP、Eur. P.
国家处方集	CNF
其他推荐依据	
■ **药品名称**	**那屈肝素　Nadroparin**
适应证	用于预防静脉血栓栓塞性疾病，深静脉血栓（伴或不伴有肺栓塞），不稳定型心绞痛及非ST段抬高型心肌梗死，血液透析体外循环中防止血栓形成
制剂与规格	那屈肝素钙注射液[保(乙)]：①0.3ml：3075AXaIU；②0.4ml：4100AXaIU；③0.6ml：6150AXaIU；④0.8ml：8200AXaIU 注射用依诺肝素钠[保(乙)]：①3075AXaIU；②6150AXaIU

续　表

用法与用量	1. 中度血栓栓塞形成危险的手术：皮下注射一次 2850U（0.3ml），一日 1 次，大约在术前 2 小时进行第 1 次注射 2. 高度血栓栓塞形成危险的手术：皮下注射，术前（如术前 12 小时）、术后（如术后 12 小时）及持续至术后第 3 日，剂量一日 1 次 38U/kg，术后第 4 日起剂量调整为一次 57U/kg，一日 1 次 3. 已形成的深静脉栓塞：皮下注射，一次 85U/kg，12 小时 1 次。使用时间不超过 10 日，应尽早使用口服抗凝药物
注意事项	1. 不能用于肌内注射 2. 以下情况慎用：严重动脉性高血压、消化性溃疡病史，其他可能引起出血的器质性损伤，脉络膜-视网膜血管疾病，脑部、脊髓或眼科手术的术后期 3. 整个治疗过程中必须监测血小板计数
禁忌	见"依诺肝素"
不良反应	见"依诺肝素"
特殊人群用药	见"依诺肝素"
药典	BP、Eur. P.
国家处方集	CNF
其他推荐依据	
■ 药品名称	华法林　Warfarin
适应证	用于预防及治疗深静脉血栓及肺栓塞，预防心肌梗死后血栓栓塞并发症（卒中或体循环栓塞），预防心房颤动、心瓣膜疾病或人工瓣膜置换术后引起的血栓栓塞并发症（卒中或体循环栓塞）
制剂与规格	华法林钠片[基,保(甲)]：①1mg；②2.5mg；③3mg；④5mg
用法与用量	口服。成人常用剂量，前 3 日 3~4mg/d（年老体弱及糖尿病患者半量即可），3 日后可给维持量 2.5~5.0mg/d
注意事项	1. 本品个体差异较大，治疗期间应严密观察病情及出血，并依据凝血酶原时间、INR 值调整用量，理想状况应维持 INR 为 2~3 2. 本品起效缓慢，如需快速抗凝，先用肝素治疗后，再配合华法林钠片和肝素同时使用，肝素延续最少 5~7 日直至 INR 在目标范围 2 日以上，可停用肝素 3. 严重出血可静注维生素 K，必要时可输全血、血浆或凝血酶原复合物
禁忌	严重肝功能不全及硬化，未经治疗或不能控制的高血压，近期手术者，中枢神经系统或眼部手术，凝血功能障碍，最近颅内出血，活动性溃疡，感染性心内膜炎、心包炎或心包积液，活动性溃疡，外伤，先兆流产，妊娠期妇女禁用
不良反应	出血，早期表现有淤斑、紫癜、齿龈出血、鼻出血、伤口出血经久不愈、月经量过多等，肠壁血肿可致亚急性肠梗阻，硬膜下颅内血肿和穿刺部位血肿。偶见恶心、呕吐、腹泻、瘙痒性皮疹、过敏反应及皮肤坏死。罕见双侧乳房坏死、微血管病或溶血性贫血以及大范围皮肤坏疽

续　表

特殊人群用药	肝、肾功能不全患者：严重肝功能不全及肝硬化者禁用 儿童：儿童抗凝治疗的开始及随访需由儿科专业医师执行 老年人：见"用法与用量" 妊娠与哺乳期妇女：妊娠期妇女禁用。哺乳期妇女可继续华法林钠治疗
药典	BP、USP、Eur. P.、ChP、Jpn. P.
国家处方集	CNF
其他推荐依据	
■ 药品名称	阿加曲班　Argatroban
适应证	用于改善慢性动脉闭塞症（血栓闭塞性脉管炎、闭塞性动脉硬化症）患者的四肢溃疡、静息痛及冷感等
制剂与规格	阿加曲班注射液^[保(乙)]：20ml：10mg
用法与用量	静脉滴注。成人常用剂量：每次1支（10mg），每日2次。每次用输液稀释后进行2~3小时的静脉滴注，可依年龄、症状酌情增减药量
注意事项	1. 有出血倾向者，正在使用抗凝药、抗血小板药、血栓溶解剂的患者，严重肝功能障碍者慎用 2. 使用时应严格进行血液凝固功能等凝血检查
禁忌	对本药品成分过敏，出血性疾病，如颅内出血、出血性脑梗死、血小板减少性紫癜、由于血管障碍导致的出血现象、血友病及其他凝血障碍、月经期间、手术时、消化道出血、尿道出血、咯血、流产、早产及分娩后伴有生殖器出血的孕产妇等（该药用于出血性患者时，有难以止血的危险）、脑栓塞或有可能患脑栓塞的患者（有引起出血性脑梗死的危险）、伴有高度意识障碍的严重梗死患者（用于严重梗死患者时，有引起出血性脑梗死的危险）禁用
不良反应	1. 严重不良反应：出血性脑梗死、脑出血、消化道出血、过敏性休克 2. 其他不良反应：血液系统，可见凝血时间延长、出血、血尿、贫血、白细胞计数改变、血小板减少等；过敏反应，如皮疹、瘙痒、荨麻疹；肝肾功能异常；消化系统，可见呕吐、腹泻等
特殊人群用药	肝、肾功能不全患者：严重肝功能障碍者慎用 儿童：儿童用药安全性尚未确立 老年人：通常老年人的生理功能下降，需减量用药 妊娠与哺乳期妇女：妊娠期妇女不宜使用，哺乳期妇女用药期间须停止哺乳
药典	USP、Jpn. P.
国家处方集	
其他推荐依据	

第九章

抗血小板药物

■ 药品名称	氯吡格雷　Clopidegrel
适应证	用于心肌梗死（从几日至<35日）、缺血性脑卒中（从7日至<6个月）、确诊的外周动脉性疾病、急性冠状动脉综合征
制剂与规格	硫酸氢氯吡格雷片[保(乙)]：①25mg[基]；②75mg[基]；③300mg
用法与用量	口服。成人和老年人，一次75mg，一日1次 （1）非ST段抬高型急性冠状动脉综合征（不稳定型心绞痛或非Q波心肌梗死）：单次负荷量300mg开始，然后一日1次75mg连续服药（联合阿司匹林75~325mg/d），推荐阿司匹林不超过100mg。最佳疗程尚未确定 （2）ST段抬高型急性心肌梗死：以负荷量氯吡格雷开始，然后一日1次75mg连续服药，合用阿司匹林，可合用或不合用溶栓剂。年龄超过75岁时，不使用负荷剂量。症状出现后尽早开始联合治疗，至少用药4周 （3）冠状动脉内药物支架置入后：应持续服用一日1次，每次75mg，不少于1年，并应与阿司匹林一日100mg联合应用
注意事项	1. 以下情况慎用：创伤、外科手术或其他病理状态使出血危险增加者，接受阿司匹林、非甾体抗炎药、肝素、血小板糖蛋白Ⅱb/Ⅲa抑制药或溶栓药物治疗者，出血性疾病者（尤其是胃肠及眼内疾病） 2. 用药期间需监测异常的出血情况、白细胞和血小板计数。择期手术且无需抗血小板治疗者，术前1周停用本药 3. 合用质子泵抑制药可能影响疗效
禁忌	对本品过敏者、严重肝功能损害者、活动性病理性出血者（如活动性消化性溃疡或颅内出血）、哺乳期妇女禁用
不良反应	偶见胃肠道反应，如腹痛、消化不良、便秘、腹泻、皮疹、皮肤黏膜出血。罕见白细胞减少和粒细胞缺乏
特殊人群用药	肝、肾功能不全患者：严重肝功能损害者禁用。肾功能损害者应用氯吡格雷的经验有限，应慎用 儿童：尚无在儿童中使用的经验 老年人：见"用法与用量" 妊娠与哺乳期妇女：妊娠期间应避免使用。哺乳期妇女禁用
药典	BP、USP、Eur. P.、ChP、Jpn. P.
国家处方集	CNF
其他推荐依据	

续 表

■ 药品名称	双嘧达莫　Dipyridamole
适应证	用于缺血性心脏病、血栓栓塞性疾病、诊断心肌缺血的药物实验（注射剂）
制剂与规格	双嘧达莫片^[保(甲)]：25mg 双嘧达莫缓释胶囊：25mg 双嘧达莫注射液：2ml：10mg 注射用双嘧达莫：①5mg；②10mg；③20mg
用法与用量	1. 口服：一次 25~50mg，一日 3 次，餐前 1 小时服用。缓释胶囊一次 200mg，一日 2 次 2. 注射：诊断心肌缺血的药物试验，用 5% 或 10% 葡萄糖注射液稀释后静脉滴注。给药速度为按体重每分钟 0.142mg/kg，静脉滴注，共 4 分钟
注意事项	1. 下列情况慎用，如低血压、有出血倾向者 2. 严重冠脉病变患者使用后缺血可能加重（窃血现象） 3. 与肝素合用可能引起出血倾向 4. 不宜与葡萄糖以外的其他药物混合注射
禁忌	对本品过敏者禁用
不良反应	胃肠道反应、头痛、眩晕、疲劳、皮疹、潮红
特殊人群用药	儿童：12 岁以下儿童用药的安全性和效果未确定 妊娠与哺乳期妇女：未在妊娠期妇女中作适当的对照研究，仅当确有必要时方可使用。本品可从乳汁中排泌，故哺乳期妇女应慎用
药典	BP、USP、Eur. P.、ChP、Jpn. P.
国家处方集	CNF
目录类别	【保（甲/乙）】
基本药物目录	【基】
其他推荐依据	
■ 药品名称	西洛他唑　Cilostazol
适应证	用于由动脉粥样硬化、大动脉炎、血栓闭塞性脉管炎、糖尿病所致的慢性动脉闭塞症；改善肢体缺血所引起的慢性溃疡、疼痛、发冷、间歇跛行及上述疾病外科治疗后的补充治疗，协助缓解症状、改善循环及抑制移植血管内血栓形成
制剂与规格	西洛他唑片^[保(乙)]：50mg 西洛他唑胶囊^[保(乙)]：50mg
用法与用量	口服。成人，一次 50~100mg，一日 2 次，年轻患者可根据症状必要时适当增加剂量
注意事项	1. 下列情况慎用：已服用口服抗凝药及抗血小板药、严重并发症、白细胞减少、过敏体质者 2. 本品有升高血压的作用，服药期间应加强原有抗高血压的治疗
禁忌	对本品成分过敏，有出血性疾病，Ⅲ~Ⅳ级充血性心力衰竭，妊娠和哺乳期妇女禁用
不良反应	常见头痛、头晕、心悸、血压偏高、腹胀、恶心、呕吐、胃部不适、腹痛等。少见肝功能异常、尿频、尿素氮、肌酐及尿酸值异常、过敏。偶见白细胞减少、皮下出血、消化道出血、鼻出血、血尿、眼底出血等

续　表

特殊人群用药	肝、肾功能不全患者：重症肝功能障碍患者（西洛他唑的血中浓度可能升高）、重症肾功能障碍患者（西洛他唑代谢物的血中浓度可能升高）需慎重给药 儿童：有关儿童用药的安全性尚未建立 老年人：老年患者用药须注意减量 妊娠与哺乳期妇女：禁用
药典	USP、ChP、Jpn. P.
国家处方集	CNF
其他推荐依据	
■ 药品名称	**噻氯匹定　Ticlopidine**
适应证	用于预防和治疗因血小板高聚集状态引起的心、脑及其他动脉的循环障碍疾患
制剂与规格	盐酸噻氯匹定片[保(乙)]：①0.125g；②0.25g 盐酸噻氯匹定胶囊[保(乙)]：①0.125g；②0.25g 盐酸噻氯匹定缓释片：0.2g
用法与用量	口服。一次0.25g，一日1次。宜于进餐时服用，因食物可提高其生物利用度并减低胃肠道的不良反应
注意事项	1. 用药期间应定期监测血常规，最初3个月内每2周1次，一旦出现白细胞或血小板下降即应停药，并继续监测至恢复正常 2. 服用本品时，若患者受伤且有导致继发性出血的危险，应暂停服用本药 3. 择期手术（包括拔牙）前10~24日应停用本品 4. 用药过程中若发生出血并发症，输血小板可帮助止血
禁忌	对本品过敏，血友病或其他出血性疾病，凝血障碍或活动性病理性出血，有血小板减少、白细胞减少或粒细胞减少病史，再生障碍性贫血者禁用
不良反应	常见粒细胞减少或粒细胞缺乏、血小板减少、胃肠功能紊乱及皮疹。偶见轻微胃肠道反应。罕见恶心、腹泻、皮疹、白细胞减少、胆汁淤积、轻度氨基转移酶升高、淤斑、齿龈出血、黏膜皮肤出血倾向
特殊人群用药	肝、肾功能不全患者：严重肝功能损害患者，由于凝血因子合成障碍，往往增加出血的危险，不宜使用。严重肾功能损害患者，由于肾清除率降低导致血药浓度升高，从而加重肾功能损害，故使用本品时应密切监测肾功能，必要时可减量 儿童：儿童应用本品的安全性和有效性尚不明确 老年人：老年人应用本品的安全性和有效性尚不明确 妊娠与哺乳期妇女：本品可透过胎盘屏障，也可进入母乳，应避免用于妊娠及哺乳期妇女
药典	BP、USP、Eur. P.、ChP、Jpn. P.
国家处方集	CNF
其他推荐依据	

第十章

抗纤维化药物

■ 药品名称	吡非尼酮 Pirfenidone
适应证	用于轻、中度特发性肺纤维化（IPF）的治疗
制剂与规格	吡非尼酮胶囊[保(乙)]：①100mg；②200mg
用法与用量	口服，餐后服用为宜。本品按剂量递增原则逐渐增加用量：初始用量为每次200mg，每日3次，希望能在2周时间内，通过每次增加200mg剂量，最后将用量维持在每次600mg（每日1800mg）；应密切观察患者用药耐受情况，若出现明显胃肠道症状、对日光或紫外线灯的皮肤反应、肝功能酶学指标的显著改变和体重减轻等现象，可根据临床症状减少用量或停止用药，在症状减轻后，可再逐步增加给药剂量，最好将维持用量调整在每次400mg（每日1200mg）以上
注意事项	1. 本品可能导致严重的光敏反应，长期暴露在光线下，有导致皮肤癌的可能。使用时应事先对患者进行详细说明，应使用防晒霜，尽量避免暴露接触紫外线，如出现皮疹、瘙痒应及时联系医师 2. 尽量避免合并使用其他药物，如四环素抗生素类药物（多西环素）等，因其可增加光敏反应的概率 3. 本品可能会引起嗜睡、头晕等情况，因此使用本品的患者不要驾车或者从事危险的机械操作 4. 由于肝功能损害可引起 ALT、AST 等升高和黄疸，服用本品期间要定期进行肝功能检查 5. 吸烟可降低本品疗效。服药期间请勿服用葡萄柚汁，可干扰本品疗效
禁忌	对本品成分过敏者、重度肝病者、严重肾功能障碍或需要透析者、需要服用氟伏沙明（一种治疗抑郁症或强迫性精神障碍的药物）者、妊娠及哺乳期妇女禁用
不良反应	1. 消化道反应：包括恶心、呕吐、厌食、消化不良 2. 皮肤疾病：包括光过敏、皮疹 3. 肝损害 4. 神经系统：包括嗜睡、眩晕、行走不稳等
特殊人群用药	肝、肾功能不全患者：重度肝病者、严重肾功能障碍或需要透析者禁用 儿童：低出生体重儿、新生儿、婴幼儿、儿童及18岁以下青少年使用本品的安全性尚不明确 老年人：慎用 妊娠与哺乳期妇女：禁用
药典	Eur. P.
国家处方集	
其他推荐依据	

续　表

■ 药品名称	乙酰半胱氨酸　Acetylcysteine
适应证	用于浓稠痰黏液过多的呼吸系统疾病，如急性支气管炎、慢性支气管炎急性发作、支气管扩张症
制剂与规格	乙酰半胱氨酸片[保(乙)]：①0.2g；②0.6g 乙酰半胱氨酸泡腾片[保(乙)]：0.6g 乙酰半胱氨酸胶囊[保(乙)]：0.2g 乙酰半胱氨酸注射液：20ml：4g 吸入用乙酰半胱氨酸溶液[保(乙)]：3ml：0.3g
用法与用量	1. 口服：①成人，一次0.2g，一日2~3次；②儿童，一次0.1g，一日2~3次 2. 静脉滴注：本品8g（40ml）用10%葡萄糖注射液250ml稀释后静脉滴注，一日1次，疗程45日 3. 喷雾吸入：以0.9%氯化钠溶液配成10%溶液喷雾吸入，一次1~3ml，一日2~3次 4. 气管滴入：以5%溶液经气管插管或直接滴入气管内，一次1~2ml，一日2~6次 5. 气管注入：以5%溶液用注射器自气管的甲状软骨环骨膜处注入气管腔内，一次2ml，一日2次
注意事项	1. 支气管哮喘患者在用本品治疗期间，如发生支气管痉挛应立即停药 2. 有消化道溃疡病史者慎用
禁忌	对本品过敏者、支气管哮喘者、妊娠期和哺乳期妇女禁用
不良反应	偶见恶心、呕吐。极少见皮疹、支气管痉挛
特殊人群用药	肝、肾功能不全患者：肝功能不全者本品血药浓度增高，应适当减量 儿童：见"用法与用量" 老年人：老年患者伴有严重呼吸功能不全者慎用 妊娠与哺乳期妇女：禁用
药典	BP、USP、Eur. P.、ChP、Jpn. P.
国家处方集	CNF
其他推荐依据	

第十一章

其他治疗药物

■ 药品名称	胸腺五肽　Thymopentin
适应证	1. 1ml：1mg/1mg 适应证：①用于 18 岁以上的慢性乙型肝炎患者；②各种原发性或继发性 T 细胞缺陷病（如儿童先天性免疫缺陷病）；③某些自身免疫性疾病（如类风湿性关节炎、系统性红斑狼疮）；④各种细胞免疫功能低下的疾病；⑤肿瘤的辅助治疗 2. 1ml：10mg/10mg 适应证：适用于恶性肿瘤患者因放疗、化疗所致的免疫功能低下 国内外文献资料中有胸腺五肽用于下列情况者，但国内尚无 1mg 以上剂量用药安全性和有效性的资料： （1）用于 18 岁以上的慢性乙型肝炎患者。因 18 岁以后胸腺开始萎缩，细胞免疫功能减退 （2）各种原发性或继发性 T 细胞缺陷病 （3）某些自身免疫性疾病（如类风湿关节炎、系统性红斑狼疮等） （4）各种细胞免疫功能低下的疾病 （5）肿瘤的辅助治疗
制剂与规格	胸腺五肽注射液：①1ml：1mg；②1ml：10mg 注射用胸腺五肽：①1mg；②10mg
用法与用量	1. 胸腺五肽注射液：①1ml：1mg：肌内注射或加入 0.9%氯化钠注射液 250ml 静脉慢速单独滴注。一次 1 支，一日 1~2 次；15~30 日为 1 个疗程，或遵医嘱。②1ml：10mg：肌内注射或皮下注射。参考源自意大利的文献资料，本品每天可以用到 50mg 剂量 注：①使用本品请遵医嘱；②国内尚无此大剂量使用本品的安全性和有效性资料 2. 注射用胸腺五肽：①1mg：肌内注射，用前加灭菌注射用水 1ml 溶解；或溶于 0.9%氯化钠注射液 250ml 静脉慢速单独滴注。一次 1 支，一日 1~2 次；15~30 日为 1 个疗程，或遵医嘱。②10mg：肌内注射或皮下注射。0.5mg/kg，皮下注射，每周 3 次，用药 3~6 周。参考源自意大利的文献资料，本品每日剂量可以用到 50mg 注：①试生产期间使用本品请遵医嘱；②国内尚无此大剂量使用本品的安全性和有效性资料
注意事项	1. 本品是通过增强患者的免疫功能而发挥治疗作用的，故而对正在接受免疫抑制治疗的患者（如器官移植受者）应慎重使用本品，除非治疗带来的裨益明显大于危险性 2. 慢性乙型肝炎患者治疗期间应定期检查肝功能 3. 18 岁以下患者慎用
禁忌	对本品有过敏反应者或器官移植初期需免疫抑制者禁用
不良反应	耐受性良好，个别可见恶心、发热、头晕、胸闷、无力等不良反应，少数患者偶有嗜睡感。慢性乙型肝炎患者使用时可能 ALT 水平短暂上升，如无肝衰竭预兆出现，仍可继续使用本品
特殊人群用药	儿童：18 岁以下患者，国内尚缺乏安全和有效性的充分资料 老年人：国内尚缺乏老年患者用药的有效性和安全性资料。必需使用时，遵医嘱

续　表

	妊娠与哺乳期妇女：动物生育研究显示，在对照组及本药治疗组，其胚胎异常影响无任何差异。目前尚不知道本药是否对胚胎有伤害或是否影响生育能力，故本药只能在十分必要时才给予孕妇使用。目前尽管未证实本品经人乳排出，但用于哺乳期妇女仍应特别慎重
药典	ChP
国家处方集	
其他推荐依据	傅宏义. 新编药物大全［M］. 北京：中国医药科技出版社，2010：922.
■ 药品名称	**甘草酸单铵半胱氨酸氯化钠注射液**　Monoammonium Glycyrrhizinate and Cysteine and Sodium Chloride Injection
适应证	本品具有抗肝中毒、降低谷丙转氨酶、恢复肝细胞功能的作用，主要用于慢性迁延性肝炎、慢性活动性肝炎、急性肝炎、肝中毒、初期肝硬化。亦可用于过敏性疾病
制剂与规格	甘草酸单铵半胱氨酸氯化钠注射液[保(乙)]：100ml
用法与用量	静脉滴注。缓慢滴注，一次 100~250ml，一日 1 次
注意事项	1. 治疗过程中应定期检测血压和血清钾、钠浓度，如出现高血压、水钠潴留、低血钾等情况应停药或适当减量 2. 发现溶液混浊、颜色异常或有沉淀异物、瓶身细微破裂、瓶口松动或漏气者，不得使用
禁忌	1. 严重低钾血症、高钠血症患者禁用 2. 高血压、心力衰竭患者禁用 3. 肾衰竭患者禁用 4. 对本品过敏者禁用
不良反应	个别患者可见食欲缺乏、恶心、呕吐、腹胀、皮肤瘙痒、荨麻疹、口干、水肿以及头痛、头晕、心悸及血压增高，以上症状一般较轻，不影响治疗
特殊人群用药	肝、肾功能不全患者：目前尚无有关肝肾功能不全患者使用本品的临床资料，尚不足以对肝肾功能不全患者应用的安全性进行评价 儿童：临床应用中，儿童患者使用推荐剂量的本品，其疗效及安全性与普通人群比较未发现显著差异 老年人：临床应用中，老年患者使用推荐剂量的本品，其疗效及安全性与普通人群比较未发现显著差异 妊娠与哺乳期妇女：目前尚无有关妊娠妇女使用本品的临床资料，尚不足以对妇女妊娠期间应用的安全性进行评价。该药及其代谢产物是否在人乳中分泌尚无研究资料，因此，接受本品治疗的妇女不应哺乳
药典	BP
国家处方集	
其他推荐依据	希恩·C·斯威曼，著. 李大魁，金有豫，汤光，编译. 马丁代尔药物大典（原著第 35 版）［M］. 北京：化学工业出版社，2009：1805.

续　表

■ 药品名称	注射用胰蛋白酶　Trypsin for Injection
适应证	用于清除血凝块、脓液、坏死组织及炎性渗出物，用于坏死性创伤、溃疡、血肿、脓肿及炎症等的辅助治疗。眼科用本品治疗各种眼部炎症、出血性眼病以及眼外伤、视网膜震荡等。本品还可应用于毒蛇咬伤，使毒素分解破坏
制剂与规格	冻干粉针剂【保(乙)】：1.25万单位/瓶；2.5万单位/瓶
用法与用量	1. 肌内注射：一次1.25万~5万单位，一日1次 2. 结膜下注射：一次1250~5000单位，每日或隔日1次 3. 滴眼：浓度250单位/ml，每日4~6次 4. 泪道冲洗：浓度250单位/毫升 5. 毒蛇咬伤：以0.25%~0.5%盐酸普鲁卡因注射液溶解成5000单位/毫升浓度的溶液以牙痕为中心，在伤口周围作浸润注射或在肿胀部位上方作环状封闭，每次用量5万~10万单位
注意事项	1. 用药前先用针头蘸本品溶液作皮肤划痕试验。显示阴性反应，方可注射 2. 本品在水溶液中不稳定，溶解后效价下降较快．故应在临用前配制溶液
禁忌	1. 不可用于急性炎症部位、出血空腔、肺出血1周以内。 2. 肝、肾功能不全、血凝机制异常和有出血情况的患者禁用
不良反应	1. 注射局部疼痛、硬结 2. 本品可引起组胺释放，产生全身反应．有寒战、发热、头痛、头晕、胸痛、腹痛、皮疹、血管神经性水肿、呼吸困难、眼压升高、白细胞减少等。症状轻时不影响继续治疗．给予抗组胺药和对症药物即可控制，严重时应即停药 3. 本品偶可致过敏性休克
特殊人群用药	儿童：未进行该项实验且无可靠参考文献 老年人：未进行该项实验且无可靠参考文献 妊娠与哺乳期妇女：未进行该项实验且无可靠参考文献
药典	Martindale. P.、Chin. P.
国家处方集	
其他推荐依据	

药品名称索引（汉英对照）

名词缩略语

BNF	英国国家处方集		Int. P.	国际药典（第 4 版及 2008 补充本 1）
BNFC	英国国家儿童处方集		It. P.	意大利药典（2002 版）
BP	英国药典（未特殊标明系指 2010 版）		Jpn. P.	日本药典（2006 版及补充本 1）
BPC	英国药方集		NSAIDs	非甾体抗炎药
ChP	中国药典（2015 版）		PGE2	前列腺素 E2
CNF	中国国家处方集（2010 版）		Pol. P.	波兰药典（2002 版及补充本 2005）
CNFC	中国国家处方集（儿童版）2013 年版		Span. P.	西班牙药典（2002 版及补充本 2.1）
Eur. P.	欧洲药典（2008 版及补充本 6.1~6.8）		Swiss. P.	瑞士药典
FDA	美国食品药品管理局		USNF	美国国家处方集（2010 及补充本 1）
Fr. P.	法国药典（1982 版及 2003 现版）		USP	美国药典（2006 版及补充本 1）
Ger. P.	德国药典（2007 版）		Viet. P.	越南药典（2002 版）
GnRH-a	促性腺激素释放激素激动剂			

参考文献

［1］ 中华医学会风湿病学分会．系统性红斑狼疮诊断及治疗指南．中华风湿病学杂志，2010，14（5）：342-346.

［2］ Muangchan C，van Vollenhoven RF，Bernatsky SR，et al. Treatment Algorithms in Systemic Lupus Erythematosus. Arthritis Care Res（Hoboken），2015，67（9）：1237-1245.

［3］ Gordon C，Amissah-Arthur MB，Gayed M，et al. The British Society for Rheumatology guideline for the management of systemic lupus erythematosus in adults. Rheumatology（Oxford），2018，57（1）：e1-e45.

［4］ 中华医学会风湿病学分会．系统性红斑狼疮诊断及治疗指南．中华风湿病学杂志，2010，14（5）：342-346.

［5］ Muangchan C，van Vollenhoven RF，Bernatsky SR，et al. Treatment Algorithms in Systemic Lupus Erythematosus. Arthritis Care Res（Hoboken），2015，67（9）：1237-1245.

［6］ Gordon C，Amissah-Arthur MB，Gayed M，et al. The British Society for Rheumatology guideline for the management of systemic lupus erythematosus in adults. Rheumatology（Oxford），2018，57（1）：e1-e45.

［7］ Gary，S. Firestein，Ralph，等著．栗占国，主译．凯利风湿病学（第10版）．北京：北京大学医学出版社，2020.

［8］ 中华医学会风湿病学分会，国家皮肤与免疫疾病临床医学研究中心，中国系统性红斑狼疮研究协作组．2020中国系统性红斑狼疮诊疗指南．中华内科杂志，2020，59（3）：172-185.

［9］ 中国狼疮肾炎诊断和治疗指南编写组．中国狼疮肾炎诊断和治疗指南．中华医学杂志，2019，3441-3455.

［10］ Antonis Fanouriakis，Myrto Kostopoulou，Alessia Alunno，et al. 2019 update of the EULAR recommendations for the management of systemic lupus erythematosus. Ann Rheum Dis，2019，78：736-745.

［11］ Antonis Fanouriakis，Myrto Kostopoulou，Kim Cheema，et al. 2019 Update of the Joint European League Against Rheumatism and European Renal Association-European Dialysis and Transplant Association（EULAR/ERA-EDTA）recommendations for the management of lupus nephritis. Ann Rheum Dis，2020，79：713-723.

［12］ Petri M，Orbai AM，Alarcón GS，et al. Derivation and validation of the Systemic Lupus International Collaborating Clinics classification criteria for systemic lupus erythematosus. Arthritis Rheum，2012，64（8）：2677-2686.

［13］ Hahn BH，McMahon MA，Wilkinson A，et al. American College of Rheumatology guidelines for screening，treatment，and management of lupus nephritis. Arthritis Care Res（Hoboken），2012，64（6）：797-808.

［14］ Bertsias GK，Tektonidou M，Amoura Z，et al. Joint European League Against Rheumatism and European Renal Association-European Dialysis and Transplant Association（EULAR/ERA-

EDTA）recommendations for the management of adult and paediatric lupus nephritis. Ann Rheum Dis, 2012, 71（11）: 1771-1782.

［15］中华医学会湿病学分会. 风湿热诊断和治疗指南. 中华风湿病学杂志, 2011, 15（7）: 483-486.

［16］中华医学会风湿病学分会. 2018 年中国类风湿关节炎诊疗指南. 中华内科杂志, 2018, 57（4）: 242-251.

［17］Arnett FC, Edworthy SM, Bloch DA, et al. The American Rheumatism Association 1987 revised criteria for the classification of rheumatoid arthritis. Arthritis Rheum, 1988, 31（3）: 315-324.

［18］Aletaha D, Neogi T, Silman AJ, et al. 2010 rheumatoid arthritis classification criteria: an American College of Rheumatology/European League Against Rheumatism collaborative initiative. Ann Rheum Dis, 2010, 69（9）: 1580-1588.

［19］Smolen JS, Landewé R, Bijlsma J, et al. EULAR recommendations for the management of rheumatoid arthritis with synthetic and biological disease-modifying antirheumatic drugs: 2016 update. Ann Rheum Dis, 2017, 76（6）: 960-977.

［20］傅宏义. 新编药物大全. 3 版. 北京: 中国医药科技出版社, 2010: 922.

［21］Malaise MG, Hauwaert C, Franchimont P, et al. Treatment of active rheumatoid arthritis with slow intravenous injections of thymopentin. A double-blind placebo-controlled randomised study. Lancet, 1985, 1（8433）: 832-836.

［22］李雪, 栗占国. 2015 年亚洲太平洋地区风湿病学学会联盟类风湿关节炎治疗建议. 中华风湿病学杂志, 2016, 20（4）: 286-288.

［23］中华医学会风湿病学分会. 2018 中国类风湿关节炎诊疗指南. 中华内科杂志, 2018, 57（4）: 242-251.

［24］Singh JA, Saag KG, Bridges SL Jr, et al. 2015 American College of Rheumatology Guideline for the Treatment of Rheumatoid Arthritis. Arhthritis Rheumatol, 2016, 68（1）: 1-26.

［25］Raghu G, Collard HR, Egan JJ, et al. An official ATS/ERS/JRS/ALAT statement: idiopathic pulmonary fibrosis: evidence-based guidelines for diagnosis and management. Am J Respir Crit Care Med, 2011, 183（6）: 788-824.

［26］Raghu G, Rochwerg B, Zhang Y, et al. An official ATS/ERS/JRS/ALAT clinical practice guideline: treatment of idiopathic pulmonary fibrosis. An updated of the 2011 clinical practice guideline. Am J Respir Crit Care Med, 2015, 192（2）: e3-e19.

［27］Bruyère O, Honvo G, Veronese N, et al. An updated algorithm recommendation for the management of knee osteoarthritis from the European Society for Clinical and Economic Aspects of Osteoporosis, Osteoarthritis and Musculoskeletal Diseases（ESCEO）. Semin Arthritis Rheum. 2019, 49（3）: 337-350.

［28］Kolasinski SL, Neogi T, Hochberg MC, et al. 2019 American College of Rheumatology/Arthritis Foundation Guideline for the Management of Osteoarthritis of the Hand, Hip, and Knee. Arthritis Rheumatol. 2020, 72（2）: 220-233.

［29］张志毅, 段新旺, 古洁若. 欧洲骨质疏松和骨关节炎临床及经济学协会（ESCEO）和中国骨关节炎领域专家联合发表声明: ESCEO 膝骨关节炎治疗规则应同样适用于中国患者. 中国实用内科杂志, 2016, 36（9）: 762-772.

［30］郑毅, 温晓宏. 关于骨关节炎概念及治疗指南的更新. 中华风湿病学杂志, 2017, 21（1）: 1-3.

［31］Mandl LA. Osteoarthritis year in review 2018: clinical. Osteoarthritis Cartilage. 2019; 27

（3）：359-364.

[32] Meneses SR, Goode AP, Nelson AE, et al. Clinical algorithms to aid osteoarthritis guideline dissemination. Osteoarthritis Cartilage. 2016；24（9）：1487-1499.

[33] Bannuru RR, Osani MC, Vaysbrot EE, et al. OARSI guidelines for the non-surgical management of knee, hip, and polyarticular osteoarthritis. Osteoarthritis Cartilage. 2019, 27（11）：1578-1589.

[34] 中华医学会风湿病学分会. 骨关节炎诊断及治疗指南. 中华风湿病学杂志，2010, 14（6）：416-419.

[35] Van der Linden S, Valkenburg HA. Cats A（1984）Evaluation of diagnostic criteria for ankylosing spondylitis. A proposal for modification of the New York criteria. Arthritis Rheum 27：361-368.

[36] 中华医学会风湿学分会. 强直性脊柱炎诊断及治疗指南. 中华风湿病学杂志，2010, 14（8）：557-559.

[37] Ward MM, Deodhar A, Akl EA, et al. American College of Rheumatology / Spondylitis Association of America/Spondylitis Research and Treatment Network 2015 Recommendations for the Treatment of Ankylosing Spondylitis and Nonradiographic Axial Spondyloarthritis. Arthritis Rheumatol, 2016, 68（2）：282-298.

[38] Sieper J 1, Rudwaleit M, Baraliakos X, et al. The Assessment of SpondyloArthritis international Society（ASAS）handbook：a guide to assess spondyloarthritis. Ann Rheum Dis, 2009, 68（Suppl2）：ii1-ii44.

[39] Castaneda S, Blanco R, González-Gay MA. Adult-onset Still´s disease：Advances in the treatment. Best Pract Res Clin Rheumatol, 2016, 30（2）：222-238.

[40] Feist E, S Mitrovic, B Fautrel. Mechanisms, biomarkers and targets for adult-onset Still´s disease. Nat Rev Rheumatol. 2018, 14（10）：603-618.

[41] Wang M-Y, Jia J-C, Yang C-D, et al. Pathogenesis, disease course, and prognosis of adult-onset Still′s disease. Chinese Medical Journal. 2019, 132（23）：2856-2864.

[42] Ramos-Casals M, Brito-Zerón P, Bombardieri S, et al. EULAR recommendations for the management of Sjögren′s syndrome with topical and systemic therapies. Ann Rheum Dis. 2020 Jan；79（1）：3-18.

[43] Roca F, Dominique S, Schmidt J, et al. Interstitial lung disease in primary Sjögren′s syndrome. Autoimmun Rev, 2017, 16（1）：48-54.

[44] Wallace B, Vummidi D, Khanna D. Management of connective tissue diseases associated interstitial lung disease：a review of the published literature. Curr Opin Rheumatol, 2016, 28（3）：236-245.

[45] Mathai SC, Danoff SK. Management of interstitial lung disease associated with connective tissue disease. BMJ, 2016, 352：h6819.

[46] 张文，厉小梅，徐东，等. 原发性干燥综合征诊疗规范. 中华内科杂志，2020, 59（04）：269-276.

[47] 中华医学会风湿病学分会. 干燥综合征诊断及治疗指南. 中华风湿病学杂志，2010, 14（11）：766-768.

[48] 董怡，张奉春. 干燥综合征. 北京：人民卫生出版社，2015：241-248.

[49] 中华医学会风湿病学分会. 白塞病诊断和治疗指南. 中华风湿病学杂志，2011, 15（5）：345-347.

[50] Hatemi G, Christensen R, Bang D, et al. 2018 update of the EULAR recommendations for

the management of Behçet´s syndrome. Ann Rheum Dis, 2018. Apr 6.

[51] Saleh Z, Arayssi T. Update on the therapy of Behc, et disease. Ther Adv Chronic Dis, 2014, 5 (3): 112-134.

[52] Skef W, Hamilton MJ, Arayssi T. Gastrointestinal Behc, et´s disease: a review. World J Gastroenterol, 2015, 21 (13): 3801-3812.

[53] Kalra S, Silman A, Akman-Demir G, et al. Diagnosis and management of Neuro-Behc, et´s disease: international consensus recommendations. J Neurol, 2014, 261 (9): 1662-1676.

[54] YangF, Wang Q, Bian Z, et al. Autoimmune hepatitis: East meets west. J Gastroenterol Hepatol, 2015, 30 (8): 1230-1236.

[55] European Association for the Study of the Liver. EASL Clinical Practice Guidelines: Autoimmune hepatitis. J Hepatol, 2015, 63 (4): 971-1004.

[56] Manns MP, Lohse AW, Vergani D. Autoimmune hepatitis—Update 2015. J Hepatol, 2015, 62 (Suppl 1): S100-S111.

[57] Manns MP, Woynarowski M, Kreisel W, et al. Budesonide induces remission more effectively than prednisone in a controlled trial of patients with autoimmune hepatitis. Gastroenterology, 2010, 139 (4): 1198-1206.

[58] 中华医学会肝病学分会，中华医学会消化病学分会，中华医学会感染病学分会. 自身免疫性肝炎诊断和治疗共识（2015）. 临床肝胆病杂志，2016，32（1）：9-22.

[59] 中华医学会风湿病学分会. 多发性肌炎和皮肌炎诊断及治疗指南. 中华风湿病学杂志，2010，14（12）：828-830.

[60] Moghadam-Kia S, Oddis CV, Aggarwal R. Modern Therapies for Idiopathic Inflammatory Myopathies (IIMs): Role of Biologics. Clin Rev Allergy Immunol, 2017, 52 (1): 81-87.

[61] Moghadam-Kia S, Aggarwal R, Oddis CV. Treatment of inflammatory myopathy: emerging therapies and therapeutic targets. Expert Rev Clin Immunol, 2015, 11 (11): 1265-1275.

[62] Lundberg IE, Tjärnlund A, Bottai M, et al. 2017 European League Against Rheumatism/American College of Rheumatology classification criteria for adult and juvenile idiopathicinflammatory myopathies and their major subgroups. Ann Rheum Dis. 2017, 76 (12): 1955-1964.

[63] Kowal-Bielecka O, Fransen J, Avouac J, et al. Update of EULAR recommendations for the treatment of systemic sclerosis. Ann Rheum Dis, 2017, 76 (8): 1327-1339.

[64] Denton CP, Hughes M, Gak N, et al. BSR and BHPR guideline for the treatment of systemic sclerosis. Rheumatology (Oxford), 2016, 55 (10): 1906-1910.

[65] 中华医学会风湿病学分会. 原发性痛风诊断和治疗指南. 中华风湿病学杂志. 2011，15（6）：410-413.

[66] 中华医学会风湿病学分会. 2016 中国痛风诊疗指南. 中华内科杂志. 2016，55（11）：892-899.

[67] Arachchillage DRJ, Laffan M. Pathogenesis and management of antiphospholipid syndrome. Br J Haematol, 2017, 178 (2): 181-195.

[68] Andreoli L, Bertsias GK, Agmon-Levin N, et al. EULAR recommendations for women´s health and the management of family planning, assisted reproduction, pregnancy and menopause in patients with systemic lupus erythematosus and/or antiphospholipid syndrome. Ann Rheum Dis, 2017, 76 (3): 476-485.

[69] Chighizola CB, Ubiali T, Meroni PL. Treatment of Thrombotic Antiphospholipid Syndrome: The Rationale of Current Management-An Insight into Future Approaches. J Immunol Res,

2015, 2015: 951424.

［70］中华医学会风湿病学分会. 韦格纳肉芽肿病诊断和治疗指南. 中华风湿病学杂志, 2011, 15（3）: 194-196.

［71］McGeoch L, Twilt M, Famorca L, et al. CanVasc recommendations for the management of anti-neutrophil cytoplasm antibody-associated vasculitides. J Rheumatol, 2016, 43（1）: 97-120.

［72］Yates M, WattsRA, Bajema IM, et al. EULAR/ERA-EDTA recommendations for the management of ANCA-associated vasculitis. Ann Rheum Dis, 2016, 75（9）: 1583-1594.

［73］Kallenberg CG. Key advances in the clinical approach to ANCA-associated vasculitis. Nat Rev Rheumatol, 2014, 10（8）: 484-493.

［74］陈红, 梁燕, 王英. 风湿免疫科护理手册. 北京: 科学出版社. 2015.

［75］中华医学会风湿病学分会. 显微镜下多血管炎诊断及治疗指南. 中华风湿病学杂志, 2011, 15（4）: 259-261.

［76］Yates M, Watts RA, Bajema IM, et al. EULAR/ERA-EDTA recommendations for the management of ANCA-associated vasculitis. Ann Rheum Dis, 2016, 75（9）: 1583-1594.

［77］中华医学会风湿病学分会. 显微镜下多血管炎诊断及治疗指南. 中华风湿病学杂志, 2011, 15（4）: 259-261.

［78］中华医学会风湿病学分会. 韦格纳肉芽肿病诊断和治疗指南. 中华风湿病学杂志, 2011, 15（3）: 194-196.

［79］Ntatsaki E, Carruthers D, Chakravarty K, et al. BSR and BHPR guideline for the management of adults with ANCA-associated vasculitis. Rheumatology（Oxford）, 2014, 53（12）: 2306-2309.

［80］Yates M, Watts RA, Bajema IM, et al. EULAR/ERA-EDTA recommendations for the management of ANCA-associated vasculitis. Ann Rheum Dis, 2016, 75（9）: 1583-1594.

［81］Charles P, Bienvenu B, Bonnotte B, et al. Rituximab: recommendations of the French Vasculitis Study Group（FVSG）for induction and maintenance treatments of adult, antineutrophil cytoplasm antibody-associated necrotizing vasculitides. Presse Med, 2013, 42（10）: 1317-1330.

［82］Lateef A, Petri M. Managing lupus patients during pregnancy. Best Pract Res Clin Rheumatol, 2013, 27（3）: 435-447.

［83］Arava & Pregnancy. Counseling guidelines for women of childbearing potential Arava®（leflunomide）Drug EliminationProcess. http: //www. arava. com/hcp/about/pregnancy. aspx, 2015-11-01.

［84］嗜酸性肉芽肿性多血管炎诊治规范多学科专家共识编写组. 嗜酸性肉芽肿性多血管炎诊治规范多学科专家共识. 中华结核和呼吸杂志, 2018, 41（7）: 514-521.

［85］中华医学会风湿病学分会. 大动脉炎诊断及治疗指南. 中华风湿病学杂志, 2011, 15（2）: 119-120.

［86］Hellmich B, Agueda A, Monti S, et al. 2018 Update of the EULAR recommendations for the management of large vessel vasculitis. Ann Rheum Dis. 2020; 79（1）: 19-30.

［87］国家药典委员会. 中国药典. 北京: 中国医药科技出版社, 2010.

［88］厚生大臣津岛雄二. 韩国抗生物质医药品基准. 厚生省. 1990.

［89］美国药典委员会. 美国药典/国家处方集. 第31版. 上海: 沪西书店, 2013.

［90］欧洲药典委员会. 欧洲药典（中文版）. 北京: 中国医药科技出版社, 2010.

［91］日本抗生物质学术协议会. 日本抗生物质医药品基准解说. 东京: 药业时报社, 1998.

［92］日本药局方编辑委员会. 日本药典. 第16版. 东京: 厚生劳动省, 2011.

［93］世界卫生组织专家委员会. 国际药典. 世界卫生组织, 2011.

［94］希恩·C·斯威曼，编．李大魁，金有豫，汤光，译．马丁代尔大药典（原著第 35 版）．北京：化学工业出版社，2008.

［95］中国国家处方集编委会．中国国家处方集（儿童版）．北京：人民军医出版社，2013.

［96］中国国家处方集编委会．中国国家处方集．北京：人民军医出版社，2010.

致读者

　　本系列图书中介绍的药物剂量和用法是编委专家根据当前医疗观点和临床经验并参考本书附录中的相关文献资料慎重制定的，并与通用标准保持一致，编校人员也尽了最大努力来保证书中所推荐药物剂量的准确性。必须强调的是，临床医师开出的每一个医嘱都必须以自己的理论知识、临床实践为基础，以高度的责任心对患者负责。本书列举的药物用法和用量主要供临床医师参考，并且主要针对疾病诊断明确、临床表现典型的患者。读者在选用药物时，还应该认真研读药品说明书中所列出的适应证、禁忌证、用法、用量、不良反应等，并参考《中华人民共和国药典》《中国国家处方集》等权威著作为据。此书仅为参考，我社不对使用此书所造成的医疗后果负责。

中国协和医科大学出版社

《临床路径治疗药物释义》专家组